高等医药卫生院校创新教材

供康复治疗类专业使用

康复评定技术

主　　编　钱菁华

副 主 编　颜益红　王文丽　杨发明

编　　委　（以姓氏汉语拼音为序）

卢　茜（中日友好医院）

路　莹（廊坊卫生职业学院）

钱菁华（北京体育大学）

秦　爽（湖南中医药大学）

王　丹（北京城市学院）

王文丽（昆明医科大学第二附属医院）

魏龙飞（北京小汤山医院）

吴肖洁（北京京北职业技术学院）

颜益红（长沙卫生职业学院）

杨　飞（深圳职业技术学院）

杨发明（宁波卫生职业技术学院）

杨梓桐（大理白族自治州中医医院）

张效玮（广州卫生职业技术学院）

赵一瑾（南方医科大学珠江医院）

科学出版社

北　京

内 容 简 介

本教材是高等医药卫生院校创新教材。主要介绍了康复评定的核心关键技术，包括人体形态、关节活动度、肌力、疼痛、肌张力、平衡、协调、步态、感觉、心肺、认知、作业活动等功能评定技术，以及神经反射发育、神经电生理检查等内容。每章以启发式案例导入，再详细介绍特定康复评定技术，再通过案例分析展示其应用方法，内容经典、实用性强，便于教与学。

本教材可供康复治疗类专业学生学习使用。

图书在版编目（CIP）数据

康复评定技术 / 钱菁华主编 . —北京：科学出版社，2022.12
高等医药卫生院校创新教材
ISBN 978-7-03-074393-0

Ⅰ . ①康… Ⅱ . ①钱… Ⅲ . ①康复评定 – 医学院校 – 教材 Ⅳ . ① R49

中国版本图书馆 CIP 数据核字（2022）第 252909 号

责任编辑：段婷婷 / 责任校对：彭珍珍
责任印制：赵 博 / 封面设计：涿州锦晖

科学出版社 出版
北京东黄城根北街16号
邮政编码：100717
http://www.sciencep.com
天津市新科印刷有限公司印刷
科学出版社发行 各地新华书店经销
*
2022年12月第 一 版 开本：850×1168 1/16
2024年1月第二次印刷 印张：15 1/4
字数：460 000
定价：74.80元
（如有印装质量问题，我社负责调换）

前　言

党的二十大报告指出"人民健康是民族昌盛和国家强盛的重要标志。把保障人民健康放在优先发展的战略位置，完善人民健康促进政策。"贯彻落实党的二十大决策部署，积极推动健康事业发展，离不开人才队伍建设。"培养造就大批德才兼备的高素质人才，是国家和民族长远发展大计。"教材是教学内容的重要载体，是教学的重要依据、培养人才的重要保障。本次教材的编写紧紧围绕学生工作岗位能力的需求，坚持先进性、科学性和适教性，对教材的内容结构及章节顺序进行调整，便于老师教和学生学。同时，教材突出互联网＋职业教育的融合，开发配套的教材数字化资源，打破学习者受时间和空间限制的传统学习方式。

本教材立足于立德树人根本任务，培养"高素质技术技能创新应用型人才"目标定位，在同类教材内容基础上，进一步创新教材编写体例，引入新知识、新技术，并利用案例导入、技术应用、自测题、"医者仁心"及配套的信息化学习资源，最终强化学生的动手能力、临床思维能力、创新能力等职业素养。结合高职高专教育学生来源多样化的特征，以及学习掌握新知识和新技能的基本认知规律，本着便于教和学的原则进行内容编排，注重循序渐进，梯度清晰，以表格的形式总结归纳重点难点，做到简洁清晰，易于学习掌握，突出康复治疗类技术人才的技能型特点，适用于高职高专康复治疗类专业的学生学习使用。

教材大纲的编制依据康复治疗类专业人才培养目标、康复技师职业岗位需求、康复技师考试要求及学生现状，内容包括康复评定总论、人体形态评定、关节活动度评定、肌力评定、疼痛评定、肌张力评定、平衡功能评定、协调功能评定、步态分析、感觉功能评定、心肺功能评定、认知功能评定、神经反射发育评定、神经电生理检查、作业活动评定。每一章以临床案例导入，引导学生带着思考学习以下内容：评定概述、评定技术、技术应用、自测题等，内容设计方便教与学，其中"技术应用"部分对特定康复评定技术应用的临床逻辑进行了引导和梳理，是本教材的突出亮点。

教材编者遴选来自教学一线的骨干教师、医院高年资康复医生和治疗师骨干，在此，感谢参与教材编写的所有工作人员。由于时间和水平有限，书中若有疏漏之处，恳请各位读者在使用过程中提出宝贵意见，以便日后修正，以求再版时改进和完善。

主　编

2023 年 11 月

配 套 资 源

欢迎登录"中科云教育"平台，**免费**数字化课程等你来！

"中科云教育"平台数字化课程登录路径

电脑端

- ➤ 第一步：打开网址 http://www.coursegate.cn/short/V817R.action
- ➤ 第二步：注册、登录
- ➤ 第三步：点击上方导航栏"课程"，在右侧搜索栏搜索对应课程，开始学习

手机端

- ➤ 第一步：打开微信"扫一扫"，扫描下方二维码

中科云教育

- ➤ 第二步：注册、登录
- ➤ 第三步：用微信扫描上方二维码，进入课程，开始学习

PPT 课件，请在数字化课程中各章节里下载！

目　录

第1章
康复评定总论

第1节 概 述

案例1-1

李某，女，62岁，自述长期有腰背部疼痛，长时间走路及上楼梯膝关节也会疼痛，退休前从事办公室工作，没有运动习惯，经常感到腰背肌肉酸痛，有时影响睡眠，白天做家务不能搬重物，不能久站、久坐、久行，希望可以解决疼痛问题。

问题： 1. 结合该案例分析，患者存在的康复相关问题有哪些？

2. 为帮助患者解决问题，康复治疗的思路是什么？

一、康复评定概念

康复评定是在临床检查的基础上，对病、伤、残者的功能状况及水平进行客观、定性和（或）定量的描述，并对结果做出合理解释的过程。至少应包括躯体功能、言语（交流）功能、心理精神功能及社会适应性等四个方面，旨在对患者的功能障碍进行具体剖析，找出关键环节，以便进行针对性的康复治疗。康复评定是明确治疗决策的前提条件，也是康复诊疗过程中不可或缺的重要环节，包括以下要素：完整检查，评定资料，根据功能损伤、活动受限、参与受限情况确定功能诊断，以患者为中心制订康复目标，明确预后及治疗计划，实施治疗过程的再次评定。

二、康复评定的思路

准确评价患者身体结构和功能损伤，活动受限及社会参与受限情况，深入分析潜在原因和问题之间的关联性，是康复评定的基本思路，临床上通常应用ICF模式。

世界卫生组织制订的《国际功能、残疾和健康分类》（International Classification of Functioning，Disability and Health，简称ICF）是在生物-心理-社会医学模型下对功能及健康理念的描述，是世界范围内健康相关专家的通用语言。如图1-1所示，患者的健康状况问题分为三个层面的损伤或障碍，分别是身体结构与功能、活动及参与，三者相互影响，同时还受到个人因素和环境因素的影响。从不同层面分析患者的功能障碍情况，并通过针对性的康复治疗，有利于帮助患者达到功能最大化的目标。

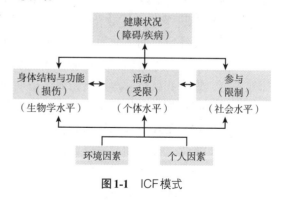

图1-1 ICF模式

1. **身体结构与功能** 是指身体各系统的生理及心理功能。身体结构是指身体解剖部位，如器官、肢体及其组成成分。损伤是指身体功能或结构出现的问题。

2. **活动** 是指由个人执行动作、任务或活动。活动受限是指个人在进行活动时遇到困难。

3. 参与 是个人的生活情景及状态，包括自我照顾、家庭责任、工作场所、社区及娱乐、休闲和社会活动参与等，与健康状况、身体功能和结构、活动和背景因素息息相关。社会参与受限是指个体投入到生活情景中遇到问题。

个人因素包括性别、年龄、健康状况、生活方式、生活习惯、教育程度等。环境因素会对功能产生正面或负面的影响，包括自然环境、社会和态度环境，即支持和关系、态度、服务、制度、政策等。

三、康复评定的目的

（一）发现问题，明确功能诊断

康复评定过程中，康复治疗师应该确定以下情况：患者的一般健康状况，损伤或疾病对功能造成的影响，问题的急（慢）性与严重性，身体结构和功能的损伤程度，损伤与活动受限的相关性，比较目前整体的身体功能与患者所期望的功能能力的差距，身体功能障碍对于社会（情感）功能的影响，环境对患者功能的影响，患者的社会支持系统等。确定损伤部位及受损原因，评价损伤组织、结构的完整性和功能状况，确定患者的日常生活、工作、休闲活动能力受影响情况，明确功能诊断，为制订正确的治疗计划和判断疗效提供依据。

功能诊断是在医学诊断基础上确定其功能后果的诊断，又称为障碍学诊断，是康复评定的重要内容，对治疗策略提出导向。康复评定是以障碍为诊断名称，完整的功能诊断包括功能障碍诊断、能力障碍诊断、社会参与障碍诊断三个层次（图1-2）。

功能障碍诊断	能力障碍诊断	社会参与障碍诊断
• 人体形态 • 关节功能（活动度、稳定性） • 肌肉功能（肌力、爆发力、耐力） • 运动控制（肌张力、反射、姿势、平衡、运动协调性、运动模式、步态） • 感觉（深、浅感染） • 神经心理学（认知、语言、情绪与行为） • 有氧运动能力	• 日常生活活动 • 生产性活动（工作、家务管理、学习等） • 休闲活动	• 居住环境 • 社区环境 • 工作环境 • 社会人文环境 • 生活质量

图1-2 康复评定的层次

（二）确定目标，指导功能康复

确定目标应以患者为中心，重视功能和生活质量的提高，充分发掘患者的潜能，长期目标与短期目标明确、客观、个体化，最终帮助患者回归家庭和社会。

（三）分期评定，优化治疗方案

根据康复评定时间，分为初期评定、中期评定、末期评定及随访。初期评定是首次对患者进行的评定，目的是全面了解患者的功能状况及康复潜力，确定康复目标和制订康复计划，对前期治疗进行疗效判定，通常在就诊后短期内完成。中期评定是在患者经过阶段性治疗后的再次评定，总结前一阶段的康复治疗效果，分析康复治疗后功能变化情况，必要时进行治疗调整，可在康复治疗过程中多次进行。末期评定是在阶段康复治疗结束或出院前进行的，目的是掌握康复治疗后功能变化情况，评价康复治疗的效果，提出回归家庭或社会或进一步治疗的建议。随访则是对出院后回归社区、家庭的患者进行跟踪随访，了解患者功能变化情况，判断是否需要继续治疗。康复评定贯穿于康复治疗的全过程，三期评定和随访，都是为了进一步优化现有的康复治疗方案，直到帮助患者实现功能康复目标。

（四）判断预后，评定治疗效果

由于损伤部位、范围和程度的差异，患者的预后结局也不尽相同。通过全面的康复评定，在充分掌握患者的个体情况和功能水平的基础上综合评价，有利于对伤病恢复情况进行客观的预测判断，为制订切实可行的康复目标和康复治疗计划提供依据，使患者清楚了解康复治疗周期和进度，积极主动参与治疗全过程。根据阶段性的康复评定结果，及时评价前期治疗效果，以指导后续治疗决策：继续治疗、调整治疗或结束治疗。

四、康复评定方法

（一）康复评定方法的分类

1. 定性评定　是一种从整体上分析描述评定对象功能障碍特性的评定方法。定性评定是通过调查和观察，将获得的信息与正常人群的表现特征进行比较，大致判断患者是否存在功能障碍、功能障碍的性质等。

2. 定量评定

（1）等级资料量化评定：是将定性评定中所描述的内容分等级进行量化，即将等级赋予分值的方法。

（2）计量资料评定：是通过测量获得资料、分析量化结果的方法。

（二）常用康复评定方法

1. 观察法　是指通过观察或借助其他辅助工具，对患者进行有针对性的观察。具有自然性、客观性和直接性的优点，如姿势评定、步态分析、动作评定都是以观察法开展的，简便易行。但观察法属于定性分析法，具有一定程度的主观性，需要结合其他客观量化指标。

2. 测量法　是指借助一定的仪器设备进行直接测量获得量化数据的方法。例如，用量角器进行关节活动度测量，用平衡仪进行整体稳定性的评定，用等速肌力测试仪进行肌肉力量测试等。测量法的优点是可以将功能指标精准量化，但需要正确选择测量工具。

3. 调查法　包括问卷和谈话两种方式，通过提出问题收集资料，可采用预设好的闭合性问题或开放式问题，通过面谈、电话访谈、电子邮件、问卷星等形式完成，如精神状态检查、生活质量问卷、心理状态问卷等。调查法的优点是可以在较短的时间内获得第一手资料，但也可能因被调查者的文饰而使结果失真。

4. 量表法　是运用标准化的量表进行功能评定，包括等级量表和总结量表。等级量表是根据功能水平用数字或字母进行分级的方法，例如，徒手肌力评定（manual muscle test，MMT）量表，将肌力分为0、1、2、3、4、5六个级别。总结量表是对功能活动的表现情况进行评分，通过单项分值、分类积分和总体积分情况判断功能水平，例如，判断日常活动能力的巴塞尔指数（Barthel index），偏瘫肢体功能的Fugl-Meyer运动功能评定，动作模式评定的FMS等。

第 2 节　康复评定的内容和流程

一、康复评定的内容

（一）主观检查

主观检查是康复评定的基础，通过问诊和查询病历，了解患者的主要问题及相关病史，主要症状或功能障碍的表现，并以问题为主线，获取更多的相关信息，如疼痛的严重程度、部位、性质、深浅，是否有加重或减轻症状的原因，症状的昼夜模式，是否对工作、运动、爱好及家庭造成影响等，包括了解主诉及现病史、既往史、个人史、家族史等。

1. 主诉及现病史　通过询问明确患者的主要问题，了解症状表现、损伤原因、症状变化经过及诊疗过程，了解症状与损伤部位的关系，引起疼痛或不适加重或减轻的因素，是否与姿势或体位有关，对日常生活饮食、运动、睡眠等方面的影响程度，以及患者最迫切希望解决的问题及目标等。

2. 既往史　了解既往病史及诊治经过，尤其关注与本次伤病相关的情况，如功能性踝关节不稳可能与既往反复踝关节扭伤相关；慢性疼痛患者的既往症状急性发作特点及治疗经历等。注意区别既往史与现病史之间的区别与联系。

3. 个人史 患者的职业、运动习惯、兴趣爱好等可能与损伤相关,制订个体化康复方案也需要了解个体特点,如运动项目、运动年限、利手等信息,是否有吸烟、酗酒等不良生活嗜好。必要时了解患者的生活环境因素、社区活动便利程度。

4. 家族史 了解与症状相关的家族疾病史,以及与健康相关的危险因素,如强直性脊柱炎有遗传倾向,若年轻男性腰痛有家族史可能具有更高的罹患风险;高血压、高血脂、糖尿病、癌症等慢性疾病也具有较高的遗传倾向。

（二）客观检查

1. 观察 首先观察身体姿势,是否保持特定体位,躯干及四肢的力线如何,负重模式是否对称,是否有保护性动作等。再对损伤局部进行观察,了解肢体畸形、肌肉萎缩情况。结合功能活动进行观察,如下肢损伤重点是进行步态分析,治疗师从正面、背面和侧面观察患者步态稳定性、协调性及不同步态周期的下肢各关节活动等,还可以选择背向走、足跟走、足趾走、内翻走、外翻走等形式进行观察。完成下蹲、跳跃等动态活动时,观察身体姿势,动作完成质量和速度,关节活动角度与疼痛的关系,是否有膝内扣、足跟不能着地等异常模式,能否自我纠正或提示后纠正等。跑步姿态分析,了解支撑相、摆动相的时间、着地模式、腾空高度、速度等因素。双脚跳起落地时患侧承重情况,落地声音,缓冲情况;单脚跳时跳跃高度及远度,疼痛变化情况,落地时姿势,如膝关节内扣、屈髋角度不足等。

2. 触诊 患者处于舒适放松体位,多在仰卧位即非负重体位进行触诊,感受局部皮温、水肿、皮肤出汗过多或干燥,检查瘢痕粘连程度。根据体表标志触诊,了解骨性结构的位置;肌肉张力,辨别组织的质地、形状和结构,是否有骨化性肌炎等异常,健患侧比较了解对称性。必要时也可以在负重位下触诊。肢体围度测量,可以了解急性期受伤部位的肿胀程度或长期制动后的肌肉萎缩情况。触诊局部解剖结构判断有无损伤、肌肉肿胀、萎缩、凹陷、压痛、紧张程度,是否有扳机点、韧带压痛、关节间隙压痛、挤压痛等情况,是否有感觉减退、感觉过敏等感觉异常情况。

3. 主动运动 嘱患者主动收缩肌肉完成动作,与关节活动范围、运动控制、肌力及患者完成运动的主观意愿都有密切联系。健患侧对比,观察动作模式,测量主动活动度,注意记录以下情况:主动运动中有无出现疼痛,出现疼痛的时间、角度及程度,运动是否改变疼痛的程度或性质,出现疼痛后能否继续运动及运动范围,患者对疼痛的反应,活动受限程度,运动模式,动作完成的速度和质量,患者的配合程度等。

4. 被动运动 包括被动生理运动、附属运动和负荷运动的检查。①先进行健侧的被动活动作为基线,再进行患侧检查比较。了解被动关节活动范围,并在活动终末端感受运动终末感,可能出现软组织抵抗感、骨性抵挡感或虚性抵抗感等,分析异常终末感出现的原因。在被动关节活动时有无出现疼痛,出现疼痛的时间、角度及程度,运动是否加重或改变疼痛的性质,活动受限的类型等。②附属运动检查的目的是判断附属运动的活动范围及疼痛诱发情况。③负荷运动是在被动活动基础上施加外力负荷以实现诱发症状的目的。

5. 抗阻运动 通常应用徒手肌力检查方法进行主要肌群的肌力检查,确定肌力分级,健患侧进行对比,三级以上肌力加抗阻,注意在抗阻过程中是否出现疼痛,肌肉主动收缩时症状的表现特征。不同肌肉收缩形式（向心、离心、等长收缩）出现疼痛情况表现可能不同。如果肌力不足以抵抗阻力,去阻力改变体位检查,记录肌力分级水平。

6. 特殊检查 用于确定从病史和上述检查中推测的诊断,解释有疑问的症状和体征,或用于鉴别诊断,包括韧带应力检查、肌腱应力检查、神经张力检查及与损伤诊断直接相关的功能检查等内容。特殊检查要谨慎,如果在严重疼痛、关节不稳、严重的神经症状或患者有恐惧感等情况时一定要停止检查。

7. 临近关节检查 为进一步明确症状来源,排除临近关节问题的影响,需要对临近关节进行筛查试验。例如,肩痛问题需要排除颈椎和肘关节的影响,膝痛需要排除髋关节和踝关节的问题。

（三）结果分析与记录

将评定项目中患者的主观感受和客观指标按照S.O.A.P格式进行结果记录，尽可能量化。

S（subjective）：主观资料，是患者及其亲属的陈述，内容主要包括对症状、部位、损伤机制、既往史等情况的说明，即主观检查的内容。

O（objective）：客观资料，记录康复治疗师进行观察、检查或测量患者的结果，即客观检查的内容。用星号标注阳性结果或与伤病紧密相关的结果，并在治疗过程中再次评定。

A（assessment/analysis）：评定/分析，康复治疗师对主、客观资料进行整理、分析、综合后做出判断，得出功能诊断。

P（plan）：制订计划，包括总体的康复方案、短期及长期目标、具体治疗方法等。

（四）制订计划

根据康复评定结果，明确康复目标和治疗原则，制订康复治疗计划。康复治疗计划即康复治疗处方，内容包括阶段性治疗所采用的具体治疗技术及方法，如负荷强度、治疗频率、持续时间、治疗周期、注意事项等。

二、康复评定的流程

康复评定分为收集资料、分析资料和解释评定结果三个阶段（图1-3）。收集资料是通过采集病史（主观检查）和检查、测量（客观检查），分析资料确定存在的功能问题和功能潜力，明确功能障碍原因及功能诊断来解释评定结果。

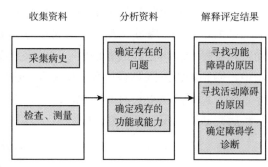

图1-3　康复评定的流程

当患者就诊时，首先了解姓名、年龄、职业等基本信息，然后围绕疼痛、活动受限、肌肉无力、关节不稳定等就诊原因，通过主观检查即问诊方式进行现病史、既往史等病史采集，进行系统性的体格检查和测量等客观检查，分析明确患者可能存在的主要问题和功能潜力，最后对评定结果进行推理解释，寻找引起身体结构、功能障碍及活动障碍的原因，明确障碍学诊断，根据康复评定的结果才能制订治疗计划、开展康复治疗。

第 3 节　康复评定的注意事项

一、病史采集要全面

详细了解患者健康状况和疾病史，提取重要信息，逐渐形成功能诊断的假设。

主观检查应采取开放性问答方式进行，听取患者描述，提取关键信息，及时打断不相关信息，语气坚决但注意礼貌，和谐的医患关系对获得优化评定结果很重要。提问时尽量避免使用术语，用简洁且容易理解的话语进行交流。

评定过程中需要了解与预后相关的问题，包括年龄、性别、种族，身高、体重，先天性疾患、家族史等生理因素；久坐生活方式，文化偏见，吸烟、酗酒或使用药物，营养状况，动机与适应性，压力，情绪等行为或心理因素；住家、社区、学校或工作场所的建筑环境因素；经济地位、教育程度、家庭及社会支持等社会经济因素。

二、客观检查要系统

遵循康复评定的基本流程，依序完成体格检查，既要收集伤病相关的全部信息，又要避免收集不必要的信息。明确评定方法的适应证和禁忌证,选择信度、效度高的评测方法及工具,保证测试的正确性和有效性。从病史信息中决定评定方法的优先排序,以获取关键问题的深入信息。合理安排评定计划,如果时间有限或患者病情限制,可以分次完成全部评定内容。对收集到的信息进行系统性回顾,有利于判断康复技术的应用范围并合理制订治疗计划。综合初次检查的信息建立基线,作为治疗过程中再次评价的重点。

三、服务患者为中心

康复治疗应以患者为中心提供医疗服务,需要注意为患者服务的细节决定了患者的满意度,主要包括以下要素:康复治疗师处理人际关系的特质,包括沟通技巧、专业精神、乐于助人、同情心等,与患者的关系,临床技巧和专业技能的熟练程度,治疗期间患者功能改善的程度,患者在治疗计划中目标设定的参与程度,初诊时患者问题的严重程度,康复服务的便利性及相关行政问题,包括治疗的连续性、治疗计划灵活程度,每次治疗的等待时间、治疗时间及费用等,都可能会影响患者的满意度。

四、康复目标要明确

在以患者为中心的诊疗模式中,为实施优化治疗方案,准确了解患者预期与治疗所能达到的最佳预后,需要了解康复目标设定的相关信息:对于患者而言,在家/学校/工作/社区/休闲的环境中哪些活动是最重要的?哪些活动是患者希望独立完成,而现在需要帮助的?发现有困难或完全无法做的活动,希望哪个做得更好或者再做一次?在所有问题中,哪个是想优先解决或减缓的?在独立执行的活动中,遇到的最大问题是什么?患者的治疗目标及对治疗经过的设想是什么?什么会有效促进实现治疗目标?患者希望多长时间实现治疗目标?需要与患者充分沟通,并根据实际情况,应用专业知识进行预后判断,客观制订康复目标。

五、警惕评定的预警症状

如果病史采集中发现存在以下情况,需要及时联系临床专科进一步检查以明确诊断:夜间持续性疼痛,不明原因的体重下降,食欲减退、不明肿块或过度疲劳,需要警惕恶性疾病;气短、头晕眼花、胸部疼痛或压榨感,局部跳痛,非外伤性肢体肿胀,需要警惕心血管系统疾病;经常腹痛、恶心呕吐、消化不良,应考虑胃肠系统疾病;听力改变、头痛、视力改变、平衡协调失常、容易跌倒,失语、突然无力感,需警惕神经系统疾病。如果遇到以上症状,建议患者及时到专科就诊,明确临床诊断和治疗。

自 测 题

单选题

1. ICF里关于活动受限的描述正确的是( )
   A. 日常生活不能自理
   B. 不能外出工作
   C. 居住小区没有无障碍通道
   D. 不能参加社区活动
   E. 不能参加娱乐活动
2. 康复评定的内容不包括( )
   A. 问诊
   B. 视诊、触诊
   C. 判断治疗效果

   D. 确定康复目标
   E. 调整治疗方案
3. 康复评定分期包括( )
   A. 初期评定
   B. 中期评定
   C. 末期评定
   D. 随访
   E. 以上都对
4. 徒手肌力检查的分级评价属于( )
   A. 观察法
   B. 测量法

C. 问卷调查

D. 量表法

E. 访谈法

5. 踝关节扭伤的功能诊断不包括（   ）

A. 足踝疼痛、无法负重

B. 步态异常

C. 公寓没有电梯

D. 不能上下楼梯

E. 拄拐步行

6. 康复评定的核心是（   ）

A. 康复医生

B. 康复治疗师

C. 患者

D. 家属

E. 护士

7. 对制订康复目标描述不准确的是（   ）

A. 患者及家属参与其中

B. 康复治疗师决定目标

C. 康复医师判断预后

D. 短期目标和长期目标要明确

E. 目标要客观、个体化和多样化结合

8. 康复评定的流程正确的是（   ）

A. 寻找原因-明确诊断-采集资料-确定问题

B. 确定问题-采集资料-寻找原因-明确诊断

C. 明确诊断-采集资料-确定问题-寻找原因

D. 寻找原因-采集资料-确定问题-明确诊断

E. 采集资料-确定问题-寻找原因-明确诊断

9. 客观检查的内容不包括（   ）

A. 局部组织触诊

B. 主被动活动检查

C. 了解既往史

D. 动作模式观察

E. 特殊检查

（钱菁华）

第2章
人体形态评定

📖 **案例 2-1**

　　张某,女,38 岁,办公室职员,因肩颈酸痛 2 个月就诊,自述长期伏案工作,经常感到肩颈部僵硬,肌肉酸痛,近 2 个月来工作任务繁重,每天电脑前坐位时间超过 10 小时,经常处于头颈前伸姿势,肩颈部疼痛逐渐加重,在骨科就诊检查颈部 X 线片显示:颈椎曲度变直,无椎间孔变窄、无椎间盘膨出。

　　问题:1. 结合该案例分析身体姿势与肌骨疼痛之间的关系。

　　　　　　2. 身体姿势评定包括哪些内容?

　　人体形态(human shape)是指身体最直观的外部表现,包括器官系统的外形结构、体格、体型及姿势。人体形态评定是定量测定人体外部特征的主要方法。在康复评定中,它是了解生长发育异常及伤病所致的身体形态方面的变化,确定由于形态变化导致的功能障碍及其程度的重要方法。

第1节　概　　述

　　人体形态测量可以用"测量"和"评价"来描述。"测量"是将一些可以测得的物理量、非物理量转化为数值或记号,进行资料汇集、信息收集的过程。"评价"是对所获得的信息进行加工处理、通过科学分析做出价值判断,赋予被测量事物某种意义的过程。

一、人体形态评定的意义

　　人体形态评定是人体测量学的一部分,最先出现于人类学。随着现代科学技术的发展,各学术领域的相互渗透,人类对健康需求和美学要求的提高,人体测量学不断与临床医学、整形外科学、人体工程学、体育保健学、心理学等相结合,成为这些学科的一部分,同时也是康复功能评定学的重要组成内容。

　　人体测量的应用亦是与时俱进。起初通过对不同进化阶段的古人类化石进行测量与观察,从而找出人类进化的规律;后来对不同种族、不同人群进行人体测量和分析比较,找出人类的差异和变异规律。在少儿卫生领域引入了人类学的方法,开展生长发育方面的研究,揭示人体生长发育的规律;在体育科学中,应用人体测量方法挑选运动员、指导训练;在艺术领域,运用人体测量技术指导雕塑与绘画;在颌面外科领域应用面部活体测量进行矫形与美容手术;在法医学中通过测量进行个体识别,应用颅骨测量进行容貌复原;在心理学方面,根据体型分类了解测量对象的气质特征。在医学领域,借助人体测量学方法研究某些疾病的危险倾向,测量人体组成成分和评价健康等。

二、人体形态评定的内容

　　人体形态评定主要是从身体姿势、体格及体型等方面进行测量和评价。

(一)身体姿势评定

　　在人体形态评定中,通常用直立姿势作为身体姿势评定的基本姿势。直立姿势测量法要求被测者两足跟靠拢，两臂自然下垂，挺胸收颌，两眼平视前方，使头部保持眼眶下缘与耳屏点成水平的"耳眼平面"姿势。耳眼平面是国际上通用的标准平面，已被各国人体测量工作者广泛采用。采用这种测量方法的优点是所需测量器械相对比较简单、轻便，测量所需的时间也比较短，适宜于大面积或流动性测量工作。但是，在直立状态下进行测量，若被测者的稳定性较差，也难以根据测量要求，对姿势做精确的矫正。此部分内容详见本章第2节。

（二）体格评定

体格评定是对人整体的量度和各部位的长度、围度及宽度进行测量。身高、体重、胸围、肢体长度和围度等指标是体格评定的常用指标。由于年龄、性别和发育状况的不同，人体形态各有差异，并受遗传、疾病、外伤、障碍等因素的影响不断发生变化。此部分内容详见本章第3、4节。

（三）体型评定

体型是指人体在某个阶段由于受遗传、营养、环境及疾病等因素影响而形成的身体外形特征。通过对体型的研究，探讨体型与某些疾病的关系，了解不同体型人的性格和行为特点。

体型评定多采用定性的评价方法对人体体型进行分类，目前有几十种有关人体体型分类方法。

1. 谢尔顿体型分类法　美国临床心理学家谢尔顿按照个体在胚胎发育中的三个胚层，将人体的体型分为三种类型（图2-1）。

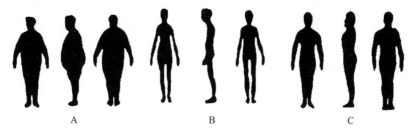

图2-1　谢尔顿体型分类法

A. 内胚型；B. 外胚型；C. 中胚型

（1）内胚型（肥胖型）：这种类型的人体体型特点是身体圆胖、头大、颈短而粗、胸厚而宽，腹部隆起，腰部粗壮，四肢短粗。

（2）外胚型（瘦小型）：这种类型的人体体型特点是瘦小、软弱无力，肌肉不发达，四肢细小。

（3）中胚型（健壮型）：这种类型的人体体型特点是身体魁伟高大，肌肉结实粗壮，肩宽胸厚，腰腹较小，身体有一定线条。

同时，谢尔顿研究认为人格和体型有关。根据体型分类结果，可以了解被测量者的性格和行为特点，具体内容见表2-1。

表2-1　不同体型人群气质类型及行为倾向

体型	气质类型	行为倾向
内胚型	肌肉紧张型	动作缓慢、善交际、感情丰富、情绪舒畅、随和、有耐心
外胚型	头脑紧张型	动作生硬、善于思考、不爱交际、情绪表现抑制、谨慎、神经过敏
中胚型	身体紧张型	动作粗放、精力旺盛、喜好运动、自信、富有进取心和冒险性

2. 国内常用分类　国内学者基于谢尔顿体型分类法，将成年人的体型分为以下三种。

（1）瘦长型（无力型）：体高肌瘦，肌肉少，颈、躯干、四肢细长，胸廓扁平，肩窄下垂，上腹角（两侧肋骨之间形成的夹角）＜90°。瘦长型的人容易得内脏下垂的疾病。

（2）矮胖型（超力型）：与瘦长型相反。体格粗壮，颈、四肢粗短，肌肉发达，肩平，胸廓宽阔，上腹角＞90°。矮胖型的人容易患高血压、高脂血症。

（3）均匀型（正力型）：身体各部结构匀称适中，上腹角90°左右。一般正常人多为此体型。

此外，常用的体型评定方法还有柯里顿评分标准、体型评价表、三角形体型评价法等。

相比较而言，谢尔顿体型分类法和国内临床体型分类法简单易行，便于操作。通过对比判断，可以较清楚地判断出人体所属的类型。

第 2 节　身体姿势评定

一、概　　述

身体姿势（posture）是指身体各部在空间的相对位置，它反映人体骨骼、肌肉、内脏器官、神经系统等各组织间的力学关系。正常的姿势有赖于肌肉、韧带、骨骼、关节、筋膜等组织的支持和良好的姿势习惯及正常的平衡功能。正确的身体姿势应具备如下条件：具有能使机体处于稳定状态的力学条件；肌肉为维持正常姿势所承受的负荷不大；不妨碍内脏器官功能；表现出人体的美感和良好的精神面貌。

身体正常姿势包括静态姿势和动态姿势。静态姿势表现为站位、坐位、跪位和卧位等相对静止的姿态；动态姿势是指活动中的各种姿势，如行走姿势、运动姿势、劳动姿势和舞蹈姿势等。姿势的表现受性别、年龄、身体状况、文化背景及性格等因素的影响，同时也受各种病理因素的影响。理想的姿势应满足：很好地分散重力压力进而平衡肌肉功能；允许关节在生理范围内活动，减少对韧带和关节面的压力；有效地进行个人的日常活动；具备避免个体受伤的能力。

身体姿势评定是通过对人体姿势的观察，获得结构方面的相关信息，判断是否存在异常姿势并分析潜在原因，以纠正异常姿势为目标的方法。进行姿势评定时，首先要向患者说明评定目的和方法，以获得配合；操作者应熟悉人体解剖学的体表标志，按照一定顺序进行观察，如站立姿势观察时，患者自然站立，操作者通常按照从上到下的顺序进行观察，也可以从下到上进行以排除下肢异常对躯干姿势的影响，严格按照评定方法进行操作，不遗漏评定要点，准确记录观察结果。

二、评定技术

在姿势评定中，直立姿势是人体最基本和区别于其他动物的特定姿势，其特性是双脚着地、身体直立，上肢能够自由地进行各种粗大运动和精细动作，下肢能够站立、行走和跑步。

评定身体姿势时，通常利用铅垂线对人体静态站立时的正面、后面及侧面进行观察和测量。人体处于直立位的标准姿势时，从各个不同方向进行观察，铅垂线和人体一系列标志点在同一直线上。

（一）后面观

1.正常表现　头颈正直，无侧倾或旋转；双侧肩峰高度相近，肩胛骨对称且平贴胸廓，双侧肩胛下角等高，没有旋转；脊柱无侧弯；双侧髂后上棘等高且对称，双侧股骨大转子等高，臀纹等高；双侧腘窝在同一水平线上，小腿直立，胫骨无弯曲；双侧内踝、外踝等高，跟骨直立，跟腱垂直于跟骨底。

2.后面铅垂线通过的标志点　沿着人体后正中线，经过枕骨粗隆→脊柱棘突→臀裂→双膝关节内侧中心→双踝关节内侧连线中心（图2-2A）。

（二）侧面观

1.正常表现　四个生理弯曲，即颈椎前凸、胸椎后凸、腰椎前凸、骶骨部有较大程度的后凸。侧面观，头颈位于肩关节正上方，即耳垂和肩峰连线垂直于地面；骨盆处于自然解剖位，即髂前上棘和耻骨所在平面与地面垂直；髋关节、膝关节保持中立位伸直，足纵弓正常。

2. 侧面铅垂线通过的标志点　耳垂→肩峰→股骨大转子→膝关节中央偏前方（髌骨后方）→外踝前约2cm（图2-2B）。

（三）正面观

1. 正常表现　头颈直立；肋弓对称，双肩等高，斜方肌厚度对称，肩锁关节、锁骨和胸锁关节等高并对称；双侧手臂自然下垂，与身体等距，双侧肘关节、腕关节等高；躯干挺拔直立；双侧髂前上棘等高且对称；双侧大腿的肌肉形状相似；双侧髌骨朝向正前方且等高，双侧腓骨头在同一高度，双侧小腿直立且肌肉形状相似；双侧内踝等高，双侧足弓对称。

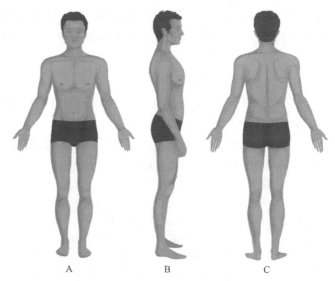

图2-2　人体标准姿势下不同面的观察
A. 正面观；B. 侧面观；C. 后面观

2. 正面铅垂线通过的标志点　沿着人体前正中线，分别经过前额→鼻→下颌→胸骨柄→剑突→肚脐→耻骨联合→双膝关节内侧中心→双侧内踝中点（图2-2C）。

三、常见的异常姿势

正常的身体姿势使关节、肌肉及韧带等组织处在最优化的状态。异常姿势是身体结构变化的外在表现，人体长时间的姿势异常，可导致身体组织结构的变化，从而引起一系列的临床改变。下列为常见的异常姿势。

（一）头颈部异常姿势

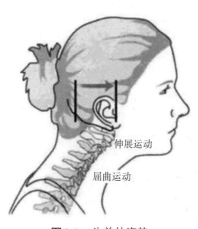

伸展运动
屈曲运动

图2-3　头前伸姿势

1. 头前伸　下颈段和上胸屈曲增加，上颈段伸展增加，颈椎的椎体位于中心线的前面，颈部的屈肌放松，伸肌紧张，常见于颈部长期前屈姿势的职业，如电脑工作人员、银行工作人员等（图2-3）。

2. 头部侧向倾斜　最明显的表现就是双耳不等高。观察时，患者露出双耳以便观察，从后面进行观察，看头部是否倾斜至一边，并注意颈部是否有侧弯。

双耳不等高可能代表颈椎有倾斜或侧弯。颈椎侧弯是由弯曲侧的肌肉缩短导致的。例如，若头颈偏向右侧，说明右侧斜方肌上束过于紧张。同时，右侧的肩胛提肌、胸锁乳突肌和斜角肌也可能紧张。需要注意的是，有些肩痛患者会不自主地将头偏向疼痛侧，与同侧椎体受压有关，一侧颈部屈肌紧张，对侧颈部屈肌被牵拉，头部在冠状面上向一侧倾斜。有时和长期优势上肢的运动有关，例如，有些专业的乒乓球运动员有功能性的头部倾斜现象。

3. 头颈部旋转　也是一种常见的头颈部异常姿势。从正面和后面均可以进行观察，头部是否朝向正前方，有无偏转至某一侧。有时患者的旋转角度很小不易发现，可通过仔细比较双侧头面部的对称性来明确，如正面观察冠状面呈现的脸部左右是否对称，或者从后面观察双侧下颌所露出的部分是否对称。胸锁乳突肌和斜角肌的功能是带动头部做旋转运动。当右侧胸锁乳突肌和左侧斜角肌紧张，就会导致头向左侧旋转。某些头痛患者也会出现颈部旋转的情况。

4. 颈椎排列紊乱　颈椎排列紊乱的发生率较高。颈椎两侧的肌肉张力不同，会引起某一节段颈椎旋转，使颈椎的棘突不在同一直线上。在进行此项评定时，要注重颈椎的排列而不是头颈的位置。有时仅靠观察并不能完全发现颈椎排列的问题，需要加入触诊来判断。从后方观察，双侧颈后肌群的肌腹轮廓是否对称，结合触诊判断肌肉的紧张度，轻柔地触诊颈椎的棘突，判断所有的颈椎棘突是否在同一条直线上。

（二）肩胛带异常姿势

1. 翼状肩胛　静息位，整个肩胛骨内侧缘向背侧突起；肩关节运动时，肩胛骨内侧缘围绕垂直轴在冠状面向背侧倾斜远离胸壁（图2-4）。

2. 肩胛下角突起　静息位，肩胛下角围绕肩胛骨的水平轴在矢状面内向背侧突起；肩关节运动时，肩胛下角向背侧突起，肩峰向胸壁前倾（图2-5）。

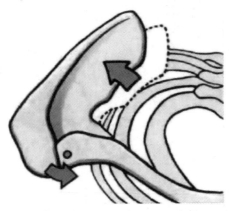

图2-4　肩胛骨内侧缘向背侧突起

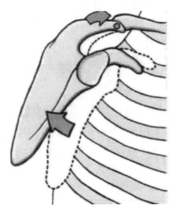

图2-5　肩胛下角突起

3. 耸肩　静息位，肩胛骨上缘上抬（图2-6）或肩胛骨紧贴胸壁前伸（图2-7）；肩关节运动时，出现耸肩动作而不伴有明显的肩胛骨翼状隆起。

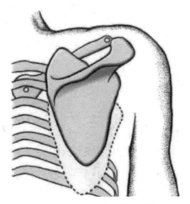

图2-6　肩胛骨上缘上抬

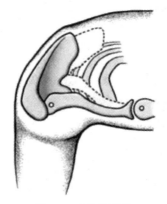

图2-7　肩胛骨前伸

（三）上肢异常姿势

1. 肩峰位置不对称　肩在冠状面上不在同一水平，一侧的肩关节下垂，低于另一侧的肩，导致肘关节和手指远端不在同一平面。

2. 上肢与躯干夹角不对称　患者按照自己认为放松且自然的姿势进行站立，从后面进行观察，比较两侧上肢与身体之间的空隙是否相等。

出现不对称的原因大致有三种：①脊柱侧弯；②两侧骨盆不等高；③空隙较大的一侧上肢处于外展位，可能提示三角肌及冈上肌紧张。

3. 肘关节位置不对称　从后面进行观察，肘关节位置不对称主要存在两个方面：①双侧肘关节是否等高，提示双侧肩关节是否不等高或者躯干是否有侧弯；②双侧鹰嘴是否朝外，提示盂肱关节是否有旋转。肘关节不等高可能是由肩关节不等高引起的，也有可能是脊柱侧弯引发上肢不对称从而导致肘关节不等高。鹰嘴朝外通常可以提示盂肱关节的内旋，盂肱关节内旋肌群（肩胛下肌、大圆肌、胸大肌等）紧张。

（四）骨盆带异常姿势

1. 骨盆前倾　耻骨联合位于髂前上棘之前，髂前上棘位于中心线后方（图 2-8）。
2. 骨盆后倾　耻骨联合位于髂前上棘之后，髂前上棘位于中心线前方（图 2-9）。

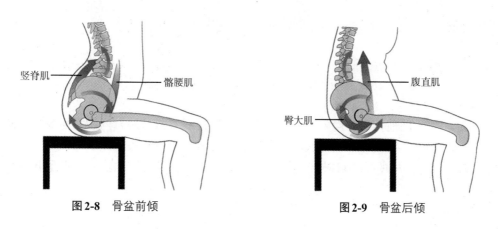

图 2-8　骨盆前倾　　　　　　　　　图 2-9　骨盆后倾

3. 骨盆侧倾　骨盆在冠状面偏向一侧。如骨盆向右侧方倾斜时，伴有左侧髋关节内收和右侧髋关节外展。在肌肉方面右侧腰方肌紧张，髋关节外展时，对侧髋内收肌紧张，对侧髋外展肌力减弱。

4. 骨盆旋转　中心线落在臀裂的一侧，可见内旋肌和屈髋肌软弱，这种情况常发生于偏瘫的患者（图 2-10）。

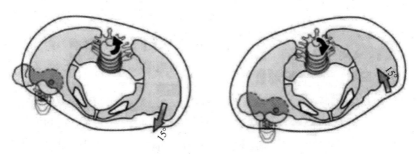

图 2-10　骨盆旋转

（五）下肢异常姿势

1. 膝过伸　踝关节常呈跖屈位，膝关节位于重心线的后方，股四头肌、腓肠肌紧张（图 2-11C）。
2. 膝屈曲　伴踝关节背屈位、髋关节屈曲，膝关节位于重心线的前方，股四头肌被拉长（图 2-11B）。
3. 膝外翻　可以是单侧或双侧，其特点是：在膝外翻时，膝关节的中心在大腿和小腿中线的内侧，两腿呈 "X" 形。膝关节外侧的肌肉及其他软组织紧张，膝关节内侧的组织被拉长（图 2-12A）。
4. 膝内翻　可以是单侧或双侧，其特点是：在膝内翻时，膝关节的中心在大腿和小腿中线的外侧，两腿呈 "O" 形。膝关节内侧的肌肉及其他软组织紧张，膝关节外侧的组织被拉长（图 2-12C）。
5. 胫骨外旋　髌骨向前，足趾向外，髂胫束紧张。胫骨外旋常与股骨后倾、后交叉韧带撕裂、胫骨结构畸形（骨折或发育问题）等因素有关（图 2-12A）。

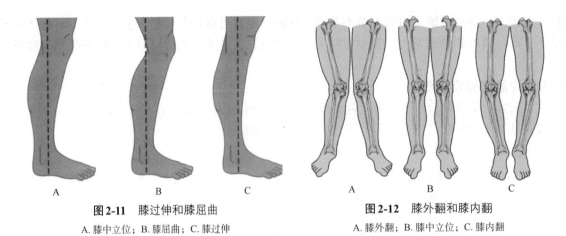

图 2-11　膝过伸和膝屈曲
A.膝中立位；B.膝屈曲；C.膝过伸

图 2-12　膝外翻和膝内翻
A.膝外翻；B.膝中立位；C.膝内翻

6. 胫骨内旋　髌骨向前，足趾向内，内侧腘绳肌和股薄肌紧张。胫骨内旋常与股骨前倾、前交叉韧带撕裂、胫骨结构畸形（骨折或发育问题）、足内翻和外翻等因素有关（图 2-12C）。

7. 足弓异常　足弓结构的损伤可破坏足弓稳定性，引起足弓异常，主要是扁平足和高弓足等，进而导致疼痛、压痛、步态异常、行走受限等（图 2-13）。

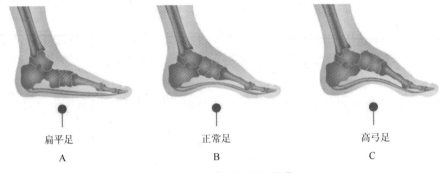

扁平足　　　　　　　　正常足　　　　　　　　高弓足
A　　　　　　　　　　　B　　　　　　　　　　　C

图 2-13　正常足和足弓异常

扁平足又称平足症，是先天性或姿势性的足弓低平或消失，表现为患足外翻，站立、行走时足弓塌陷、容易出现疲乏或疼痛。扁平足者足弓缓冲作用差，行走动作比较僵硬，不适宜跑步运动。

高弓足又称空凹足，可见内侧纵弓异常高，跟骨后旋，胫前肌、胫后肌短缩，腓骨长短肌和外侧韧带拉长。此类患者步行稳定性差，不适宜跑跳运动。临床上常用足印法辅助诊断，包括划线法、Staheli 指数、Chippaux-Smirak 指数等。

8. 踇外翻　第一足趾的跖趾关节向外侧偏斜。这种情况一般是由于跖骨头内侧过度生长、跖趾关节脱位、踇趾滑膜囊肿引起的（图 2-14）。

9. 爪状趾　表现为跖趾关节过伸，与近侧趾间关节屈曲、趾长伸肌紧张、缩短有关（图 2-15）。

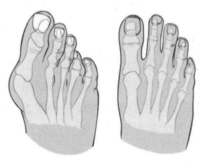

图 2-14　踇外翻

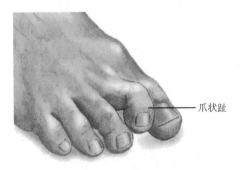

爪状趾

图 2-15　爪状趾

第 3 节 身体长度评定

一、概 述

为了了解因身体发育、伤病所致的人体形态方面的改变，客观地表现形态障碍对于功能状态的影响程度，如截肢、肢体水肿或下肢不等长等，必须对患者进行准确、客观的测量和记录。长度评定的测量工具可选用普通软尺和钢卷尺，在测量前应将两侧肢体放置在对称位置，利用体表的骨性标志来测量肢体或残肢的长度，将两侧肢体测量的结果进行比较。

二、体表标志的确认

在进行体格评定时，将体表的突起和凹陷作为标志点。标志点是人体形态评定中的客观参照标志。参照标志具有相对固定和易于触及的特点，常用的标志点往往选择在骨缝，骨的起止点、汇合点，或者皮肤体表的特征处和肌性标志（图2-16）。

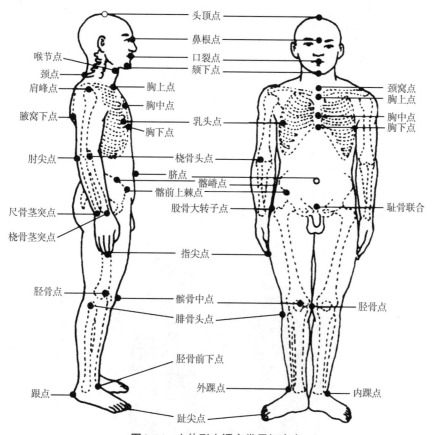

图2-16 人体形态评定常用标志点

（一）头和躯干常用标志点

1. 头顶点 位于头顶的最高点。
2. 颈点 第七颈椎棘突后端的中点。
3. 胸中点 左右第四胸肋关节连线与胸骨中心线相交的一点。
4. 肩胛骨下角点 肩胛骨下角最下缘点，测量胸围时，作为背部的固定点。
5. 脐点 脐的中心点，测量腹围时以此点作为基准点。
6. 腰点 第五腰椎棘突后端的中心点。

（二）上肢常用标志点

1. 肩峰点 肩胛冈最外侧的中心点。

2.肱骨内上髁、外上髁点　肱骨远端两侧突起。

3.肘尖点　即尺骨鹰嘴。尺骨上端膨大突起，屈肘时形成明显隆起。

4.桡骨茎突点　桡骨远端手腕外侧最尖端点。

5.尺骨茎突点　尺骨远端手腕内侧最尖端点。

6.桡尺茎突中间点　桡骨茎突和尺骨茎突连线中间点。

7.指尖点　手指指尖顶端点。

（三）下肢常用标志点

1.髂嵴点　髂骨最高突点。

2.髂前上棘点　髂嵴前端圆形突起。

3.股骨大转子点　髂嵴下一掌宽浅凹中。活动下肢可摸到其在皮下转动。

4.股骨内上髁点　股骨远端内侧明显突起。

5.股骨外上髁点　股骨远端外侧明显突起。

6.膝关节外侧关节间隙　股骨外上髁下缘膝关节线。

7.内踝点　胫骨远端内侧隆凸。

8.外踝点　腓骨远端外侧隆凸。

9.趾尖点　足趾尖的顶点。

三、上肢长度测量

（一）上肢长

1.测量体位　坐位或站位，上肢在体侧自然下垂，肘关节伸展，前臂旋后，腕关节中立位。

2.测量点　从肩峰外侧端到桡骨茎突或中指尖的距离（图2-17）。

（二）上臂长

1.测量体位　坐位或站位，上肢在体侧自然下垂，肘关节伸展，前臂旋后，腕关节中立位。

2.测量点　从肩峰外侧端到肱骨外上髁的距离（图2-18）。

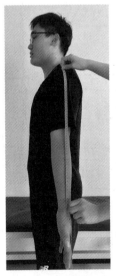 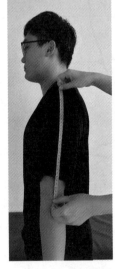

图2-17　上肢长测量　　图2-18　上臂长测量

（三）前臂长

1.测量体位　坐位或站位，上肢在体侧自然下垂，肘关节伸展，前臂旋后，腕关节中立位。正常人前臂长等于足的长度。

2.测量点　从肱骨外上髁到桡骨茎突的距离。

（四）手长

1.测量体位　手指伸展位。

2.测量点　从桡骨茎突与尺骨茎突连线的中点到中指尖的距离（图2-19）。

四、下肢长度测量

（一）下肢长

1.测量体位　患者仰卧位，骨盆水平位，下肢伸展，髋关节中立位。

2.测量点　从髂前上棘到内踝的最短距离，或从股骨大转子到外踝的距离（图2-20）。

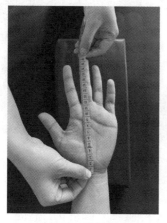
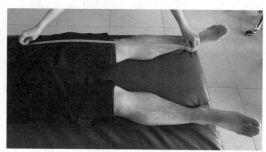

图2-19　手长测量　　　　　　　图2-20　下肢长测量

（二）大腿长

1.测量体位　患者仰卧位，骨盆水平位，下肢伸展，髋关节中立位。

2.测量点　从股骨大转子到膝关节外侧关节间隙的距离（图2-21）。

（三）小腿长

1.测量体位　患者仰卧位，骨盆水平位，下肢伸展，髋关节中立位。

2.测量点　从膝关节外侧关节间隙到外踝的距离（图2-22）。

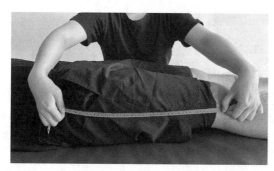
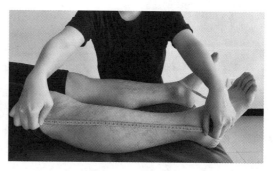

图2-21　大腿长测量　　　　　　　图2-22　小腿长测量

（四）足长

1.测量体位　踝关节呈中立位。

2.测量点　从足跟末端到第二趾末端的距离（图2-23）。

五、截肢残端长度测量

截肢者上肢或下肢残端长度的测量是设计假肢时不可缺少的数值。其测量时采用的标志点与非截肢者的测量点不同。

（一）上臂残端长度

1.测量体位　坐位或站位，上臂残肢自然下垂。

2.测量点　从腋窝前缘到残肢末端的距离（图2-24）。

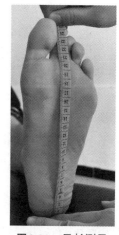

图2-23　足长测量

（二）前臂残端长度

1. 测量体位　坐位或站位，上臂残肢自然下垂。
2. 测量点　从尺骨鹰嘴沿尺骨到残肢末端的距离（图2-24）。

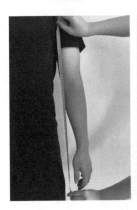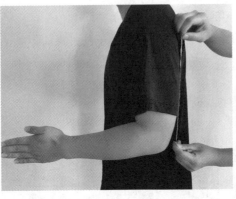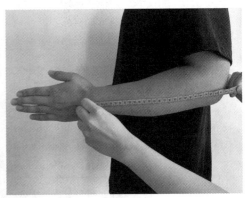

图2-24　上肢残端长度测量示意图

（三）大腿残端长度

1. 测量体位　仰卧位或用双侧腋杖支撑站立，健侧下肢伸展。
2. 测量点　从坐骨结节沿大腿后面到残肢末端的距离（图2-25）。

（四）小腿残端长度

1. 测量体位　仰卧位或用双侧腋杖支撑站立，健侧下肢伸展。
2. 测量点　从膝关节外侧关节间隙到残肢末端的距离。

第4节　身体围度评定

一、概　　述

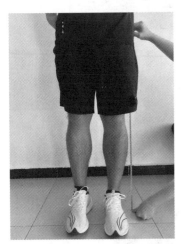

图2-25　大腿残端长度测量示意图

身体围度的评定常用软尺测量肢体围度（或周径），通过测量肢体的围度可以了解被测肢体的肌肉有无萎缩、肥大和肿胀。

注意事项：测量时被测者应充分放松被测患肢的肌肉；对比较长的肢体可以分段测量，以软尺在皮肤上可稍移动的松紧度为宜（上下移动不超过1cm）。软尺的放置应与肢体的纵轴垂直，不可倾斜，测量点应放在肌肉最粗壮处。同时，需要用同样的方法，在肢体的同一水平测量健侧肢体的围度，对两侧的测量数值进行比较。

二、四肢围度的测量

（一）上臂围度

1. 肘伸展位要点　测量体位：上肢在体侧自然下垂，肘关节伸展；测量点：在上臂的中部、肱二头肌最膨隆部测量围度（图2-26）。
2. 肘屈曲位要点　测量体位：上肢在体侧自然下垂，肘关节用力屈曲；测量点：同肘伸展位（图2-27）。

（二）前臂围度

1. 前臂最大围度要点　测量体位：前臂在体侧自然下垂；测量点：在前臂近端最膨隆部位测量围度（图2-28）。
2. 前臂最小围度要点　测量体位：前臂在体侧自然下垂；测量点：在前臂远端最细部位测量围度（图2-29）。

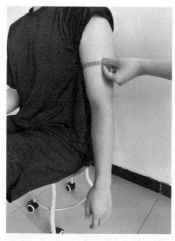 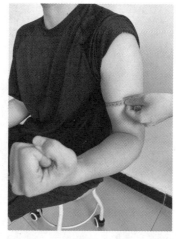

图 2-26　肘伸直位上臂围度测量　　图 2-27　肘屈曲位上臂围度测量

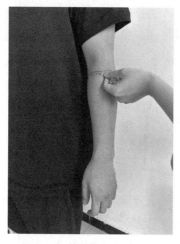 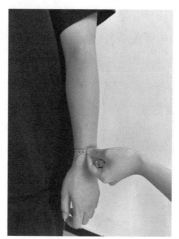

图 2-28　前臂最大围度测量　　图 2-29　前臂最小围度测量

（三）大腿围度

测量体位：下肢稍外展，膝关节伸展位；测量点：分别从髌骨上缘起向大腿中段每隔6cm、8cm、10cm、12cm处测量围度，在记录测量结果时应注明测量的部位（图2-30）。

（四）小腿围度

小腿围度可以分为最大围度和最小围度。测量体位：下肢稍外展，膝关节伸展位；测量点：分别在小腿最粗的部位和内、外踝最细的部位测量围度（图2-31）。

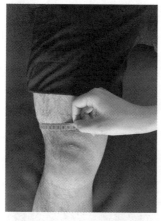 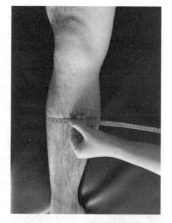

图 2-30　大腿围度测量　　图 2-31　小腿围度测量

三、截肢残端围度的测量

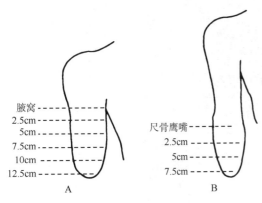

图2-32 上肢残端围度测量

测量截肢残端围度是为了判断残端的水肿状态及与假肢接受腔的适合程度，截肢术前及术后均应在相同的标志点测量。由于接受腔的适合程度与残端周径有密切的关系，因此测量时要尽量减少误差。由于一天当中大腿周径可有5～10mm的变化，小腿周径可有10～15mm的变化，应注意记录评定时间（上午、下午）。为了提高准确性，应尽量做到每周测量一次。

1. 上臂残端围度　从腋窝直到残端末端，每隔2.5cm测量一次围度（图2-32A）。

2. 前臂残端围度　从尺骨鹰嘴直到残端末端，每隔2.5cm测量一次围度（图2-32B）。

3. 大腿残端围度　从坐骨结节直到残端末端，每隔5cm测量一次围度（图2-33A）。

4. 小腿残端围度　从膝关节外侧间隙起直到残端末端，每隔5cm测量一次围度（图2-33B）。

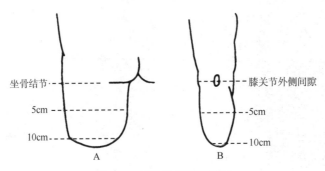

图2-33 下肢残端围度测量

四、躯干围度测量

（一）头围

头围的测量常用于小儿，正常成人头围为54～58cm。胎儿头围为32～34cm。

1. 测量体位　坐位或站立位或平卧位。

2. 测量点　用软卷尺齐双眉上缘，后经枕骨结节，左右对称环绕一周（图2-34）。

（二）颈围

1. 测量体位　坐位或站立位，上肢在体侧自然下垂。

2. 测量点　通过喉结处测量颈部的围度，应注意软尺与地面平行（图2-35）。

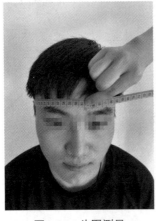 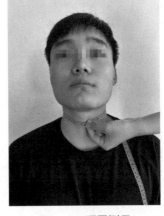

图2-34 头围测量　　　　图2-35 颈围测量

（三）胸围

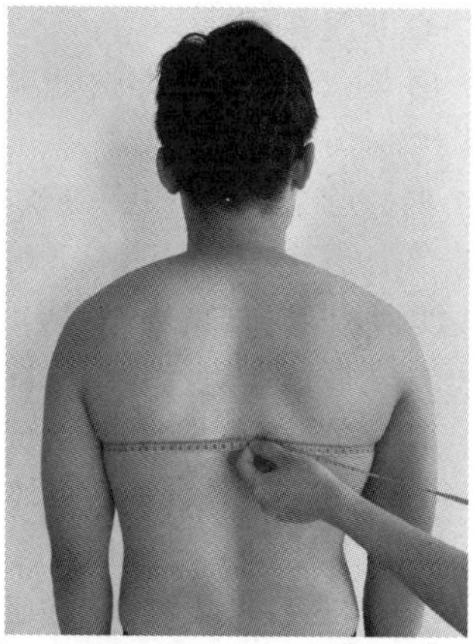

1. 测量体位　坐位或站立位，上肢在体侧自然下垂。

2. 测量点　通过胸中点和肩胛骨下角点，绕胸一周。测量应分别在被测者平静呼气末和吸气末时进行，正常人胸围约等于身高的一半（图 2-36）。

（四）腹围

1. 测量体位　坐位或站立位，上肢在体侧自然下垂。

2. 测量点　通过脐或第 12 肋骨的下缘和髂前上棘连线中点的水平线（图 2-37）。

测量腹围时，应考虑消化器官和膀胱内容物充盈程度对其结果的影响，男性＞ 85cm 提示肥胖，女性＞ 80cm 即为肥胖。

图 2-36　胸围测量

（五）臀围

1. 测量体位　站立位，上肢在体侧自然下垂。

2. 测量点　测量股骨大转子与髂前上棘连线中间上臀部的最粗部分（图 2-38）。

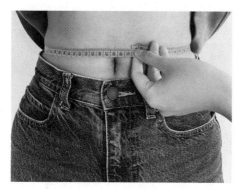

图 2-37　腹围测量

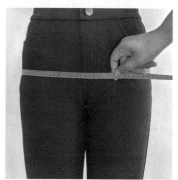

图 2-38　臀围测量

（六）腰臀比

腰臀比，即测量的腰围除以臀围的比值，正常男子为 0.85 ～ 0.90，女子为 0.75 ～ 0.80。

自 测 题

单选题

1. 正面姿势观察的要点不包括（　　　）

　A. 头颈直立　　　　　　B. 双侧斜方肌厚度对称

　C. 颈椎曲度变直　　　　D. 躯干挺拔直立

　E. 双侧足弓对称

2. 姿势观察发现上肢与躯干夹角不对称的原因包括（　　　）

　A. 三角肌紧张　　　　　B. 肘肌紧张

　C. 手部损伤　　　　　　D. 腹肌紧张

　E. 骨盆损伤

3. 骨盆前倾的判断方法正确的是（　　　）

　A. 髂前上棘在耻骨联合之前

　B. 髂前上棘在耻骨联合之后

　C. 髂前上棘和耻骨联合在同一冠状面

　D. 髂后上棘在耻骨联合之前

　E. 两侧髂前上棘不在同一水平面

4. 下列下肢畸形说法错误的是（　　　）

　A. 膝关节 "X" 形腿是膝外翻，膝关节 "O" 形腿是膝内翻

　B. 高弓足是内侧纵弓较高，扁平足是足弓塌陷

　C. 胫骨外旋足趾朝外，胫骨内旋足趾朝内

　D. 膝过伸是腘绳肌紧张，膝屈曲是股四头肌紧张

　E. 膝内翻时，膝关节外侧组织紧张；膝外翻时，膝关节内侧组织紧张

5. 测量下肢真实长度时，下端以胫骨内踝作为骨性标志，上端的标志为（　　　）

　A. 肚脐　　　　　　B. 髂前上棘　　　　　　C. 髂前下棘

　D. 股骨大转子　　　E. 耻骨联合

6. 测量上肢整体长度的方法不正确的是（　　　）

　A. 前臂旋前

　B. 上肢自然下垂

C. 被测者坐位

D. 测量肩峰外侧端到中指尖的距离

E. 腕关节中立位

7. 测量残肢长度的方法不正确的是（　　　）

A. 上臂残肢长度从腋窝开始

B. 大腿残肢长度从坐骨结节开始

C. 上肢残肢长度测量时，自然下垂

D. 下肢残肢长度测量时，可选择仰卧位

E. 前臂残肢长度从肱骨内外上髁开始

8. 测量围度的内容不正确的是（　　　）

A. 围度可以监测被测肢体肌肉有无萎缩

B. 围度可以监测被测肢体肌肉有无肿胀

C. 围度测量单侧即可，无须对比

D. 残肢围度测量可以看假肢接受腔的适合程度

E. 腹围测量可以预估肥胖程度

9. 测量大腿围度的方法不正确的是（　　　）

A. 膝关节屈曲，下肢并拢

B. 膝关节伸展，下肢稍外展

C. 从髌骨位置向上找测量位置

D. 大腿多处进行测量，双侧对比

E. 每隔6cm、8cm、10cm、12cm处测量围度，在记录测量结果时应注明测量的部位

10. 一女子，腰围90cm，臀围109cm，计算该女子的腰臀比为（　　　）

A. 0.19　　　　B. 0.55　　　　C. 0.26

D. 0.61　　　　E. 0.83

（王　丹）

第3章
关节活动度评定

关节活动度评定是指使用一定的测量工具，测量出在特定体位下关节的最大活动范围，根据测量结果对关节的功能状态做出判断，也是评定康复治疗效果的重要指标之一。

第1节 概　述

一、关　节

关节是指两块或两块以上骨之间的连接部分。由于骨骼在身体中所处部位及功能的不同，关节连接的方式决定了其运动范围，即关节的活动度。

（一）关节的分类

关节可按构成关节的骨的数量、关节运动轴的多少、关节面的形状及运动方式进行分类。

1. 单轴关节　只有一个运动轴，关节仅能沿此轴做一组运动，包括屈戌关节和车轴关节两种。

（1）屈戌关节：又称滑车关节，构成关节的关节头呈滑车状，关节窝上有嵴，限制了关节的侧向运动，如手指间关节。滑车关节变形，关节面侧斜，其运动轴与骨的长轴不成直角，称蜗状关节，如肘关节。

（2）车轴关节：关节头的关节面呈圆柱形，关节窝由骨和韧带连成的环构成，可围绕垂直的轴做旋转运动，如桡尺近侧关节和寰枢关节。

2. 双轴关节　有两个互相垂直的运动轴，关节可分别沿两轴做两组运动及环转运动，包括椭圆关节和鞍状关节两种形式。

（1）椭圆关节：关节头呈椭圆形凸面，关节窝呈相应凹面，能做冠状轴上的屈、伸和矢状轴上的内收、外展运动，还可做一定程度的环转运动，如桡腕关节。

（2）鞍状关节：两骨的关节面均呈马鞍状，互为头窝，并呈十字交叉接合，可做屈、伸、收、展和环转运动，如拇指腕掌关节。

3. 多轴关节　有三个互相垂直的运动轴，可做各种方向的运动，包括球窝关节和平面关节两种。

（1）球窝关节：关节头呈球形，较大，关节窝小且浅，不及关节头的三分之一，如肩关节。球窝关节运动的范围最大，可以沿着三个互相垂直的运动轴做屈、伸、内收、外展、旋转及环转等运动。有的关节窝很深，包绕关节头的二分之一以上，称杵臼关节，与球窝关节相似，运动形式同球窝关节，但其运动范围较小，如髋关节。

（2）平面关节：无关节头和关节窝之分，但仍有一定的弧度，也可列入多轴关节，可做多轴性滑动，但关节活动性小，如肩锁关节和腕骨间关节。

（二）关节的结构

1. 关节的基本结构　每个关节都具有关节面、关节囊和关节腔三种基本结构，如图3-1所示。

（1）关节面：是构成关节的各骨的接触面，多为一凹一凸。关节面软骨表面光滑，可减少关节面之间的摩擦，具有弹性，能承受压力，减轻运动时的振荡和冲击。

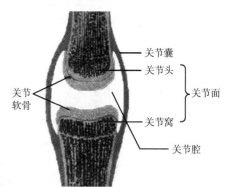

图3-1　关节的基本结构

（2）关节囊：是包绕在关节周围的结缔组织囊，分纤维层和滑膜层，滑膜层紧贴纤维层内面，边缘附着于关节软骨周缘，能产生滑液，营养关节软骨和润滑关节，减少关节运动时的摩擦。

（3）关节腔：是关节软骨和关节囊滑膜层共同围成的密闭腔隙。关节腔内有少量滑液，内呈负压，使两关节面密切接触，对维持关节的稳固性具有一定作用。

2. 关节的辅助结构　关节除具有基本结构外，某些关节还具有韧带、关节盘、关节唇、滑膜囊等辅助结构，以增加关节的灵活性和增强关节的稳固性。

（三）关节的特性

1. 运动形式　屈曲、伸展、内收、外展、内旋、外旋、环转（图3-2）。

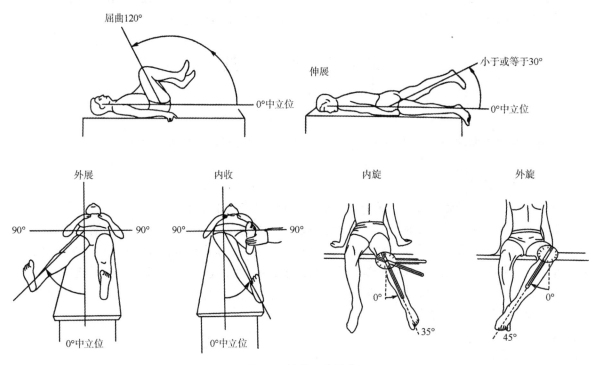

图3-2　关节运动形式

2. 运动类型

（1）按关节运动的动力来源分类：根据关节运动的动力来源，关节运动可分为主动运动、被动运动和主动助力运动三类。

（2）按关节运动发生的方式分类：根据关节运动发生的方式，可将关节运动分为生理运动和附属运动。

1）关节的生理运动：关节在生理范围内的运动，主动和被动均可以完成，主要完成屈曲、伸展、内收、外展、内旋、外旋等关节运动形式。

2）关节的附属运动：关节在生理范围之外，解剖结构允许范围内进行的运动，它不能主动完成，只能借助外力的帮助才能完成，任何一个关节都存在附属运动，附属运动是产生生理运动的前提。

二、关节活动度的基本概念

1. 关节活动度定义　关节活动度（range of motion，ROM）又称关节活动范围，是指关节活动时可达到的最大运动弧度（图3-3）。

2. 关节活动度分类　关节活动度分为主动关

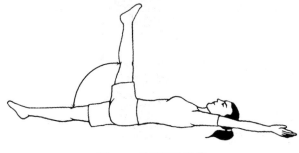

图3-3　关节运动弧度

节活动度和被动关节活动度。主动关节活动度（AROM）是指作用于关节的肌肉随意收缩使关节运动时所通过的运动弧度。被动关节活动度（PROM）是指在外力作用下，使关节运动时所通过的运动弧度。

三、影响关节活动度的生理因素

1. 构成关节的两个关节面面积大小的差别　两个关节面（关节头的关节面 A 与关节窝的关节面 B）面积的大小相差越大，关节活动的幅度就越大，反之则越小，如图 3-4、图 3-5 所示。

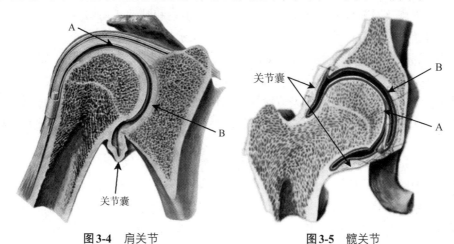

图 3-4　肩关节　　　　　　　　　图 3-5　髋关节

2. 关节囊的厚薄及松紧度　关节囊薄而松弛，则关节活动度大；关节囊厚而紧，则关节活动度小。如肩关节囊薄而松弛，活动度大，灵活；髋关节囊厚而紧致，活动度小，稳定，如图 3-4、图 3-5 所示。

3. 关节韧带的多少与强弱　关节韧带少而弱，则关节活动度大；关节韧带多而强，则关节活动度小。如膝关节韧带多而强，稳定性好，运动方式少，活动度小；肩关节韧带相对少而且薄弱，运动方式多，活动性好，如图 3-6、图 3-7 所示。

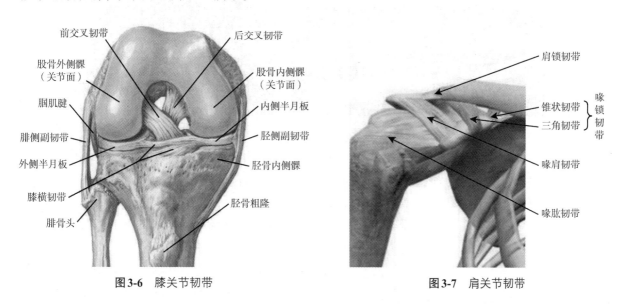

图 3-6　膝关节韧带　　　　　　　　　图 3-7　肩关节韧带

4. 关节周围肌肉的伸展性和弹性状况　肌肉的伸展性和弹性良好者，关节活动度大；反之，关节活动度就小。

5. 年龄、性别、职业　对关节活动度也有影响。

四、引起关节活动度异常的原因

关节活动度异常分为活动度减小和活动度过度两种，既可以由关节自身因素引起，也可以由关节外因素引起。

（一）关节自身因素

1. 关节内骨折或软骨损伤。

2. 关节内渗出（如积血、积液）或有游离体。

3. 骨关节炎、类风湿关节炎等疾病。

4. 关节囊或关节内韧带损伤。

5. 关节先天畸形。

上述原因引起关节及周围软组织粘连、疼痛，导致了主动和被动活动均减少。

（二）关节外因素

1. 中枢神经系统病变引起的肌肉痉挛（如脑卒中、脑损伤），周围神经损伤（如外伤、神经炎、肌肉无力），通常出现主动活动减少，被动活动正常，或被动活动大于主动活动。

2. 关节周围软组织（肌肉、韧带、关节囊等）损伤或粘连、瘢痕挛缩、肌腱移植术后、长期制动、关节僵硬（如关节骨性强直、关节融合术后），通常会导致主动和被动运动减少，甚至丧失。

五、关节活动度测量操作方法

（一）测量工具

关节活动度的测量工具有量角器（图3-8）、电子角度计、皮尺、X线片（图3-9）等。临床上应用最多的是量角器测量，是通过对同一关节的近端和远端骨相对运动弧度的测量而获得量化的结果。

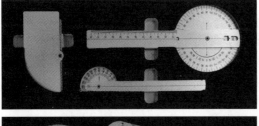
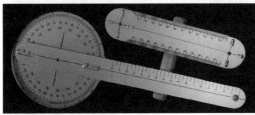
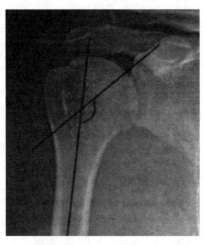

图3-8　量角器　　　　　　　　　　图3-9　X线片

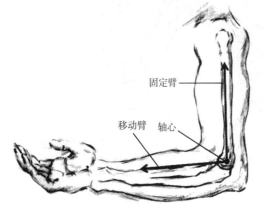

图3-10　量角器摆放

1. 量角器的构成　由一个带有半圆形（0°～180°）或圆形（0°～360°）的固定臂、移动臂及轴心组成，可由金属或塑料制成。

2. 量角器长度　7.5～40cm不等，分为大、中、小三种规格。

3. 测量时量角器的放置　其轴心应摆放在关节的运动轴心，固定臂摆放与关节的近端骨的长轴平行，移动臂摆放与关节的远端骨的长轴平行，如测量肘关节屈曲时，轴心位于肘关节肱骨外上髁，固定臂与肱骨中线平行，移动臂与前臂中线平行。患者有特殊运动障碍时可以适当调整，如图3-10所示。

（二）测量目的

1. 确定活动受限的关节部位。

2. 确定关节受限的程度。

3. 寻找和确定关节活动受限的原因或因素。

4. 明确对粗大运动功能和作业活动的影响。

5. 为确定治疗目标和选择适当的治疗方法提供客观依据。

6. 保持连续记录，以便治疗前后对比和疗效判定。

（三）测量适应证与禁忌证

1. 适应证　当关节水肿、疼痛、肌肉痉挛、短缩，关节囊及周围组织炎症及粘连、皮肤瘢痕等发生时，影响了关节的运动功能，均需要进行 ROM 测量。ROM 测量是关节炎症、痛风、脱位、骨折、截肢、关节周围软组织损伤及关节继发性损害患者的必查项目。

2. 禁忌证

（1）关节脱位或骨折未愈合。

（2）肌腱、韧带、肌肉手术后早期。

（3）骨化性肌炎。

（四）测量步骤

1. 解释说明　让受试者了解测量过程、测量原因、测量目的，以取得受试者的配合。

2. 体位选择　确定测量体位，充分暴露被检查部位。

3. 量角器放置　先确定量角器放置的关节活动面，然后确定其轴心（通常是骨性标志点），最后确定量角器的固定臂及移动臂。

4. 关节活动　移动臂所移动的弧度即为该关节活动度，并注意观察受试者有无疼痛或不适感。

5. 记录　主动关节活动度及被动关节活动度。

（五）测量一般原则

1. 体位　测试者要掌握正常关节活动度、关节运动方向及受试者的正确体位，并给予有效的固定，注意排除相邻关节的相互影响或互相补偿。

2. 测量与记录

（1）关节活动度测量的起始位通常以解剖位作为零起始点。

（2）同一受试者应由专人测量，每次测量位置及所用测量工具应保持一致，量角器起始位置及放置方法均应相同，注意肢体两侧需对比测量。

（3）读取量角器刻度盘上的刻度时，刻度应与视线同高（图 3-11）。

（4）对活动受限的关节，主动关节活动度和被动关节活动度均应测量。

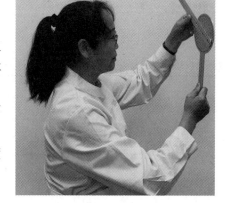

图 3-11　读量角器刻度

（六）测量注意事项

1. 避免在按摩、运动及其他康复治疗后立即检查关节活动度。

2. 被动运动关节时手法要柔和，速度均匀缓慢，尤其对伴有疼痛和痉挛的受试者不能做快速运动。

3. 测量时出现关节周围炎症或感染、关节存在过度活动或半脱位、关节血肿，怀疑存在骨性关节僵硬、软组织损伤等情况时，测量操作应特别谨慎，避免不当操作引起患者严重不适或造成进一步损伤。

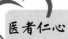

医者仁心　　　　　　　　　　　　最美医生——顾玉东

顾玉东教授是中国工程院院士、复旦大学附属华山医院手外科主任，从大学毕业，他就投身手外科，从零起步，带领华山医院手外科屡创世界第一，使我国手外科跻身世界领先水平，让上万双残缺的手重获新生。他总是用"听党的话，学白求恩，做好医生"这三句话总结自己的从医经历。工作中他始终追求每个手术"零"失败率，"对于每一个患者，医生都要做'加法'，每一次手术都要让患者有所得"。这是顾教授从医大半个世纪，始终践行的不二诺言。

一颗赤子之心，六十载励学修术，顾玉东带领团队先后荣膺国家科技进步奖二等奖6项、国家发明奖2项。顾玉东本人则先后被授予国家级有突出贡献专家，全国先进工作者，卫生部"白求恩奖章"、全国"五一劳动奖章"获得者，2021年"最美医生"等称号。

六、测量结果记录与分析

（一）测量结果记录

记录关节活动度的结果应包括以下项目。

1. 记录测量的时间、体位。

2. 记录要注意区分主动关节活动度（AROM）和被动关节活动度（PROM）。

3. 记录结果以5°为最小单位。

4. 记录关节运动度，如膝关节屈曲20°～135°，提示膝关节0°～20°伸展受限；当被测者某关节出现非正常过伸情况时，可采用在度数前加"–"表示，如膝关节"–20°"表示膝关节有20°过伸。

5. 记录是否存在变形、疼痛、水肿、萎缩、肌紧张、瘢痕等。疼痛时，记录疼痛的范围及程度。

治疗师在记录关节活动度的起始位和运动终末位的度数时，一般从0°（如在肘关节指上臂与前臂中线呈一条直线、在膝关节指大腿与小腿中线呈一条直线）开始逐渐增加至180°。如果起始位不是0°，说明存在某种关节活动受限的因素。记录关节活动度的方法有多种，表3-1为常用关节活动度测量结果的记录表，分别将每一次测量的结果记录在一列，以利于对前后测量结果进行比对，分析关节活动度改善、不变或减小的原因。

表3-1　关节活动度测量结果记录表

患者姓名：　　　　　　　　　　　　　　　　　治疗师：

左			关节	活动度参考值（°）	右		
3	2	1	脊柱		1	2	3
日期：	日期：	日期：	颈椎		日期：	日期：	日期：
			前屈	0～45			
			后伸	0～45			
			侧屈	0～45			
			旋转	0～60			
			胸腰椎				
			前屈	0～80			
			后伸	0～30			
			侧屈	0～40			
			旋转	0～45			
			上肢				
			肩关节				

续表

左			关节	活动度参考值（°）	右		
3	2	1	脊柱		1	2	3
日期：	日期：	日期：	颈椎		日期：	日期：	日期：
			前屈	0～170/180			
			后伸	0～60			
			外展	0～170/180			
			内收	0/0～45			
			水平内收	0～135			
			水平外展	0～30			
			内旋	0～70			
			外旋	0～90			
			肘关节				
			屈曲	0～135/150			
			伸展	0～5			
			前臂				
			旋前	0～80/90			
			旋后	0～80/90			
			腕关节				
			掌屈	0～80			
			背伸	0～70			
			桡偏	0～25			
			尺偏	0～30			
			手指				
			掌指关节屈曲	0～90			
			掌指关节过伸	0～15/45			
			近端指间关节屈曲	0～100/110			
			远端指间关节屈曲	0～70/80			
			外展	0～25			
			拇指				
			掌指关节屈曲	0～50			
			指间关节屈曲	0～80			
			外展	0～50			
			下肢				
			髋关节				
			前屈	0～90/120（屈膝）			
			后伸	0～30			
			外展	0～40			
			内收	0～35			
			外旋	0～45			
			内旋	0～35			
			膝关节				
			屈曲	0～135			
			伸展	0			

续表

左			关节	活动度参考值(°)	右		
3	2	1	脊柱		1	2	3
日期：	日期：	日期：	颈椎		日期：	日期：	日期：
			踝关节				
			背伸	0～20			
			跖屈	0～50			
			内翻	0～35			
			外翻	0～20			

（二）测量结果分析

1. 运动终末感判定　检查被动关节活动度时，如被检查关节的运动出现限制，应判定是生理性运动终末感，还是病理性运动终末感。生理性运动终末感主要是由于软组织间的接触、肌肉的伸张、关节囊的伸张、韧带的伸张、骨与骨的接触等原因导致的终末感。病理性运动终末感主要是由于软组织损伤、肌紧张、骨关节病变等原因导致的终末感。

2. 运动受限原因　分析关节活动度时应注意判断运动受限是由于组织结构变化所致，还是肌力下降所致。被动关节活动度小于正常活动度时，提示运动受限是由于关节及其周围软组织的器质性病变所致。主动关节活动度小于被动关节活动度时，提示关节活动度下降是由于肌力减弱，主动活动能力下降引起的。

第 2 节　评 定 技 术

 案例 3-1

　　覃某，女，45 岁，教师，因左肩臂疼痛 3 月余、活动受限就诊。自述大约在半年前开始出现左肩臂酸胀疼痛不适，自以为是劳累所致，行休息理疗后可缓解，其后每因工作时间久、劳累致左肩痛复发，且逐渐加重。现左肩臂疼痛持续，夜间较重，各个方向活动度都明显减小。穿衣、梳头等日常生活活动困难。视觉模拟评分（VAS）6 分，磁共振成像 MRI 检查示左肩软组织粘连。

　　问题：1. 导致患者日常生活活动困难的直接原因是什么？
　　　　　 2. 如何评定患者的肩关节活动度是否正常？

一、上肢的关节活动度评定

（一）肩关节

1. 前屈（图 3-12）

（1）被检者体位：坐位、立位、仰卧位、对侧卧位，肩关节处于中立位，无外展、内收、旋转，前臂中立位，掌心朝向体侧。

（2）量角器摆放

轴心：位于肩峰外侧端（图 3-12A）。

固定臂：与躯干腋中线平行（图 3-12B）。

移动臂：与肱骨平行，并随肱骨移动（图 3-12C）。

（3）固定部位：躯干。

（4）运动方式：上肢向前上方运动至出现抵抗感。防止出现躯干伸展、肩关节外展的代偿运动。

（5）参考值范围：0°～170°/180°。

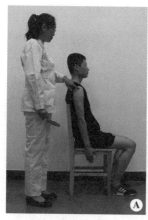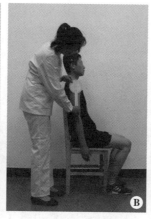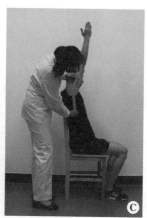

图3-12 肩关节前屈

2.后伸（图3-13）

（1）被检者体位：坐位、立位、俯卧位、侧卧位，肩关节处于中立位，无外展、内收、旋转，前臂中立位，掌心朝向体侧。

（2）量角器摆放

轴心：位于肩峰外侧端（图3-13A）。

固定臂：与躯干腋中线平行（图3-13B）。

移动臂：与肱骨平行，并随肱骨移动（图3-13C）。

（3）固定部位：躯干。

（4）运动方式：上肢向后上方运动至出现抵抗感。避免出现肩关节外展的代偿运动。

（5）参考值范围：0°～60°。

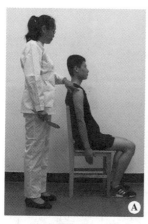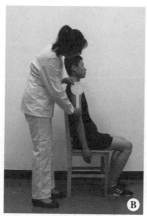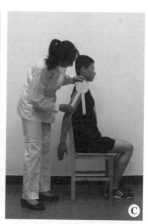

图3-13 肩关节后伸

3.外展（图3-14）

（1）被检者体位：坐位或仰卧位，肩关节无前屈或后伸，肘伸展，前臂旋后，掌心向前，避免因肱三头肌紧张限制运动。

（2）量角器摆放

轴心：位于肩峰前（图3-14A）。

固定臂：与躯干腋中线平行（图3-14B）。

移动臂：与肱骨平行，并随肱骨移动（图3-14C）。

（3）固定部位：躯干。

（4）运动方式：上肢向外上方运动至出现抵抗感。避免出现脊柱侧屈的代偿运动。

（5）参考值范围：0°～170°/180°。

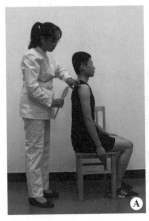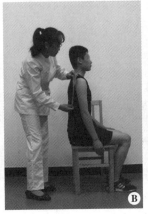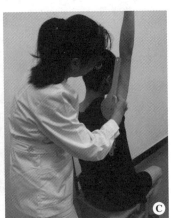

图3-14 肩关节外展

4. 内收（图3-15）

（1）被检者体位：坐位或仰卧位，肩关节前屈20°～45°。

（2）量角器摆放

轴心：位于肩峰前（图3-15A）。

固定臂：与前屈肱骨平行，在肱骨移动时保持原位置不动（图3-15B）。

移动臂：与前屈肱骨平行，并随肱骨移动（图3-15C）。

（3）固定部位：躯干。

（4）运动方式：上肢前屈20°～45°向身体内侧运动至出现抵抗感。

（5）参考值范围：肩关节无前屈、后伸时，内收为0°；肩关节前屈20°～45°时，上肢可从前方向内收0°～45°。

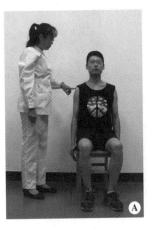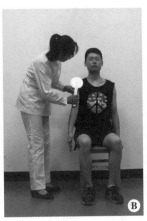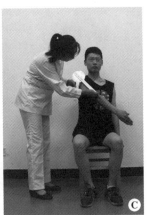

图3-15 肩关节内收

5. 内旋（图3-16）

（1）被检者体位：坐位或仰卧位，肩关节外展90°，肘关节屈曲90°，前臂中立位并与身体冠状面垂直。

（2）量角器摆放

轴心：位于肘关节鹰嘴突（图3-16A）。

固定臂：与前臂平行，肩关节内旋时固定臂仍保留于原来的位置与地面平行（图3-16B）。

移动臂：与前臂平行，并跟随前臂移动（图3-16C）。

（3）固定部位：肱骨远端，避免出现肘关节伸展、躯干侧屈、肩胛骨上抬等代偿动作。

（4）运动方式：前臂沿轴心在矢状面做向下肢方向运动至出现抵抗感。

（5）参考值范围：0°～70°。

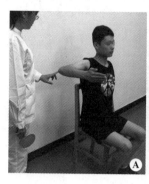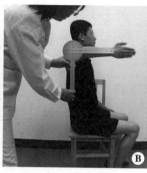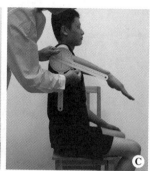

图3-16　肩关节内旋

6. 外旋（图3-17）

（1）被检者体位：坐位或仰卧位，肩关节外展90°，肘关节屈曲90°，前臂中立位并与身体冠状面垂直。

（2）量角器摆放

轴心：位于肘关节鹰嘴突（图3-17A）。

固定臂：与前臂平行，肩关节外旋时固定臂仍保留于原来的位置与地面平行（图3-17B）。

移动臂：与前臂平行，并跟随前臂移动（图3-17C）。

（3）固定部位：肱骨远端，避免出现肘关节伸展、躯干侧屈、肩胛骨上抬等代偿动作。

（4）运动方式：前臂沿轴心在矢状面做向头部方向运动至出现抵抗感。

（5）参考值范围：0°～90°。

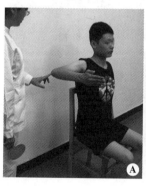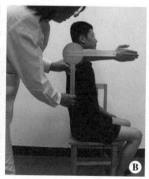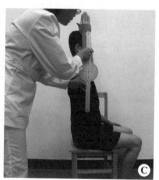

图3-17　肩关节外旋

7. 水平外展（图3-18）

（1）被检者体位：坐位，肩关节90°外展，肘伸展，掌心向下。

（2）量角器摆放

轴心：位于肩峰突上（图3-18A）。

固定臂：与肩峰至头顶正中连线平行（图3-18B）。

移动臂：与肱骨平行，并随肱骨移动（图3-18C）。

（3）固定部位：躯干，避免躯干旋转或屈伸。

（4）运动方式：肱骨沿水平面向后运动至出现抵抗感。

（5）参考值范围：0°～30°。

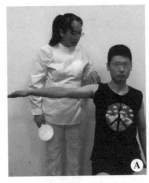
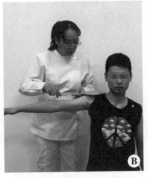
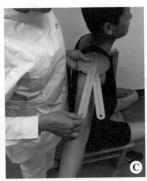

图3-18 肩关节水平外展

8. 水平内收（图3-19）

（1）被检者体位：坐位，肩关节90°外展，肘伸展，掌心向下。

（2）量角器摆放

轴心：位于肩峰突上（图3-19A）。

固定臂：与肩峰至头顶正中连线平行（图3-19B。）

移动臂：与肱骨平行，并随肱骨移动（图3-19C）。

（3）固定部位：躯干，避免躯干旋转或屈伸。

（4）运动方式：肱骨沿水平面向前运动至出现抵抗感。

（5）参考值范围：0°～135°。

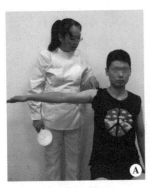
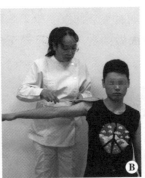
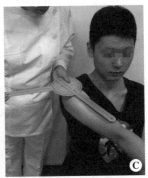

图3-19 肩关节水平内收

（二）肘关节

1. 屈曲（图3-20）

（1）被检者体位：立位、坐位或仰卧位，肱骨紧靠躯干，肘关节伸展，前臂旋后。

（2）量角器摆放

轴心：位于肘关节肱骨外上髁（图3-20A）。

固定臂：与肱骨中线平行（图3-20B）。

移动臂：与前臂中线平行，并随前臂移动（图3-20C）。

（3）固定部位：肱骨，避免肩关节前屈代偿。

（4）运动方式：前臂向着固定的肱骨尽量移动至出现抵抗感。

（5）参考值范围：0°～135°/150°。

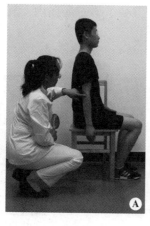
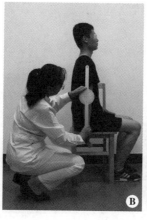
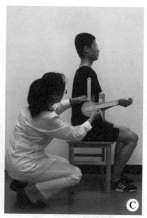

图 3-20　肘关节屈曲

2. 伸展（过伸）（图 3-21）

（1）被检者体位：立位或坐位，肱骨紧靠躯干，肘关节自然伸展至 0° 位，前臂旋后。

（2）量角器摆放

轴心：位于肘关节肱骨外上髁（图 3-21A）。

固定臂：与肱骨中线平行（图 3-21B）。

移动臂：与前臂中线平行，并随前臂移动（图 3-21C）。

（3）固定部位：肱骨，避免肩关节前屈代偿。

（4）运动方式：前臂向着上肢外侧尽量伸展至出现抵抗感。

（5）参考值范围：0°～5°。

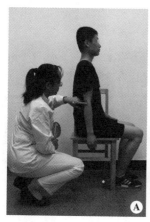
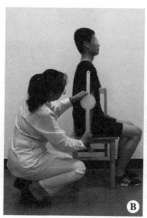
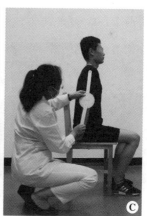

图 3-21　肘关节伸展

（三）前臂

1. 旋前（图 3-22）

（1）被检者体位：坐位或站位，肱骨紧靠躯干，肘关节屈曲 90°，前臂处于中立位并与身体冠状面垂直，腕关节中立位，掌心握一支笔的下端。

（2）量角器摆放

轴心：第三掌骨头（图 3-22A）。

固定臂：与肱骨长轴平行（与地面垂直）（图 3-22B）。

移动臂：与笔平行，并随之移动（图 3-22C）。

（3）固定部位：肱骨紧贴躯干，防止肩关节出现外展、内旋代偿。

（4）运动方式：前臂保持与身体冠状面垂直，腕关节保持中立位，做拳心向内下旋转运动至出现抵抗感。

（5）参考值范围：0°～80°/90°。

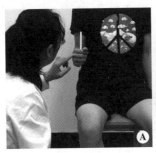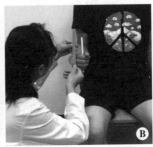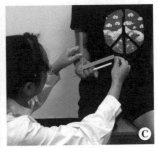

图3-22　前臂旋前

2. 旋后（图3-23）

（1）被检者体位：坐位或站位，肱骨紧靠躯干，肘关节屈曲90°，前臂处于中立位并与身体冠状面垂直，腕关节中立位，掌心握一支笔的下端。

（2）量角器摆放

轴心：第三掌骨头（图3-23A）。

固定臂：与肱骨长轴平行（与地面垂直）（图3-23B）。

移动臂：与笔平行，并随之移动（图3-23C）。

（3）固定部位：肱骨紧贴躯干，防止肩关节内收、外旋代偿。

（4）运动方式：前臂保持与身体冠状面垂直，腕关节保持中立位，做拳心向外上旋转运动至出现抵抗感。

（5）参考值范围：0°～80°/90°。

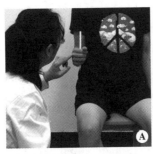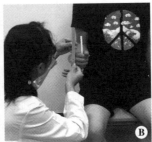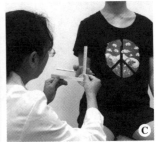

图3-23　前臂旋后

（四）腕关节

1. 掌屈（图3-24）

（1）被检者体位：端坐体位，前臂旋前置于桌面上，腕关节中立位悬于桌缘外，手指自然伸展。

（2）量角器摆放

轴心：置于尺骨茎突外侧（图3-24A）。

固定臂：与尺骨长轴平行（图3-24B）。

移动臂：与第五掌骨长轴平行并随之移动（图3-24C）。

（3）固定部位：前臂，避免出现前臂旋前、旋后，腕关节尺偏、桡偏代偿。

（4）运动方式：手掌向掌侧屈曲至出现抵抗感。

（5）参考值范围：0°～80°。

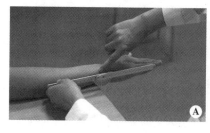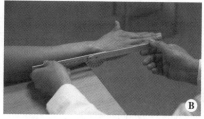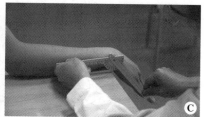

图 3-24 腕关节掌屈

2. 背伸（图 3-25）

（1）被检者体位：坐位，前臂旋前，掌心朝下置于桌面上。

（2）量角器摆放

轴心：置于尺骨茎突外侧（图 3-25A）。

固定臂：与尺骨长轴平行（图 3-25B）。

移动臂：与第五掌骨长轴平行并随之移动（图 3-25C）。

（3）固定部位：前臂，避免出现前臂旋前、旋后，腕关节尺偏、桡偏代偿。

（4）运动方式：手掌向背侧伸至出现抵抗感。

（5）参考值范围：0°～70°。

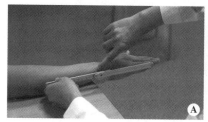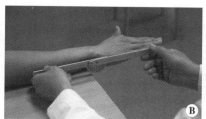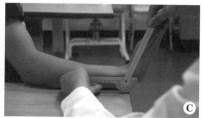

图 3-25 腕关节背伸

3. 尺偏（图 3-26）

（1）被检者体位：坐位，前臂旋前，掌心朝下置于桌面上。

（2）量角器摆放

轴心：置于腕关节背侧第三掌骨根部（图 3-26A）。

固定臂：与前臂长轴平行（图 3-26B）。

移动臂：与第三掌骨长轴平行并随之移动（图 3-26C）。

（3）固定部位：前臂，避免出现前臂旋前、旋后，腕关节掌屈、背伸。

（4）运动方式：手掌沿桌面向尺侧移动至出现抵抗感。

（5）参考值范围：0°～30°。

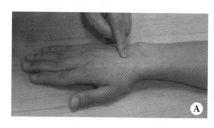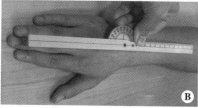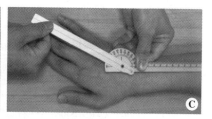

图 3-26 腕关节尺偏

4. 桡偏（图 3-27）

（1）被检者体位：坐位，前臂旋前，掌心朝下置于桌面上。

（2）量角器摆放

轴心：置于腕关节背侧第三掌骨根部（图 3-27A）。

固定臂：与前臂长轴平行（图 3-27B）。

移动臂：与第三掌骨长轴平行并随之移动（图 3-27C）。

（3）固定部位：前臂，避免出现前臂旋前、旋后，腕关节掌屈、背伸。

（4）运动方式：手掌沿桌面向桡侧移动至出现抵抗感。

（5）参考值范围：0°～25°。

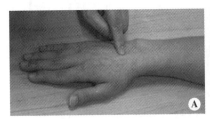 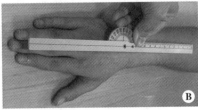 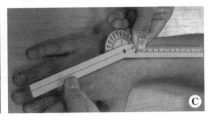

图 3-27　腕关节桡偏

（五）拇指与手指

1. 拇指

（1）掌指关节屈曲（图 3-28）

1）被检者体位：坐位，前臂旋后 45°，腕关节 0° 位，前臂和手的尺侧置于桌面上。

2）量角器摆放

轴心：位于拇指掌指关节背侧（图 3-28A）。

固定臂：与拇指掌骨平行（图 3-28B）。

移动臂：与拇指近端指骨平行并随之移动（图 3-28C）。

3）固定部位：第一掌骨。

4）运动方式：拇指近端指骨向掌侧屈曲至出现抵抗感。

5）参考值范围：0°～50°。

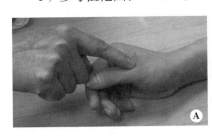 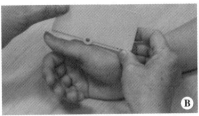 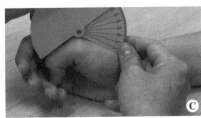

图 3-28　拇指掌指关节屈曲

（2）指间关节屈曲（图 3-29）

1）被检者体位：坐位，前臂中立位，腕关节 0° 位，前臂和手的尺侧置于桌面上。

2）量角器摆放

轴心：位于指间关节的背侧中心（图 3-29A）。

固定臂：与拇指近端指骨平行（图 3-29B）。

移动臂：与拇指远端指骨平行并随之移动（图 3-29C）。

3）固定部位：近端指骨。

4）运动方式：拇指远端指骨向掌侧屈曲至出现抵抗感。

5）参考值范围：0°～80°。

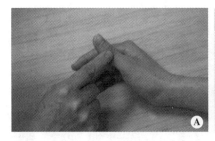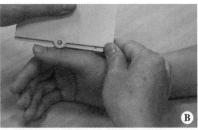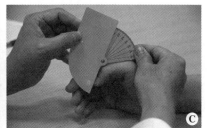

图3-29　拇指指间关节屈曲

（3）桡侧外展（图3-30）

1）被检者体位：坐位，前臂旋前，腕关节0°位，手心向下置于桌面上，手指伸直。

2）量角器摆放

轴心：位于拇指掌骨根部（图3-30A）。

固定臂：与桡骨平行（图3-30B）。

移动臂：与第一掌骨平行并随之移动（图3-30C）。

3）固定部位：手掌。

4）运动方式：拇指向桡侧移动至出现抵抗感。

5）参考值范围：0°～50°。

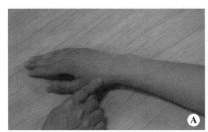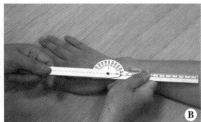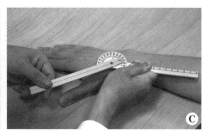

图3-30　拇指桡侧外展

（4）掌侧外展（图3-31）

1）被检者体位：坐位，前臂中立位，腕关节0°位，前臂和手的尺侧置于桌面上，手指自然伸展。

2）量角器摆放

轴心：位于拇指掌骨根部（图3-31A）。

固定臂：与桡骨平行（图3-31B）。

移动臂：与拇指掌骨平行并随之移动（图3-31C）。

3）固定部位：手掌。

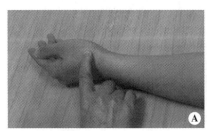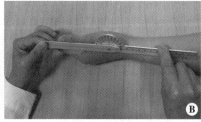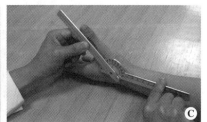

图3-31　拇指掌侧外展

4）运动方式：拇指向掌侧移动至出现抵抗感。

5）参考值范围：0°～50°。

（5）对掌（图3-32）

1）被检者体位：坐位，前臂旋后置于桌上（图3-32A）。

2）运动方式：将拇指与小指掌骨尽量靠拢（图3-32B），通常使用刻度尺测量拇指末端至小指末端的距离来评定（图3-32C）。

3）参考值范围：拇指末端与小指末端能够接触。

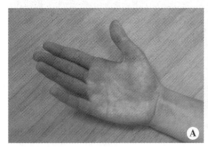 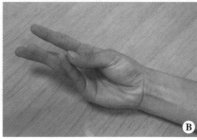 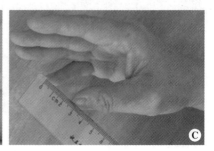

图3-32 对掌

2.手指

（1）掌指关节屈曲（图3-33）

1）被检者体位：坐位，前臂中立位，腕关节0°位，前臂置于桌面上。

2）量角器摆放

轴心：位于掌指关节顶端中心（图3-33A）。

固定臂：与掌骨平行（图3-33B）。

移动臂：与近端指骨平行并随之移动（图3-33C）。

3）固定部位：手掌。

4）运动方式：手指向掌侧移动至出现抵抗感。

5）参考值范围：0°～90°。

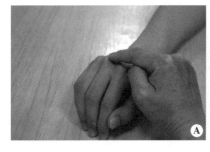 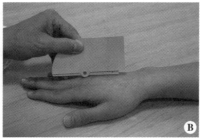 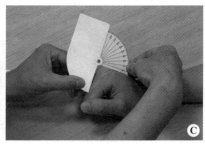

图3-33 手指掌指关节屈曲

（2）掌指关节过伸（图3-34）

1）被检者体位：坐位，前臂旋前，腕关节0°位，掌心向下置于桌面上。

2）量角器摆放

轴心：位于掌指关节侧面（图3-34A）。

固定臂：与掌骨平行（图3-34B）。

移动臂：与近端指骨平行并随之移动（图3-34C）。

3）固定部位：手掌掌骨。

4）运动方式：手指向掌背侧移动至出现抵抗感。

5）参考值范围：0°～15°/45°。

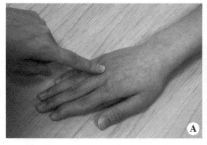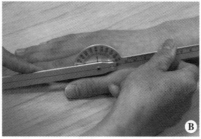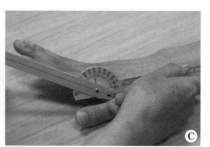

图 3-34　手指掌指关节过伸

（3）近端指间关节屈曲（图 3-35）

1）被检者体位：坐位，前臂中立位，腕关节 0° 位，前臂置于桌面上。

2）量角器摆放

轴心：位于近端指间关节的背侧中心（图 3-35A）。

固定臂：与近端指骨平行（图 3-35B）。

移动臂：与中节指骨平行并随之移动（图 3-35C）。

3）固定部位：近端指骨。

4）运动方式：中节指骨屈曲至出现抵抗感。

5）参考值范围：0°～100°/110°。

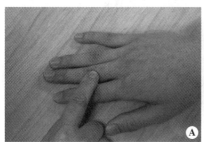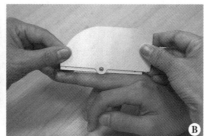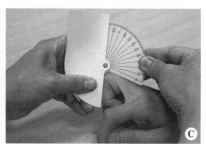

图 3-35　手指近端指间关节屈曲

（4）远端指间关节屈曲（图 3-36）

1）被检者体位：坐位，前臂中立位，腕关节 0° 位，前臂置于桌面上。

2）量角器摆放

轴心：位于远端指间关节的背侧中心（图 3-36A）。

固定臂：与中节指骨平行（图 3-36B）。

移动臂：与远端指骨平行并随之移动（图 3-36C）。

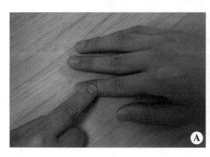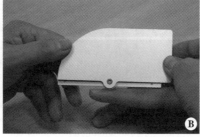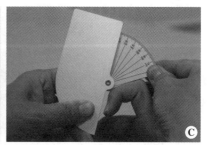

图 3-36　手指远端指间关节屈曲

3）固定部位：中节指骨。

4）运动方式：末节指骨屈曲至出现抵抗感。

5）参考值范围：0°～70°/80°。

（5）掌指关节外展（图3-37）

1）被检者体位：坐位，前臂旋前，掌心向下置于桌面上，手指伸直。

2）量角器摆放

轴心：位于掌指关节中心（图3-37A）。

固定臂：与所测量掌骨平行（图3-37B）。

移动臂：与近端指骨平行并随之移动（图3-37C）。

3）固定部位：手掌，防止腕关节移动。

4）运动方式：示指、环指和小指向两侧外展至出现抵抗感。

5）参考值范围：0°～25°，也可以用指尖的距离表示（图3-37D）。

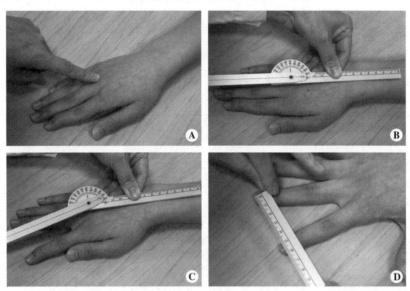

图3-37 手指掌指关节外展

链接

ADL 和 ROM 关系举例

ADL项目	ROM
拧毛巾	腕关节背伸0°～15°，掌屈0°～20°，前臂旋前、旋后0°～45°，肘关节屈曲65°～80°，肩关节屈曲25°～45°
洗澡动作	腕关节背伸30°～50°，前臂旋前0°～45°，肘关节屈曲80°～120°，肩关节屈曲10°～15°，肩关节外展5°～10°
擦、洗脸	腕关节背伸40°，前臂旋后70°，肘关节屈曲40°～135°，肩关节屈曲15°～25°
穿脱套头衫	腕关节背伸40°，肘关节屈曲120°，肩关节屈曲70°，肩关节外展0°～45°，肩关节内外旋45°
用玻璃杯喝水	腕关节背伸0°～20°，掌屈0°～40°，肘关节屈曲130°，肩关节屈曲30°～45°
梳头	腕关节背伸30°～50°，前臂旋前0°～45°，前臂旋前30°～50°，肘关节屈曲110°，肩关节屈曲70°，肩关节外展110°，肩关节外旋30°
用手从地上捡起东西	髋关节屈曲115°、外展30°、外旋25°，膝关节屈曲120°
从椅子坐位站起和再坐下	髋关节屈曲90°、外展20°、外旋15°，膝关节屈曲90°

ADL：日常生活活动。

二、下肢的关节活动度评定

（一）髋关节

1. 屈曲（图 3-38）

（1）被检者体位：仰卧位或侧卧位，均需保持髋关节、膝关节中立位。

（2）量角器摆放

轴心：位于股骨大转子（图 3-38A）。

固定臂：与躯干腋中线平行（图 3-38B）。

移动臂：与股骨长轴平行，并随股骨移动（图 3-38C、图 3-38D）。

（3）固定部位：骨盆，防止出现躯干代偿。

（4）运动方式：将大腿尽量上抬至出现抵抗感，膝关节屈曲（图 3-38C）及伸展（图 3-38D）状态下各测量一次。

（5）参考值范围：伸膝 0°～90°，直膝 0°～120°。

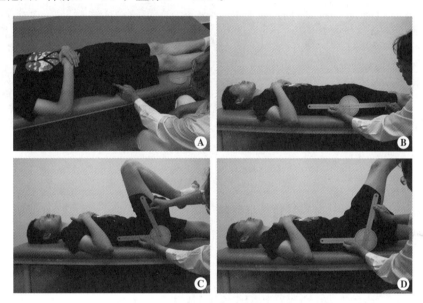

图 3-38　髋关节屈曲

2. 后伸（图 3-39）

（1）被检者体位：俯卧位或侧卧位，均需保持髋关节、膝关节中立位。

（2）量角器摆放

轴心：位于股骨大转子（图 3-39A）。

固定臂：与躯干腋中线平行（图 3-39B）。

移动臂：平行于股骨长轴，并随股骨移动（图 3-39C）。

（3）固定部位：骨盆，避免出现骨盆前倾。

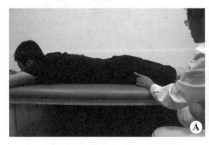
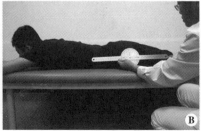
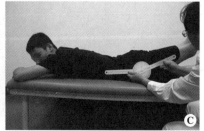

图 3-39　髋关节后伸

（4）运动方式：将大腿尽量向后抬至出现抵抗感，在测量过程中膝关节维持伸展。

（5）参考值范围：0°～30°。

3. 外展（图3-40）

（1）被检者体位：仰卧位，下肢中立位。

（2）量角器摆放

轴心：位于髂前上棘（图3-40A）。

固定臂：位于两髂前上棘连线上（图3-40B）。

移动臂：与股骨长轴平行，并随股骨移动（图3-40C）。

（3）固定部位：骨盆，避免出现骨盆侧倾、脊柱侧弯、髋关节外旋。

（4）运动方式：下肢保持伸直，向外侧移动至出现抵抗感。

（5）参考值范围：0°～40°。

注意：测量起始位，固定臂与移动臂的夹角为90°，故测量后需要再减去90°以获得正确的ROM。

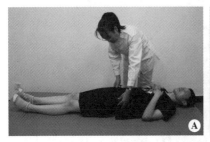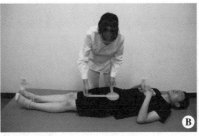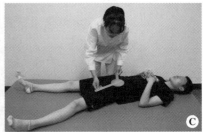

图3-40 髋关节外展

4. 内收（图3-41）

（1）被检者体位：仰卧位，对侧下肢尽量外展。

（2）量角器摆放

轴心：位于髂前上棘（图3-41A）。

固定臂：位于两髂前上棘连线上（图3-41B）。

移动臂：与股骨长轴平行，并随股骨移动（图3-41C）。

（3）固定部位：骨盆，避免出现髋关节内旋。

（4）运动方式：保持膝关节伸直，被检侧下肢在水平方向尽力向对侧下肢靠拢至出现抵抗感。

（5）参考值范围：0°～35°。

注意：测量起始位，固定臂与移动臂的夹角为90°，故测量后需要再减去90°以获得正确的ROM。

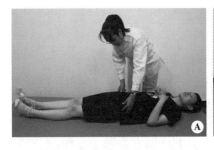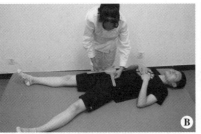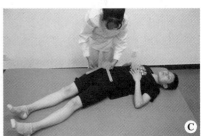

图3-41 髋关节内收

5. 内旋（图3-42）

（1）被检者体位：端坐位，髋、膝均屈曲90°。

（2）量角器摆放

轴心：位于髌骨中心（图 3-42A）。

固定臂：垂直于地面（图 3-42B）。

移动臂：与胫骨长轴平行并随其移动（图 3-42C）。

（3）固定部位：股骨远端，避免股骨出现屈曲和内收。

（4）运动方式：将小腿向外侧摆动至出现抵抗感。

（5）参考值范围：0°～35°。

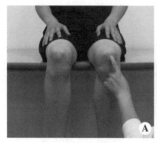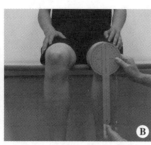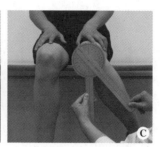

图 3-42　髋关节内旋

6. 外旋（图 3-43）

（1）被检者体位：端坐位，髋、膝均屈曲90°，对侧髋关节稍外展、膝关节稍屈曲。

（2）量角器摆放

轴心：位于髌骨中心（图 3-43A）。

固定臂：垂直于地面（图 3-43B）。

移动臂：与胫骨长轴平行并随其移动（图 3-43C）。

（3）固定部位：股骨远端，避免股骨出现屈曲和外展。

（4）运动方式：将小腿向内侧摆动至出现抵抗感。

（5）参考值范围：0°～45°。

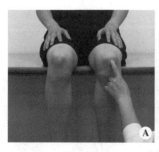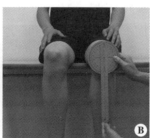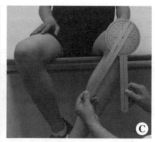

图 3-43　髋关节外旋

（二）膝关节

1. 屈曲（图 3-44）

（1）被检者体位：俯卧位（髋膝关节伸展）。

（2）量角器摆放

轴心：位于股骨外侧髁外侧（图 3-44A）。

固定臂：与股骨长轴平行（图 3-44B）。

移动臂：与腓骨长轴平行并随之移动（图 3-44C）。

（3）固定部位：股骨远端，避免出现髋关节后伸。

（4）运动方式：足跟向臀部尽量移动，至出现抵抗感。

（5）参考值范围：0°～135°。

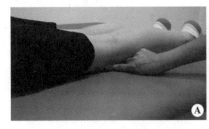
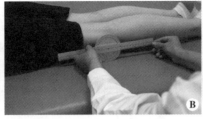
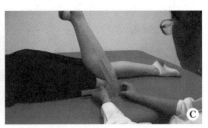

图3-44 膝关节屈曲

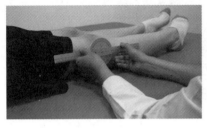

图3-45 膝关节伸展

2. 伸展（图3-45）

（1）被检者体位：仰卧位（髋膝关节伸展）。

（2）量角器摆放

轴心：位于股骨外侧髁外侧。

固定臂：与股骨长轴平行。

移动臂：与腓骨长轴平行并随之移动。

（3）固定部位：股骨远端，避免出现髋关节屈曲。

（4）运动方式：足尖向上尽力抬起至出现抵抗感。

（5）参考值范围：0°。

（三）踝关节

1. 背伸（图3-46）

（1）被检者体位：坐位或仰卧位（坐位时膝关节屈曲90°），踝关节中立位，无内翻、外翻。

（2）量角器摆放

轴心：位于外踝尖下2.5cm处（图3-46A）。

固定臂：与腓骨长轴平行（图3-46B）。

移动臂：与足底平行，并随足底移动（图3-46C）。

（3）固定部位：小腿远端，防止出现膝关节、髋关节代偿。

（4）运动方式：足趾尽力向胫骨靠拢（背伸），至出现抵抗感。

（5）参考值范围：0°～20°。

注意：测量起始位，固定臂与移动臂的夹角为90°，故测量后需要再减去90°以获得正确的ROM。

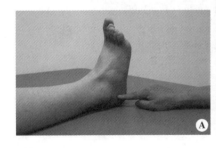
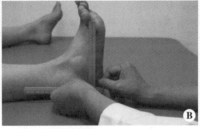
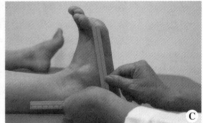

图3-46 踝关节背伸

2. 跖屈（图3-47）

（1）被检者体位：坐位或仰卧位（坐位时膝关节屈曲90°），踝关节中立位，无内翻、外翻。

（2）量角器摆放

轴心：位于外踝尖下2.5cm处（图3-47A）。

固定臂：与腓骨长轴平行，并随足底移动（图3-47B）。

移动臂：与足底平行（图3-47C）。

（3）固定部位：小腿远端，防止出现膝关节、髋关节代偿。

（4）运动方式：足趾尽力向足底方向运动（跖屈），至出现抵抗感。

（5）参考值范围：0°～50°。

注意：测量起始位，固定臂与移动臂的夹角为90°，故测量后需要再减去90°以获得正确的ROM。

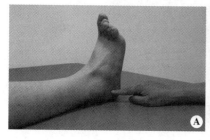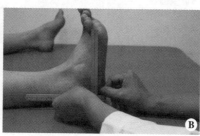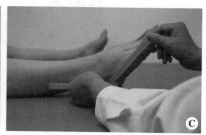

图3-47　踝关节跖屈

3. 内翻（图3-48）

（1）被检者体位：坐位或仰卧位（坐位时膝关节屈曲90°），踝关节中立位。

（2）量角器摆放

轴心：足外侧缘，量角器两臂交点（图3-48A）。

固定臂：与胫骨长轴平行（图3-48A）。

移动臂：与足跟距面平行，并随之移动（图3-48B）。

（3）固定部位：小腿远端，防止出现膝关节、髋关节代偿。

（4）运动方式：踝关节做外旋、跖屈、内收的复合动作。

（5）参考值范围：0°～35°。

注意：测量起始位，固定臂与移动臂的夹角为90°，故测量后需要再减去90°以获得正确的ROM。

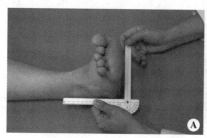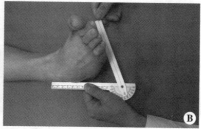

图3-48　踝关节内翻

4. 外翻（图3-49）

（1）被检者体位：坐位或仰卧位（坐位时膝关节屈曲90°），踝关节中立位。

（2）量角器摆放

轴心：足内侧缘，量角器两臂交点（图3-49A）。

固定臂：与胫骨长轴平行（图3-49A）。

移动臂：与足底距面平行，并随之移动（图3-49B）。

（3）固定部位：小腿远端，防止出现膝关节、髋关节代偿。

（4）运动方式：踝关节做内旋、背屈、外展的复合动作。

（5）参考值范围：0°～20°。

注意：测量起始位，固定臂与移动臂的夹角为90°，故测量后需要再减去90°以获得正确的ROM。

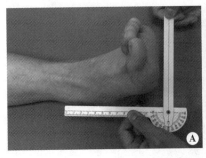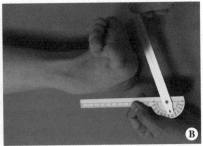

图3-49 踝关节外翻

三、头部及躯干的关节活动度评定

（一）颈椎

1. 前屈（图3-50）

（1）被检者体位：端坐或直立位。

（2）量角器摆放

轴心：位于肩峰端（图3-50A）。

固定臂：在矢状面上与通过肩峰的垂直线平行（图3-50B）。

移动臂：和外耳道与头顶的连线一致，并随之移动（图3-50C）。

（3）固定部位：躯干，防止出现胸腰椎屈曲代偿。

（4）运动方式：受试者屈颈，使下颌尽量贴近胸部，直至出现抵抗感。

（5）参考值范围：0°～45°，或从下颌至胸骨角的距离。

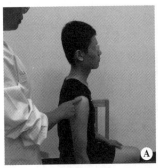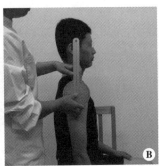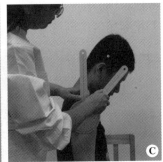

图3-50 颈前屈

2. 后伸（图3-51）

（1）被检者体位：端坐或直立位。

（2）量角器摆放

轴心：位于肩峰端（图3-51A）。

固定臂：在矢状面上与通过肩峰的垂直线一致（图3-51B）。

移动臂：和外耳道与头顶的连线一致，并随之移动（图3-51C）。

（3）固定部位：躯干，防止出现胸腰椎屈曲代偿。

（4）运动方式：令受试者仰望天花板，使头的背侧靠近背部，直至出现抵抗感。

（5）参考值范围：0°～45°。

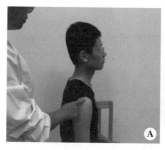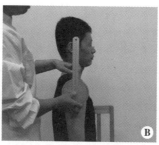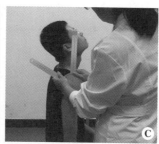

图3-51 颈后伸

3. 侧屈（图3-52）

（1）被检者体位：端坐或直立位。

（2）量角器摆放

轴心：位于第七颈椎棘突（图3-52A）。

固定臂：过第七颈椎棘突与地面的垂直线（图3-52B）。

移动臂：与枕骨粗隆和第七颈椎棘突连线平行，并随之移动（图3-52C）。

（3）固定部位：躯干，防止出现胸腰椎侧屈代偿。

（4）运动方式：受试者向侧方屈颈使耳靠近肩部直至出现抵抗感。

（5）参考值范围：0°～45°。

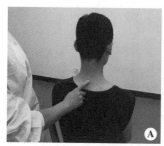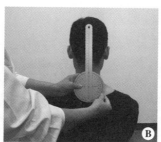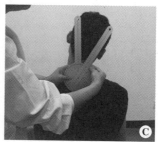

图3-52 颈侧屈

4. 旋转（图3-53）

（1）被检者体位：端坐或直立位。

（2）量角器摆放

轴心：位于头顶中点，两耳连线与前后正中线交点（图3-53A）。

固定臂：与两肩峰连线平行（图3-53B）。

移动臂：平行于头顶和鼻尖连线的延长线，并随之转动（图3-53C）。

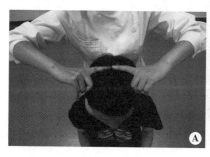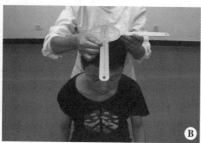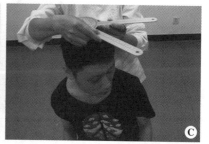

图3-53 颈旋转

（3）固定部位：躯干，防止出现躯干旋转代偿。

（4）运动方式：受试者向侧方屈颈，使耳靠近肩部，直至出现抵抗感。

（5）参考值范围：0°～60°。

注意：测量起始位，固定臂与移动臂的夹角为90°，故测量后需要再减去90°以获得正确的ROM。

（二）胸椎与腰椎

1. 前屈（图3-54）

（1）被检者体位：直立位，胸腰椎无屈曲、侧屈或旋转。

（2）测量方法：运动测量，共有四种方法。

脊柱前屈量角器测法：量角器测量躯干相对纵轴向前屈的角度，检查者固定受试者骨盆并观察脊柱前屈过程中的变化。

1）量角器摆放

轴心：在体侧对准第五腰椎棘突（图3-54A）。

固定臂：过第五腰椎棘突与地面垂直线（图3-54B）。

移动臂：与第七颈椎和第五腰椎棘突的连线平行，并随之移动（图3-54C）。

2）固定部位：骨盆，防止髋关节屈曲代偿。

3）运动方式：躯干向前屈到最大角度，直至出现抵抗感。

4）参考值范围：0°～80°。

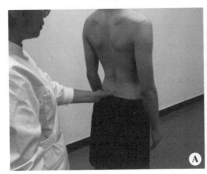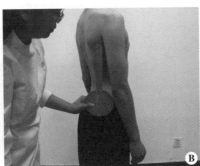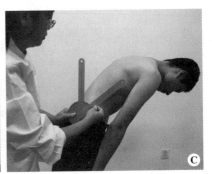

图3-54 脊柱前屈量角器测法

脊柱前屈手触小腿测法：受试者尽力向前弯腰时，指尖能触碰到的腿的最低位置（图3-55）。

脊柱前屈直尺测法：测量受试者弯腰后指尖与地面的最小距离（图3-56）。

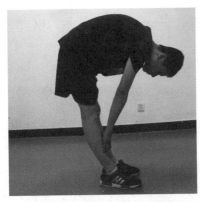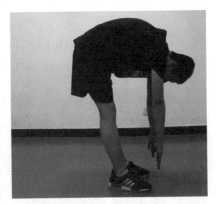

图3-55 脊柱前屈手触小腿测法　　**图3-56 脊柱前屈直尺测法**

脊柱前屈软尺测法：分别测量受试者直立时（图3-57A）和尽力弯腰后（图3-57B）的第七颈椎至第一骶椎的脊柱长度，取其差值，一个成年人脊柱前屈所增加的平均长度约为1.6cm。

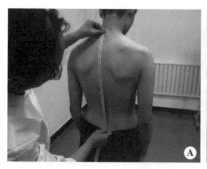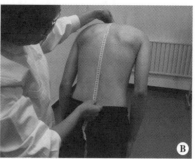

图3-57　脊柱前屈软尺测法

2. 后伸（图3-58）

（1）被检者体位：直立位或俯卧位。

（2）量角器摆放

轴心：在体侧对准第五腰椎棘突（图3-58A）。

固定臂：过第五腰椎棘突与地面垂直线（图3-58B）。

移动臂：与第七颈椎和第五腰椎棘突的连线平行，并随之移动（图3-58C）。

（3）固定部位：骨盆，防止骨盆出现后倾代偿。

（4）运动方式：向后伸展脊柱到最大角度，直至出现抵抗感。

（5）参考值范围：0°～30°。

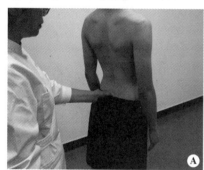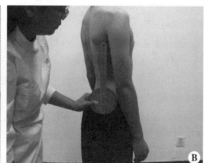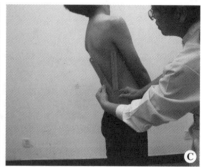

图3-58　脊柱后伸

3. 侧屈（图3-59）

（1）被检者体位：直立位。

（2）量角器摆放

轴心：第五腰椎棘突（图3-59A）。

固定臂：过两髂嵴连线中点与地面的垂直线（图3-59B）。

移动臂：与第七颈椎和第五腰椎棘突的连线平行，并随之移动（图3-59C）。

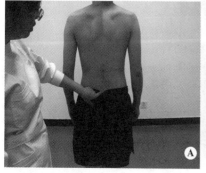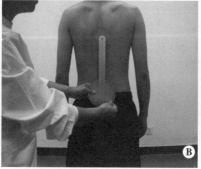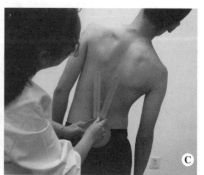

图3-59　脊柱侧屈

（3）固定部位：骨盆，防止骨盆出现侧倾代偿。

（4）运动方式：向左侧或右侧倾斜躯干，直至出现抵抗感。

（5）参考值范围：0°～40°。

4.脊柱旋转（图3-60）

（1）被检者体位：仰卧位或直立位。

（2）量角器摆放

轴心：位于头顶中点，两耳连线与前后正中线交点（图3-60A）。

固定臂：与两髂嵴连线平行（图3-60B）。

移动臂：与两肩峰连线平行，并随之转动（图3-60C）。

（3）固定部位：骨盆，防止骨盆出现旋转代偿。

（4）运动方式：以人体垂直轴为轴，向左侧或右侧旋转躯干，直至出现抵抗感。

（5）参考值范围：0°～45°。

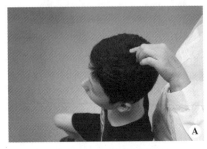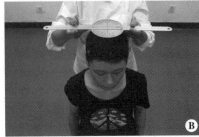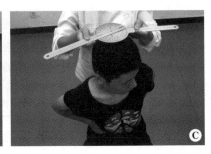

图3-60 脊柱旋转

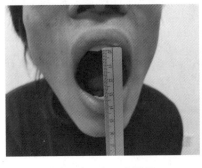

图3-61 张口度测量

（三）下颌关节

下颌关节的活动分别以张口度、左右偏位和下颌前突来表示。

1.张口度（图3-61）

（1）被检者体位：坐位。

（2）运动方式：下颌骨上下运动。

（3）测量方法：固定头部和颈部，用直尺测量上下中切牙之间的距离。

（4）正常值：3～5cm。

2.左右偏位（图3-62）

（1）被检者体位：坐位、轻度开口位。

（2）运动方式：下颌骨左右侧方运动。

（3）测量方法：固定头部和颈部，用直尺测量上下颌犬牙至前正中线的距离。

（4）正常值：左右对称。

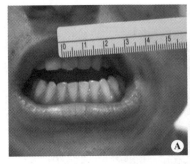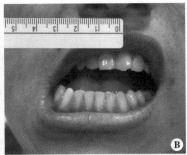

图3-62 下颌左右偏位测量

3. 下颌前突（图3-63）

（1）被检者体位：坐位、轻度开口位（图3-63A）。

（2）运动方式：下颌骨前方运动（图3-63B）。

（3）测量方法：一只手固定头部和颈部，另一只手固定下颌部。

（4）正常值：下颌中切牙可以向前方超出上颌的中切牙。

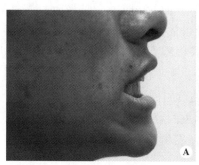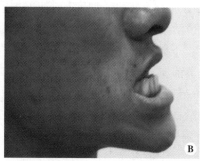

图3-63 下颌前突

第3节 技术应用

一、骨科案例

患者李某，男，9岁，于2020年7月23日奔跑时摔倒，左膝关节右上方被一碎玻璃刺入，限于当地医疗条件，清创处理不当，致髌上囊感染，脓液流入关节腔，引起关节粘连，关节活动受限。为求进一步治疗，于2020年9月3日以"膝关节粘连"收入康复医学科治疗。现患者意识清楚，言语流利，左下肢膝关节僵直，走路划圈步态，余肢体活动正常。无其他病史。查体见：左膝关节微屈，髌骨外上方见一1.5cm瘢痕，左膝主动和被动屈、伸时均明显受限，只有很小活动范围，其他关节主动活动、被动活动均正常。

评定任务：请对该患者进行关节活动度的评定。

【分析】

依据病史可知，患者为外伤治疗不当致左膝关节粘连、活动受限，影响正常行走功能，需进行膝关节活动度评定，以准确评定左膝关节活动受限对患者行走功能的影响，为康复训练计划制订提供依据。

使用通用量角器测量左膝关节活动度。患者取俯卧位，髋、膝关节伸展，以左膝关节股骨外侧髁为轴心，固定臂与股骨长轴平行，移动臂与腓骨长轴平行，固定股骨远端，避免出现髋关节后伸。嘱患者足跟向臀部尽量移动，至出现抵抗感，量角器移动臂随腓骨长轴移动的角度即为该患者左膝关节主动活动度。随后，检查者在患者小腿远端前面给予一个适当的外力，用同样的方法测量患者左膝关节被动活动度。

根据测量结果，结合患者病史和体格检查来判断。主动活动度和被动活动度均明显减小，主动活动度小于被动活动度，是由于左膝软组织损伤粘连所致的病理性运动终末感。主动关节活动度为15°～20°，说明膝关节自然状态下不能伸直，有15°屈曲，主动活动度极小，只有5°。被动活动度为0°～30°，说明患者膝关节在外力作用下可以伸直，但屈曲范围只有30°。

二、神经科案例

患者王先生，男，67岁，于2019年8月25日09：00左右被家人发现右侧肢体活动不利，伴言语不清，无昏迷，无呕吐，无二便失禁及四肢抽搐。为求治疗，家属立即将患者送至某医院，行头颅CT示：左侧丘脑出血，血肿破入脑室系统，急诊以"自发性脑出血"收入神经外科，行保守治疗，未注意右侧肢体位置的摆放。病后1周，右上肢可见肌肉收缩，不能移动，右下肢可在床面移动；病后2周，右上肢可在床面略移动，右下肢可抬离床面。被动活动基本正常。为求康复治疗转入我科。现患者意识清楚，言语欠清晰。右侧肢体活动不利，右肩部疼痛，吃饭、转移、如厕等大部分依赖。肩关节MRI：轻度肩袖损伤；肩关节VAS评分：4分。

评定任务：请对该患者进行关节活动度的评定。

【分析】

依据病史可知，患者为脑出血导致中枢神经系统损伤，致右侧肢体偏瘫，肌力下降、屈肌张力增高，关节主动活动度减小，被动活动度基本正常。除需要进行肌力、肌张力、感觉功能等评定外，还要评定右侧肢体关节活动度，为康复训练计划制订提供依据。

因患者右侧上、下肢活动均受限，故右侧上、下肢各关节的各个运动方式的主动和被动活动度均需测量，包括肩关节前屈、后伸、外展、内旋、外旋、水平内收，肘关节屈、伸，腕关节掌屈、背伸，髋关节屈曲、后伸、外展、内收、内旋、外旋，膝关节屈伸，踝关节跖屈、背伸、内翻、外翻。使用通用量角器进行测量，具体测量程序及方法见本章相关内容。

测量结果见右侧肩关节主、被动活动度均受限，右侧上肢其余关节及右侧下肢关节PROM正常，AROM大部分减少，左上肢各关节活动度均正常。

结合病史、辅助检查和查体，患者病程早期未注意行良肢位摆放，没有积极的肢体功能康复，致肩关节粘连，关节周围软组织损伤、肌力下降等，进而引起肩关节疼痛，主动、被动活动均受限。其余各关节主动活动度减少，被动活动度正常是中枢神经系统损伤引起肌力下降、肌张力增高所致。

自 测 题

单选题

1. 颈椎前屈正常关节活动度为（   ）
    A. 0°～50°　　　　　　　　B. 0°～45°
    C. 0°～55°　　　　　　　　D. 0°～60°
    E. 以上都不是

2. 影响关节活动度的因素包括（   ）
    A. 两个关节面面积大小的差别
    B. 关节囊的厚薄及松紧度
    C. 关节韧带的多少与强弱
    D. 关节周围肌肉的伸展性和弹性状况
    E. 以上都是

3. 中枢神经系统病变引起的痉挛，关节活动度常见（   ）
    A. 主动和被动活动均减少
    B. 主动和被动活动均增加
    C. 主动活动减少，被动活动基本正常
    D. 主动活动减少，被动活动增加
    E. 以上都是

4. 肘关节屈曲20°～90°表示肘关节屈曲度数为（   ）
    A. 20°　　　B. 70°　　　C. 90°
    D. 110°　　　E. 以上均不是

5. 膝关节屈曲–15°表示（   ）
    A. 膝关节屈曲15°　　　B. 膝关节过伸15°

    C. 膝关节屈曲30°　　　　D. 膝关节过伸30°
    E. 以上均不是

6. 肩关节前屈轴心位于（   ）
    A. 肱骨侧面肩峰　　　　　B. 肱骨头
    C. 肱骨大结节　　　　　　D. 三角肌粗隆
    E. 以上均不是

7. 肘关节屈曲轴心位于（   ）
    A. 肱骨侧面肩峰　　　　　B. 锁骨
    C. 桡骨茎突　　　　　　　D. 肘关节侧方肱骨外上髁
    E. 以上均不是

8. 坐位测量前臂旋后活动度时，固定臂（   ）
    A. 与腕关节掌侧横纹平行
    B. 与腕关节掌侧横纹垂直
    C. 与地面垂直
    D. 与地面平行
    E. 以上均不是

9. 测量髋关节屈曲活动度时，轴心位于（   ）
    A. 股骨侧面外上髁　　　　　　B. 内踝
    C. 膝关节侧方股骨内上髁　　　D. 股骨大转子侧面
    E. 以上均不是

10. 一个成年人脊柱前屈所增加的平均长度为（   ）
    A. 1.6cm　　　B. 2.5cm　　　C. 3.0cm
    D. 3.5cm　　　E. 4.0cm

（路　莹）

第 **4** 章
肌力评定

案例 4-1

张某，女，44 岁，因跌伤后左膝活动疼痛 3 周入院。患者 1 周前于夜间行走时不小心掉入路边深坑，左脚着地。当即感到左膝疼痛，不能活动，后逐渐出现左膝肿胀。专科查体：生命体征平稳。左膝略肿胀、皮温不高，左膝关节主被动活动可，伴活动痛，前抽屉试验阳性。膝关节 MRI 显示 "左膝前交叉韧带部分撕裂"。

问题： 请用徒手肌力法检查左侧股四头肌的肌力。

第 1 节 概 述

肌力评定是临床最常见的工作内容。临床上，由于神经系统疾病、肌肉本身的疾病、神经肌肉接头的病变、长期制动等均可引起肌肉功能出现障碍。因此，肌力评定有助于了解患者的肌力有无下降，分析引起肌力下降的原因，并制订个性化的康复方案。同时，肌力评定还可以作为评定康复治疗效果和判断预后的指标。

一、定 义

肌肉的能力一般可以分为三类：肌力（muscle strength）、肌肉耐力（muscle endurance）、肌肉爆发力（muscle outburst power）。肌力是指肌肉自主（随意）收缩时产生的最大力量，又称绝对肌力。肌肉耐力是指肌肉在运动中维持一定强度的等长收缩或多次一定强度的等张收缩的能力。肌肉爆发力是指在一定短的时间内肌肉收缩产生的最大的力。肌肉爆发力强者完成相同重量负荷的动作所花的时间短。例如，同样是体重 50kg 的两个人跑 100m 短跑，爆发力强者跑得较快，爆发力弱者跑得要慢一些。

二、肌肉的分类

（一）按照肌肉的结构分类

肌肉可分为平滑肌、心肌和骨骼肌，由于前两种肌肉都能自主收缩，属于不随意肌，而骨骼肌缺乏自律性，其活动完全受中枢神经控制，只有支配骨骼肌的运动神经有冲动传递给肌肉时，才能引起肌肉的兴奋与收缩。因此，本章所讨论的主要是骨骼肌。

（二）根据肌肉的形状分类

根据肌肉的形状分类，肌肉可分为长肌、短肌、阔肌及轮匝肌等。

（三）根据运动中的作用分类

根据运动中作用的不同，骨骼肌分为原动肌、拮抗肌、固定肌和中和肌等。

1. 原动肌 是产生原动力，直接完成动作的肌群，其中起主要作用的原动肌称主动肌，协助完成动作或仅在动作的某一阶段起作用的原动肌称副动肌。

2. 拮抗肌 是指肌肉收缩产生的运动方向与原动肌收缩产生的运动方向相反的肌肉。主动肌收缩产生运动时，拮抗肌协调收缩，保持动作的稳定性与准确性。主动肌和拮抗肌在功能上既相互对抗，又互为协调和依存。例如，膝关节伸展时，主动肌是股四头肌，拮抗肌是腘绳肌。

3. 固定肌　是在肌肉收缩过程中，固定一端（定点）所附着骨骼的肌或肌群。

4. 中和肌　在运动过程中，有些肌肉收缩能抵消原动肌收缩时产生的部分不需要的动作，这些肌肉或肌群称为中和肌。例如，做扩胸运动时，斜方肌和菱形肌均为主动肌，菱形肌收缩可使肩胛下角内旋，斜方肌收缩可使肩胛下角外旋，两者互相抵消，因此互为中和肌。

人们习惯把副动肌、固定肌、中和肌统称为协同肌。

三、肌肉肌纤维的分类

肌纤维可根据其形态和代谢特点分为Ⅰ型和Ⅱ型两种类型，Ⅱ型肌纤维又可分为Ⅱa、Ⅱb和Ⅱc三个亚型。Ⅰ型肌纤维又称为慢肌纤维或慢收缩氧化型纤维，是做低强度运动及休息时维持姿势的主要动力。它含肌原纤维较少，含线粒体和肌红蛋白较多，支配它的运动神经元较小，周围毛细血管丰富，氧化酶活性较高，所以它主要依靠有氧代谢供能，其收缩较慢，产生的张力较低，但持续时间长，不易疲劳。Ⅱ型肌纤维又称为快肌纤维，Ⅱb型肌纤维又称快收缩酵解型纤维，是做高强度运动时的主要动力。Ⅱb型肌纤维含肌原纤维较多，含线粒体和肌红蛋白较少，支配它的运动神经元较大，周围毛细血管较少，氧化酶活性低，糖酵解酶活性高，依靠ATP分解及糖无氧酵解供能，其收缩快，产生张力高，易疲劳；而Ⅱa型（又称快收缩氧化酵解型纤维）则介于两者之间，兼有两者的一些特点；Ⅱc型肌纤维被认为是一种含量极少且未分化的肌纤维。由于各型肌纤维在不同肌肉分布也不同，影响肌肉的功能，各型纤维比例有一定的个体差异，因而影响个体的运动素质。

四、肌肉收缩的类型

骨骼肌收缩时，根据肌肉张力变化、关节活动度的改变及肌肉长度的变化，可分为等张收缩、等长收缩、等动收缩三种。前两种是生理情况下的收缩形式，等动收缩一般生理情况下很难达到，需要采用专门的设备才能做到。

（一）等张收缩

等张收缩（isotonic contraction）又称动力性收缩，指肌肉收缩时，肌纤维长度改变，引起关节活动的收缩形式。等张收缩时，根据肌肉缩短或伸展的情况，又可分为向心收缩和离心收缩。

1. 向心收缩（concentric contraction）　肌肉收缩时，肌肉起止点彼此靠近，肌肉长度缩短。

2. 离心收缩（eccentric contraction）　肌肉收缩时，肌肉起止点彼此远离，肌肉长度增加。离心收缩一般可以控制下降的速度。例如，下楼梯时股四头肌的收缩即为离心收缩。

（二）等长收缩

等长收缩（isometric contraction）又称静力收缩，指肌肉收缩时，肌张力明显增加，肌纤维长度基本无变化，不产生关节运动。人体在维持特定体位和姿势时常采用这一收缩形式。临床上，在骨折早期，也可以通过肌肉的等长收缩来预防由于长期制动导致的肌肉萎缩。如下肢骨折早期可通过股四头肌的等长收缩预防股四头肌的萎缩。

（三）等动收缩

等动收缩（isokinetic contraction）是指肌肉收缩时，肌张力与肌长度均发生变化，而带动关节运动的速度是不变的。一般生理状态很难产生等动收缩，只有采用电脑控制的专门设备根据运动过程的肌力大小变化调节外加阻力，使关节依照预先设定的速度完成运动。与等长收缩和等张收缩相比，等动收缩的最大特点是肌肉能得到充分的锻炼而又不易受到损伤。

五、肌肉收缩的影响因素

1. 肌肉的生理横断面　每条肌纤维横断面积之和称为肌肉的生理横断面。肌肉的生理横截面表明了肌肉中肌纤维的数量和肌纤维的粗细，因而可以反映肌肉的发达程度。单位肌肉生理横断面越大，肌肉收缩所产生的力量也越大。在肌纤维呈平行排列的肌肉，肌肉的生理横断面即为肌腹的横断面。此类肌肉的生理横断面小，肌纤维长，因此肌力小，但收缩幅度大。在肌纤维呈立体的羽状或半羽状排列的肌肉，肌肉的生理横断面大于肌腹的横断面，但肌纤维短，此类肌肉肌力大，但收缩幅度较小。

2. 肌肉的初长度　肌肉收缩前所处的长度称初长度。肌肉的弹性特点决定其在生理限度内若具有适宜的初长度，则收缩产生的肌力较大。在一定范围内，初长度越长，收缩力越大。当肌肉被拉长到安静时的 1.2 倍时力量最大。

3. 运动单位募集程度和神经冲动发放频率　一条运动神经纤维与它所支配的肌纤维构成一个运动单位，是肌肉的最小功能单位。运动单位募集是指随着肌肉自主收缩强度的增加，相同的和额外的运动单位相继被激活的现象。当神经冲动沿一个运动神经元的神经纤维传至该运动单位的所有肌纤维时，全部肌纤维同时收缩，因此，运动单位募集得越多，同时收缩的肌纤维越多，肌力越大。当肌力增大到一定程度时，肌力的增加则通过神经中枢发放神经冲动的频率来实现。这时，神经冲动发放的频率越高，肌肉力量越大。

4. 杠杆效率　肌肉收缩所产生的实际力矩输出，受运动节段杠杆效率的影响，故力臂长度的改变也可引起肌力大小的改变。例如，髌骨切除后股四头肌的力臂缩短，从而导致伸膝力矩减少。

5. 肌肉的类型　肌肉生理收缩包括等长收缩和等张收缩，不同的收缩形式产生的最大肌力有所不同，离心收缩产生的肌力最大，其次为等长收缩，最小的为向心收缩。

6. 中枢神经系统调节功能的协调性　中枢神经系统通过以下三种方式对肌力产生影响：通过募集更多的肌纤维参加收缩；使参加收缩的运动单位尽可能做到同步收缩；调节拮抗肌适当的放松等。因此，肌力大小与中枢神经系统和外周神经系统的调节密不可分。

7. 年龄　肌力在 20 岁之前随着年龄的增加而增加，之后逐渐下降；在 20 岁以后，随着年龄的增加，肌力逐渐下降。肌肉爆发力衰退最早也最明显，继而是肌力下降，最后是肌肉质量的减少。

8. 性别　一般来说，男性肌力＞女性肌力，女性的肌力约为男性的 2/3。

9. 其他因素　肌力还与肌纤维走向、牵拉角度、力臂的长度等相关。较大的肌肉中，部分肌纤维与肌腱形成一定的角度呈羽状排列，这种羽状连接的肌纤维越多，也就越容易产生较大的肌力。

六、肌力评定的目的

1. 确定有无肌力低下的情况，并确定肌力下降的部位与程度。
2. 发现肌力下降的可能原因，为制订康复治疗、训练计划提供依据。
3. 协助某些神经肌肉疾病的损伤定位诊断。
4. 预防肌力失衡引起的损伤和畸形。
5. 检验康复治疗、肌力训练的效果。

七、肌力评定的原则

1. 规范化　对患者进行肌力评定时，应使测试肌肉或肌群在规范化的姿势下进行规范化的动作或运动，防止肌肉的代偿。

2. 注重信度和效度　在肌力评定时应注意减少误差，提高准确性。

3. 易操作性　在临床工作中，应以简单、快捷的肌力评定方法进行评定。

4. 安全性　在应用任何肌力评定方法时，应避免患者出现症状加重或产生新的损害，尤其在抗阻测试时，要防止患者憋气诱发心脑血管事件，或阻力过大导致肌肉损伤。

5. 双侧对比　在进行肌力测试时，应注意双侧对比，才能得到可靠的信息，并为正确分析病因提供依据。

八、肌力评定的方法

肌力评定可分为徒手肌力评定（MMT）和器械肌力评定两大类。器械肌力评定可以提供比较客观的资料，但是需要借助一定的设备。常用的测试设备有等速运动测试仪、背力计、握力计、捏力计。徒手肌力评定因其操作方便，临床上常用的评级标准有Lovett分级法和在Lovett分级法的基础上的常规徒手肌力分级法。

（一）徒手肌力评定

1. 定义　徒手肌力评定是由Robert Lovett于1916年创立，受检者按照检查者的指令在特定的体位下完成标准动作，检查者通过触摸肌腹、观察受检者完成动作及肌肉对抗肢体自身重力和由检查者施加阻力的能力，评定所测肌肉或肌群最大自主收缩能力的方法。

此方法是一种不借助任何器材，仅靠检查者徒手对受试者进行肌力评定的方法，简便易行，可以快速地对患者的肌力做出评定，是临床上最常用的评定方法。此方法检查的是一块肌肉或一组肌群的随意收缩，只适合周围神经损伤患者，不适用于中枢神经系统损伤的患者。

2. 评定标准　主要的分级标准有Lovett分级法（表4-1）和在Lovett分级法的基础上的常规徒手肌力分级法（表4-2）。

表4-1　Lovett分级法评定标准

分级	评级标准
0	未触及或未观察到肌肉收缩
1	可触及或观察到肌肉收缩，但不能引起关节活动
2	解除重力的影响，能完成关节全关节活动范围的运动
3	能抗重力完成关节全关节活动范围的运动，但不能抗阻力
4	能抗重力完成关节全关节活动范围的运动，且能抗部分阻力
5	能抗重力及最大阻力完成关节全关节活动范围的运动

表4-2　常规徒手肌力分级法

分级	名称	评级
5	N（normal）	患者能主动活动
4	G	能抗中等阻力完成全关节活动范围运动
4–	G–	抗重力位下，能抗中等阻力完成大于1/2全关节活动范围运动
3+	F+	抗重力位下，能抗中等阻力完成小于1/2全关节活动范围运动
3	F（fair）	抗重力位下，能完成全关节活动范围运动
3–	F–	抗重力位下，能完成大于1/2全关节活动范围运动
2+	P+	抗重力位下，能完成小于1/2全关节活动范围运动
2	P（poor）	去除重力体位下，能完成全关节活动范围运动
2–	P–	去除重力体位下，能完成大于1/2全关节活动范围运动
1+	T+	去除重力体位下，能完成小于1/2全关节活动范围运动
1	T（trace）	去除重力下无关节活动，可触及或观察到肌肉收缩
0	0（zero）	去除重力下无关节活动，不能触及肌肉收缩

肌力评级依据：①肌肉收缩：没有触及或观察到肌肉收缩为0级，触及或观察到肌肉收缩，但没有关节活动为1级；②抗重力：能进行关节全关节活动范围运动，去除重力为2级，抗重力为3级；③抗阻力：抗重力体位下能进行全关节活动范围运动并能抗中等阻力为4级，抗最大阻力为5级；④运动幅度；当运动幅度达不到1/2全关节活动范围运动时，则评定为低一级标准加"+"的水平；运动幅

度达到1/2全关节活动范围运动以上，但尚在全关节活动范围以内时，则评定为高一级标准"一"的水平。

3. 徒手肌力评定的注意事项

（1）解释说明：检查前应向患者说明检查目的、步骤、方法和感受，消除患者的紧张情绪，取得患者的合作。

（2）注意双侧对比：如为单侧肢体病变，先检查健侧肢体同名肌的肌力，以便与患侧比较。

（3）体位选择：动作应标准化、防止代偿动作，同时注意尽量减少受试者体位的变化。当某一动作主动肌肌力减弱时，协同肌可能取代该主动肌而引起代偿运动。避免代偿动作的方法是：将被检肌肉或肌群摆放在正确的位置，检查者的固定方法要得当，触摸被测试肌肉以确保被测试动作精确完成而没有代偿运动。如进行屈髋肌力检查时，应注意保持髋关节没有内外旋，屈髋时如使用缝匠肌代偿，则在屈髋的同时出现髋外展外旋。

（4）检查者的位置：以尽量靠近被检者，便于固定实施手法，但不妨碍运动为宜。

（5）阻力情况：3级以上肌力检查时，给予阻力的大小要根据被检者个体情况来决定。施加阻力位置、大小根据个体与检查部位而定，避免手法粗暴造成损伤。施加用力时，要注意阻力的方向与被测肌肉或肌群收缩产生的牵拉力方向相反，施加的阻力点应在肌肉附着点的远端部位。对肌力达4级以上时，给予的阻力须连续平稳施加。

（6）检查不同肌肉时需采取相应的检查体位：0级、1级和2级为同一体位，一般为减重位；3级以上为抗重力位。但为了方便患者，检查者应在完成一种体位的所有肌力检查内容后，再令患者变化体位，即应根据体位来安排检查的顺序，如遇疼痛、肿胀或痉挛（S）、挛缩（C）应记录。

（7）选择适合的测试时机：疲劳时、运动后或进餐后不宜进行，重复检查同一块肌肉的最大收缩力时前后检查以间隔2分钟为宜。

（8）肌力检查时应注意患者的禁忌证，有心血管疾病者进行肌力检查时，注意避免用力憋气，故对患有明显高血压和心脏病的患者应忌用该检查。

（9）中枢神经系统疾病如偏瘫、脑瘫所致的运动障碍，因具有痉挛改变，不适宜本法。

（二）器械肌力评定

当徒手肌力超过3级时，为了进一步做较细致的定量评定，须用专门器械做肌力测试。根据测试时肌肉的不同收缩方式分为三种肌力评定方法。

1. 等长肌力测试　在标准姿势或体位下用不同的测力器测定一组肌群在等长收缩时所能产生的最大肌力。常用的检查方法有握力测试、背拉力测定、捏力测试等。常用的检查方法如下。

（1）握力测试：用握力计进行测定，测试时上肢在体侧自然下垂，握力计表面向外，将把手调节到适宜的宽度，测试2~3次，取最大值（图4-1）。

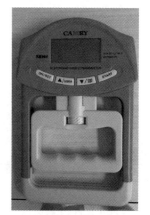

握力指数＝健手握力（kg）/体重（kg）×100

图4-1　握力计

正常握力指数应大于50，利手握力比非利手大5%~10%；女性握力为男性的1/3~1/2；男性50岁、女性40岁以后握力减少10%~20%。

（2）背拉力测定：双膝伸直，将背力计把手调节至膝盖高度，双手抓握背力计把手，然后尽力伸腰上拉把手，重复测试3次。因该方法可引起腰痛患者症状加重或复发，因此，腰痛患者和老年人不宜进行。

拉力指数＝拉力（kg）/体重（kg）×100

正常值：男性为体重的1.5~2倍（拉力指数为150%~200%），女性为体重的1~1.5倍（拉力指数为100%~150%）。

（3）捏力测试：用拇指与其他手指指腹捏压捏力计的指板，其值为握力的30%。捏力的大小，主要反映拇指对掌肌及屈肌的肌力大小。

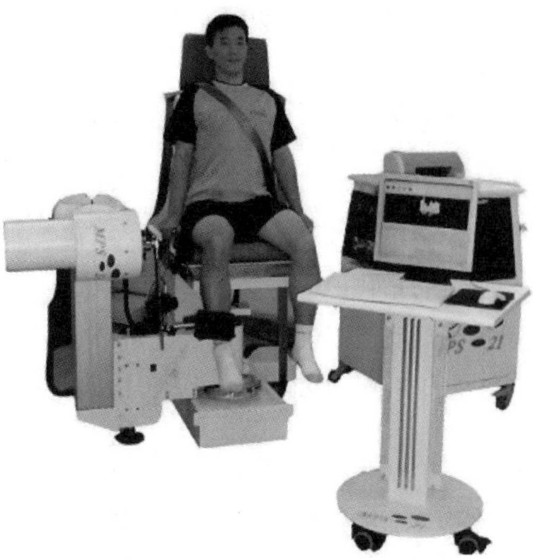

图4-2　等速肌力测试

2. 等速肌力测试　此方法是使用等速肌力测定仪，在预定角速度下，测定特定部位肌群相关参数的肌力评定方法（图4-2）。我国20世纪80年代中期开始引进等速肌力测定仪，新型的等速肌力测试训练功能更加丰富，形成了一个全面的肌肉功能测试和训练系统。它由电脑、机械限速装置、打印机、座椅及附件组成；测试过程中肢体带动仪器的杠杆做大幅度等速往返圆周运动（运动开始和末了的瞬时加速度和减速度除外）。随着运动中肌力变化及力矩变化，仪器提供的阻力相应发生顺应性的改变，使关节仅能按照仪器预先设定角速度进行运动。

此测试方法准确可靠，并能提供等速向心、离心、被动等各种运动模式，是一种高效的运动功能评定和训练装置。它可测试力矩、最佳用力角度、肌肉做功量等多种参数，能全面反映肌力、肌肉爆发力、耐力，以及关节活动度灵活性、稳定性等多方面的情况，可广泛适用于神经内科、神经外科、骨科、运动医学科及康复医学科等。此方法不足之处是等速肌力测定仪比较昂贵，操作时间较长，对操作者要求高，操作人员需经过专业培训。

3. 等张肌力测试　等张收缩时，肌肉克服阻力做功收缩，牵动相应关节做全幅度运动时，所克服的阻力值基本不变。测出完成1次关节全幅运动所能对抗的最大阻力值称为该被测者此关节屈或伸的1RM量；测出完成10次规范的关节全幅运动所能对抗的最大阻力值称为10RM量。

（三）适应证及禁忌证

1. 适应证

（1）肌肉骨骼系统疾病：包括由于外伤直接引起的肌肉功能损害；运动减少或制动导致的失用性肌力减退；骨关节疾患引起的关节源性肌力减退等。

（2）神经系统疾病：由于神经源性疾病导致的肌肉功能障碍，如运动神经元病导致的肌力下降。

（3）其他系统、器官疾病：如重症肌无力引起的肌力下降等。

（4）正常人的体质测评：握力、腹背肌肌力测试等作为评价体质强弱的一般性指标。

2. 禁忌证　有下列情况者，不宜进行肌力评定。

（1）局部有炎症、急性软组织挫伤。

（2）局部严重疼痛。

（3）严重的心脏病或高血压。

（4）骨折未愈合而又未作内固定、关节腔积液、关节不稳。

链接

重症肌无力患者为什么肌力下降？

骨骼肌缺乏自律性，只有支配骨骼肌的运动神经有冲动传给肌肉时，才能引起肌肉的兴奋与收缩。当神经冲动传到神经末梢时，兴奋引起胞质内钙离子大量释放，促进神经轴突中的囊泡膜与突触前膜发生融合而破裂，并释放乙酰胆碱（递质），乙酰胆碱经过神经肌肉接头间隙与突触后膜上的受体结合，引发终板电位，并通过兴奋-收缩偶联引起肌肉收缩。

重症肌无力（MG）的发病原因是机体免疫系统出现功能紊乱，导致神经-肌肉接头处突触后膜乙酰胆碱受体被自身抗体攻击，导致受体功能异常，从而影响神经肌肉的正常传导和动作发生。临床上最常见的首发症状是上睑下垂和双眼复视，以后可出现吞咽困难、咀嚼困难、声音嘶哑，严重者可累及膈肌导致呼吸困难。该病的显著特点是"晨轻暮重"，即肌无力于下午或傍晚劳累后加重，晨起或休息后减轻。该病可通过神经电生理协助诊断。

第2节 评定技术

临床上肌力评定主要用于判断有无肌力低下及肌力低下的范围和程度，发现导致肌力低下的原因，为制订康复治疗方案提供依据，还可用来检验康复训练的效果。开始肌力评定之前，应详细了解患者病史，并向患者解释操作目的，使受试者理解并予以良好配合，尤其是评定时要固定近端，防止肌肉的代偿。

一、徒手肌力检查

（一）检查步骤

1. 向患者解释检查目的和步骤，取得患者的理解与配合。

2. 充分暴露被检查部位，比较两侧肌肉形态的对称性，必要时测量两侧肢体的围度。

3. 确定与被检查部位相关的关节被动活动度，以该范围作为全关节活动范围，用于衡量肌力大小。

4. 正确摆放受检者体位，首先采用重力检查，将被检查肢体摆放于抗重力位，有效固定身体近端，向受检者解释并示范检查动作，也可通过被动活动引导受检者完成一次检查动作；观察受检者的动作，必要时触诊被检查肌肉。

5. 若能完成，说明患者肌力在3级或3级以上，另一手在运动关节的远端施加阻力，然后根据受试者能克服阻力的大小来判定肌力是4级还是5级，如不能承受外加阻力则为3级。

6. 如果受检者无法完成抗重力位活动，则需将被检查部位摆放于去重力位，并用滑板、滑石粉等方法减少接触面摩擦，嘱受检者用最大力量收缩肌肉并完成全关节范围活动。

7. 如果患者在减重位下能完成大幅度运动，为2级肌力；如仅有微小关节活动或未见关节活动，但可在主动肌的肌腹或肌腱上触摸肌肉，有收缩为1级肌力；如触不到主动肌群的收缩感觉，则为0级。

8. 检查后记录徒手肌力等级、检查日期，并评定受检者表现。

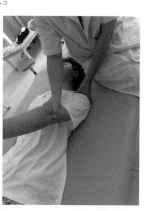

图4-3 肩前屈肌肌力检查

（二）上肢主要肌肉的徒手肌力检查

1. 肩关节前屈（图4-3）

（1）主动肌：三角肌前部肌束、喙肱肌。

（2）固定位置：肩胛骨。

（3）评定方法

1）抗重力位评定体位：仰卧位，上肢做前屈动作。

3级：肩关节可做全范围前屈，但不能抗阻。

4、5级：上肢做前屈动作，阻力加于上臂远端向下压。能抗中等阻力完成为4级，能抗最大阻力为5级。

2）解除重力位评定体位：向对侧卧位，悬挂起上肢。

2级：肩部可做全范围前屈。

1级：可触及三角肌前部收缩。

0级：未触及肌肉收缩。

2. 肩关节后伸（图4-4）

（1）主动肌：背阔肌、三角肌后部肌束、大圆肌。

（2）固定位置：肩胛骨。

（3）评定方法

1）抗重力位评定体位：俯卧位，上肢做后伸动作。

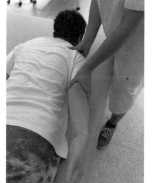

图4-4 肩后伸肌肌力检查

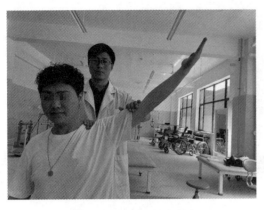

图4-5 肩外展肌肌力检查

3级：肩关节可做全范围后伸，但不能抗阻。

4、5级：上肢做后伸动作，阻力加于上臂远端向下压，肩关节可做全范围后伸。能抗中等阻力完成为4级，能抗最大阻力为5级。

2）解除重力位评定体位：向对侧卧位，悬挂起上肢。

2级：肩部可做全范围后伸动作。

1级：可触及肌肉收缩。

0级：未触及肌肉收缩。

3.肩关节外展（图4-5）

（1）主动肌：三角肌中部肌束、冈上肌。

（2）固定位置：肩胛骨。

（3）评定方法

1）抗重力位评定体位：坐位。

3级：肩关节能抗重力外展，但不能抗阻。

4、5级：坐位，上臂做外展动作，阻力加于上臂远端向下压，肩关节能抗阻外展。能抗中等阻力完成为4级，能抗最大阻力为5级。

2）解除重力位评定体位：仰卧位，悬挂起上肢。

2级：肩部可做全范围外展运动。

1级：可触及肌肉收缩。

0级：未触及肌肉收缩。

4.肩关节外旋（图4-6）

（1）主动肌：冈下肌、小圆肌。

（2）固定位置：肱骨。

（3）评定方法

1）抗重力位评定体位：俯卧位，肩关节外展90°，肘关节屈曲90°，前臂床外下垂。

3级：肩关节能做全范围外旋运动，但不能抗阻。

4、5级：上臂做外旋动作，阻力加在前臂远端向下压。能抗中等阻力完成为4级，能抗最大阻力为5级。

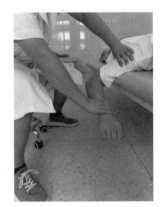

图4-6 肩外旋肌肌力检查

2）解除重力位评定体位：坐位，肩关节轻度外展，屈肘90°，前臂中立位。

2级：肩部可做外旋运动。

1级：可触及肌肉收缩。

0级：未触及肌肉收缩。

5.肩关节内旋（图4-7）

（1）主动肌：肩胛下肌、胸大肌、大圆肌。

（2）固定位置：肱骨。

（3）评定方法

1）抗重力位评定体位：俯卧位，肩关节外展90°，肘关节屈曲90°，前臂床外下垂。

3级：肩关节能做全范围内旋运动，但不能抗阻。

4、5级：上臂做内旋动作，阻力加在前臂远端向下压。能抗中等阻力完成为4级，能抗最大阻力为5级。

2）解除重力位评定体位：坐位，肩关节轻度外展，

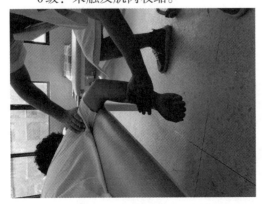

图4-7 肩内旋肌肌力检查

屈肘90°，前臂中立位。

2级：肩部可做内旋运动。

1级：可触及肌肉收缩。

0级：未触及肌肉收缩。

6. 肩胛骨内收（图4-8）

（1）主动肌：斜方肌、菱形肌。

（2）固定位置：胸廓。

（3）评定方法

1）抗重力位评定体位：俯卧位，上肢外展并外旋90°，屈肘90°。

3级：肩胛骨内收可做全范围内收动作，但不能抗阻。

4、5级：阻力加于肩胛外角，阻力将肩胛骨外推，肩胛骨内收可做全范围内收动作。能抗中等阻力完成为4级，能抗最大阻力为5级。

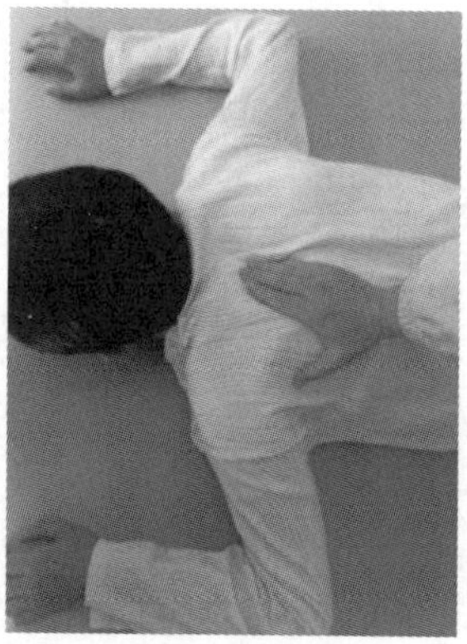

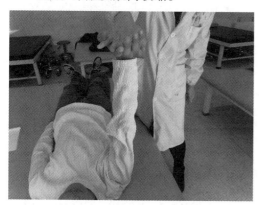

图4-8 肩胛骨内收肌肌力检查

2）解除重力位评定体位：坐位，上肢外展90°，置于桌面上。

2级：肩胛骨内收可做全范围内收动作。

1级：可触及肌肉收缩。

0级：未触及肌肉收缩。

7. 肩胛骨外展（图4-9）

（1）主动肌：前锯肌。

（2）固定位置：胸廓。

（3）评定方法

1）抗重力位评定体位：仰卧位，肩关节屈曲90°并伴有水平轻度外展，肘伸展。

3级：上臂可做全范围向上移运动，但不能抗阻。

4、5级：上臂做向上移动作，阻力加于肱骨末端，阻力将肱骨向下推，上臂可做全范围向上移运动。能抗中等阻力完成为4级，能抗最大阻力为5级。

2）解除重力位评定体位：坐位，肩关节屈曲90°并伴有水平轻度外展，肘伸展。

图4-9 前锯肌肌力检查

2级：托住上臂，试图外展外旋时可见肩胛骨活动。

1级：可触及肌肉收缩。

0级：未触及肌肉收缩。

8. 肩胛骨上提（图4-10）

（1）主动肌：斜方肌上部肌纤维、肩胛提肌。

（2）固定位置：胸廓。

（3）评定方法

1）抗重力位评定体位：坐位，双手自然下垂。

3级：肩部可做全范围耸肩动作，但不能抗阻。

4、5级：耸肩，阻力加在肩部往下压，肩部可做全范围耸肩动作。能抗中等阻力完成为4级，能抗最大阻力为5级。

2）解除重力位评定体位：俯卧位，肩关节中立位，检查者支撑患侧肩部。

2级：肩部可做全范围耸肩动作。

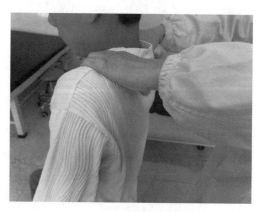

图4-10 肩上提肌肌力检查

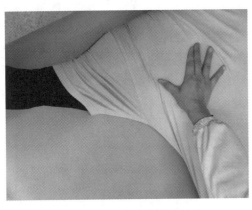

图4-11 斜方肌下部肌力检查

能抗中等阻力完成为4级，能抗最大阻力为5级。

1级：可触及肌肉收缩。

0级：未触及肌肉收缩。

9.肩胛骨下压及内收（图4-11）

（1）主动肌：斜方肌下部肌纤维。

（2）固定位置：胸廓。

（3）评定方法

1）抗重力位评定体位：俯卧位，头转向对侧，上肢外展约130°。

3级：肩部可做全范围下拉运动，但不能抗阻。

4、5级：两臂前伸位下做下拉动作，阻力加在肩胛骨，阻力将肩胛下角向上外推，肩部可做全范围下拉运动。

2）解除重力位评定体位：俯卧位，手放于体侧。

2级：肩部可做全范围下拉动作。

1级：可触及肌肉收缩。

0级：未触及肌肉收缩。

10.肘关节屈曲（图4-12）

（1）主动肌：肱二头肌、肱肌、肱桡肌。

（2）固定位置：肱骨。

（3）评定方法

1）抗重力位评定体位：坐位，伸肘，前臂旋后。

3级：肘部可做全范围屈曲运动，但不能抗阻。

4、5级：上肢做屈肘动作，阻力加于前臂远端向下压，肘部可做全范围屈曲运动。能抗中等阻力完成为4级，能抗最大阻力为5级。

2）解除重力位评定体位：坐位，肩外展90°悬挂。

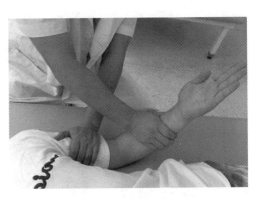

图4-12 屈肘肌肌力检查

2级：肘部可做全范围屈曲运动。

1级：可触及肌肉收缩。

0级：未触及肌肉收缩。

11.肘关节伸展（图4-13）

（1）主动肌：肱三头肌、肘肌。

（2）固定位置：肩部。

（3）评定方法

1）抗重力位评定体位：仰卧位或俯卧位。

3级：肘部可做全范围屈曲运动，但不能抗阻。

4、5级：上肢做屈肘动作，阻力加于前臂远端向下压，肘部可做全范围屈曲运动。能抗中等阻力完成为4级，能抗最大阻力为5级。

2）解除重力位评定体位：坐位，肩前屈90°置于光

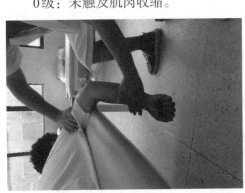

图4-13 伸肘肌肌力检查

滑桌面上，使肘关节全范围屈曲，前臂中立位。

2级：肘部可完成全范围伸肘动作。

1级：不能伸肘，可触及肱三头肌收缩。

0级：未触及肌肉收缩。

12. 前臂联合关节旋前（图4-14）

（1）主动肌：旋前圆肌、旋前方肌。

（2）固定位置：肱骨。

（3）评定方法

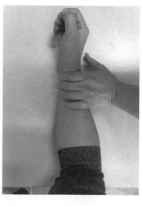

1）抗重力位评定体位：坐位，屈肘90°，前臂旋后。

3级：前臂可做全范围旋前运动，但不能抗阻。

4、5级：前臂做旋前动作，阻力加于前臂远端向下压，前臂可做全范围旋前运动。能抗中等阻力完成为4级，能抗最大阻力为5级。

2）解除重力位评定体位：仰卧位，屈肘90°。

2级：肘部可做全范围旋前运动。

1级：可触及肌肉收缩。

图4-14 旋前肌肌力检查

0级：未触及肌肉收缩。

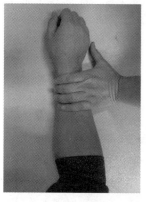

13. 前臂联合关节旋后（图4-15）

（1）主动肌：肱二头肌、旋后肌。

（2）固定位置：肱骨。

（3）评定方法

1）抗重力位评定体位：坐位，屈肘90°，前臂旋前。

3级：前臂可做全范围旋后运动，但不能抗阻。

4、5级：前臂做旋后动作，阻力加于前臂远端向下压，前臂可做全范围旋后运动。能抗中等阻力完成为4级，能抗最大阻力为5级。

2）解除重力位评定体位：仰卧位，屈肘90°。

2级：肘部可做全范围旋后运动。

1级：可触及肌肉收缩。

图4-15 旋后肌肌力检查

0级：未触及肌肉收缩。

14. 腕关节屈曲（图4-16）

（1）主动肌：桡侧腕屈肌、尺侧腕屈肌。

（2）固定位置：前臂。

（3）评定方法

1）抗重力位评定体位：坐位，前臂旋后，手指放松。

3级：可做全范围屈腕运动，但不能抗阻。

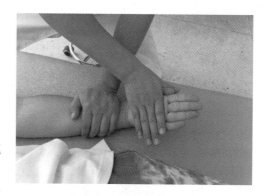

4、5级：固定前臂做屈腕，阻力加于手掌向下压。能抗中等阻力完成为4级，能抗最大阻力为5级。

2）解除重力位评定体位：坐位，前臂中立位，手指放松。

图4-16 腕掌屈肌肌力检查

2级：可做全范围屈腕运动。

1级：可触及肌肉收缩。

0级：未触及肌肉收缩。

15. 腕关节伸展（图4-17）

（1）主动肌：桡侧腕长伸肌、尺侧腕长伸肌。

（2）固定位置：前臂。

（3）评定方法

1）抗重力位评定体位：坐位，前臂旋前，手指放松。

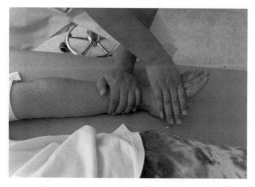

图4-17 腕背伸肌肌力检查

3级：可做全范围伸腕运动，但不能抗阻。

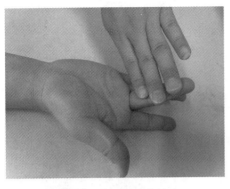

图4-18 指屈肌肌力检查

4、5级：固定前臂做伸腕，阻力加于手掌向下压。能抗中等阻力完成为4级，能抗最大阻力为5级。

2）解除重力位评定体位：坐位，前臂中立位，手指放松。

2级：可做全范围伸腕运动。

1级：可触及肌肉收缩。

0级：未触及肌肉收缩。

16. 掌指关节屈曲（图4-18）

（1）主动肌：蚓状肌，背侧、掌侧骨间肌。

（2）固定位置：掌骨。

（3）评定方法

1）抗重力位评定体位：坐位，前臂旋后，掌心向上，指间关节伸展。

3级：可做全范围掌指屈曲运动，但不能抗阻。

4、5级：做屈掌指关节，阻力加于近侧指腹向下压。能抗中等阻力完成为4级，能抗最大阻力为5级。

2）解除重力位评定体位：坐位，前臂中立位，手指放松。

2级：可做全范围掌指屈曲运动。

1级：可触及肌肉收缩。

0级：未触及肌肉收缩。

17. 掌指关节伸展（图4-19）

（1）主动肌：指伸肌、示指伸肌、小指伸肌。

（2）固定位置：掌骨。

（3）评定方法

1）抗重力位评定体位：坐位，前臂旋前，掌心向下，指间关节屈曲。

3级：可做全范围掌指伸展运动，但不能抗阻。

4、5级：做掌指关节伸展运动，阻力加于近节指骨向下压。能抗中等阻力完成为4级，能抗最大阻力为5级。

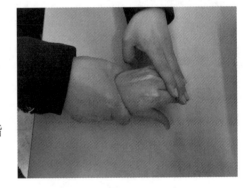

图4-19 指伸肌肌力检查

2）解除重力位评定体位：坐位，前臂中立位，掌指关节屈曲。

2级：可做全范围掌指关节伸展运动。

1级：可触及肌肉收缩。

0级：未触及肌肉收缩。

18. 掌指关节内收（图4-20）

（1）主动肌：掌侧骨间肌。

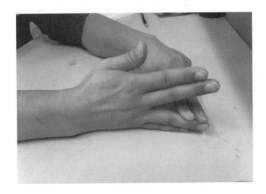

图4-20 指内收肌肌力检查

（2）固定位置：腕关节掌骨。

（3）评定方法

1）抗重力位评定体位：坐位，手指张开。

3级：可做全范围指内收运动，但不能抗阻。

4、5级：做指内收，阻力加于示、环、小指内侧。能抗中等阻力完成为4级，能抗最大阻力为5级。

2）解除重力位评定体位：坐位，手指张开。

2级：可做全范围指内收运动。

1级：可触及掌背肌腱收缩。

0级：未触及肌肉收缩。

19. 掌指关节外展（图4-21）

（1）主动肌：背侧骨间肌、小指展肌。

（2）固定位置：掌骨。

（3）评定方法

1）抗重力位评定体位：坐位，手指闭合。

3级：可做全范围小指外展运动，但不能抗阻。

4、5级：做指外展，阻力加于小指外侧。能抗中等阻力完成为4级，能抗最大阻力为5级。

2）解除重力位评定体位：坐位，手指闭合。

2级：可做全范围小指外展运动。

1级：可触及肌肉收缩。

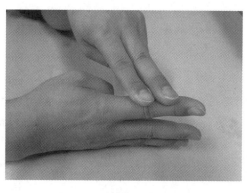

图4-21 指外展肌肌力检查

0级：未触及肌肉收缩。

20. 近侧指间关节屈曲（图4-22）

（1）主动肌：指浅屈肌。

（2）固定位置：近节指骨。

（3）评定方法

1）抗重力位评定体位：前臂旋后，掌心向上，指间关节伸展位。

3级：可做全范围屈曲运动，但不能抗阻。

4、5级：做指屈曲，阻力加于中节指骨掌侧。能抗中等阻力完成为4级，能抗最大阻力为5级。

2）解除重力位评定体位：前臂中立位，指间关节伸展位。

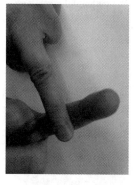

图4-22 指浅屈肌肌力检查

2级：可做全范围屈指。

1级：可触及指浅屈肌收缩。

0级：未触及肌肉收缩。

21. 远侧指间关节屈曲（图4-23）

（1）主动肌：指深屈肌。

（2）固定位置：中节指骨。

（3）评定方法

1）抗重力位评定体位：前臂旋后，掌心向上，指间关节伸展位。

3级：可做全范围屈曲运动，但不能抗阻。

4、5级：做指屈曲，阻力加于末节指骨掌侧。能抗中等阻力完成为4级，能抗最大阻力为5级。

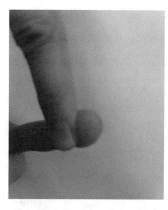

图4-23 指深屈肌肌力检查

2）解除重力位评定体位：前臂中立位，指间关节伸展位。

2级：可做全范围屈指动作。

1级：可触及指深屈肌收缩。

0级：未触及肌肉收缩。

22. 拇指内收（图4-24）

（1）主动肌：拇收肌。

（2）固定位置：第一掌骨。

（3）评定方法

1）抗重力位评定体位：拇指伸直位。

3级：可做全范围拇指内收，但不能抗阻。

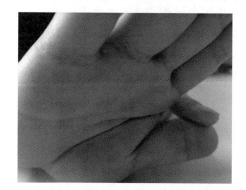

图4-24 拇收肌肌力检查

4、5级：做拇指内收，阻力加于近节指骨尺侧。能抗中等

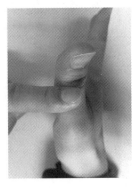

图4-25 拇外展肌肌力检查

阻力完成为4级，能抗最大阻力为5级。

2）解除重力位评定体位：拇指伸直位。

2级：可做全范围拇指内收动作。

1级：可触及拇收肌收缩。

0级：未触及肌肉收缩。

23. 拇指外展（图4-25）

（1）主动肌：拇长展肌、拇短展肌。

（2）固定位置：第2～5掌骨。

（3）评定方法

1）抗重力位评定体位：拇指伸直位。

3级：可做全范围拇指外展动作，但不能抗阻。

4、5级：做拇指外展，阻力加于近节指骨桡侧。能抗中等阻力完成为4级，能抗最大阻力为5级。

2）解除重力位评定体位：拇指伸直位。

2级：可做全范围拇指外展动作。

1级：可触及拇长展肌、拇短展肌收缩。

0级：未触及肌肉收缩。

24. 拇指对掌（图4-26）

（1）主动肌：拇对掌肌、小指对掌肌。

（2）固定位置：腕关节。

（3）评定方法

1）抗重力位评定体位：拇指伸直位。

3级：可做全范围对掌运动，但不能抗阻。

4、5级：做拇指与小指对掌动作，阻力加于拇指与小指掌骨掌面。能抗中等阻力完成为4级，能抗最大阻力为5级。

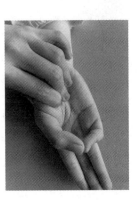

图4-26 对掌肌肌力检查

2）解除重力位评定体位：拇指伸直位。

2级：可做全范围拇指外展动作。

1级：可触及对掌肌群的收缩。

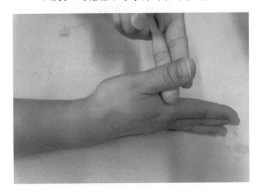

图4-27 屈拇肌肌力检查

0级：未触及肌肉收缩。

25. 拇指掌指关节、指间关节屈曲（图4-27）

（1）主动肌：拇短屈肌、拇长屈肌。

（2）固定位置：腕关节。

（3）评定方法

1）抗重力位评定体位：拇指伸直位。

3级：可做全范围拇指屈曲动作，但不能抗阻。

4、5级：做拇指屈曲动作，阻力加在拇指近节掌侧面。能抗中等阻力完成为4级，能抗最大阻力为5级。

2）解除重力位评定体位：拇指伸直位。

2级：可做全范围拇指屈曲动作。

1级：可触及拇短屈肌、拇长屈肌的收缩。

0级：未触及肌肉收缩。

26. 拇指掌指关节、指间关节伸展（图4-28）

（1）主动肌：拇短伸肌、拇长伸肌。

（2）固定位置：腕关节。

（3）评定方法

1）抗重力位评定体位：拇指屈曲位。

3级：可做全范围拇指伸展动作，但不能抗阻。

4、5级：做拇指伸展动作，阻力加在拇指近节背侧面。能抗中等阻力完成为4级，能抗最大阻力为5级。

2）解除重力位评定体位：拇指屈曲位。

2级：可做全范围拇指伸展动作。

1级：可触及拇短伸肌、拇长伸肌的收缩。

0级：未触及肌肉收缩。

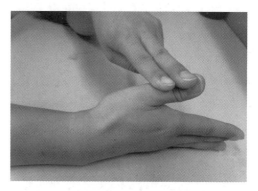

图4-28 伸拇肌肌力检查

（三）下肢主要肌肉的徒手肌力检查

1. 髋关节前屈（图4-29）

（1）主动肌：髂腰肌。

（2）固定位置：骨盆。

（3）评定方法

1）抗重力位评定体位：仰卧位，小腿在床外。

3级：可做全范围屈髋运动，但不能抗阻。

4、5级：做屈髋动作，阻力加于膝关节近端。能抗中等阻力完成为4级，能抗最大阻力为5级。

2）解除重力位评定体位：侧卧位，悬挂起下肢。

2级：可做全范围屈髋运动。

1级：可在腹股沟触及髂腰肌收缩。

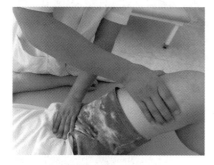

图4-29 屈髋肌肌力检查

0级：未触及肌肉收缩。

2. 髋关节后伸（图4-30）

（1）主动肌：臀大肌、腘绳肌。

（2）固定位置：骨盆。

（3）评定方法

1）抗重力位评定体位：俯卧位，测臀大肌时屈膝，测腘绳肌时伸膝。

3级：可做全范围伸髋运动，但不能抗阻。

4、5级：做伸髋动作，阻力加于股骨远端。能抗中等阻力为4级，能抗最大阻力为5级。

2）解除重力位评定体位：侧卧位，悬挂起下肢。

2级：可做全范围伸髋运动。

1级：可在臀部触及臀大肌收缩，在大腿后部可触及腘绳肌收缩。

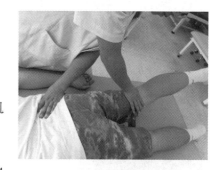

图4-30 伸髋肌肌力检查

0级：未触及肌肉收缩。

3. 髋关节内收（图4-31）

（1）主动肌：内收肌群。

（2）固定位置：双手抓住床沿。

（3）评定方法

1）抗重力位评定体位：向同侧侧卧，托起对侧下肢。

3级：可抗重力做全范围髋内收动作，但不能抗阻。

4、5级：做髋内收动作，阻力加于股骨远端，嘱患者抗阻完成髋内收动作。能抗中等阻力完成为4级，能抗最大阻力为5级。

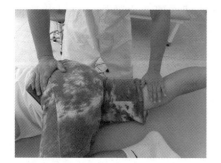

图4-31 髋内收肌肌力检查

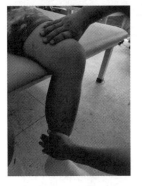

图 4-32　髋外展肌肌力检查

2）解除重力位评定体位：仰卧位。

2级：可做全范围髋内收动作。

1级：可在大腿内侧触及内收肌群收缩。

0级：未触及肌肉收缩。

4. 髋关节外展（图 4-32）

（1）主动肌：臀中肌、臀小肌、阔筋膜张肌。

（2）固定位置：双手抓住床沿。

（3）评定方法

1）抗重力位评定体位：侧卧位。

3级：可抗重力完成髋外展动作。

4、5级：做髋外展动作，阻力加于膝关节近端，嘱患者抗阻完成髋外展动作。能抗中等阻力完成为4级，能抗最大阻力为5级。

2）解除重力位评定体位：仰卧位，悬挂起下肢。

2级：可做全范围髋外展动作。

1级：可触及外展肌群收缩。

0级：未触及肌肉收缩。

5. 髋关节内旋（图 4-33）

（1）主动肌：臀小肌、阔筋膜张肌。

（2）固定位置：大腿远端。

（3）评定方法

1）抗重力位评定体位：坐位，小腿在床外下垂。

3级：可抗重力完成髋内旋动作，但不能抗阻。

4、5级：做髋内旋动作，阻力加于小腿外侧，嘱患者抗阻完成髋内旋动作。能抗中等阻力完成为4级，能抗最大阻力为5级。

2）解除重力位评定体位：仰卧位，屈髋屈膝90°。

2级：可做全范围髋内旋动作。

1级：可触及肌群收缩。

0级：未触及肌肉收缩。

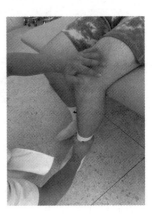

图 4-33　髋内旋肌肌力检查

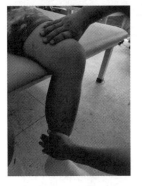

图 4-34　髋外旋肌肌力检查

6. 髋关节外旋（图 4-34）

（1）主动肌：股方肌、梨状肌。

（2）固定位置：大腿远端。

（3）评定方法

1）抗重力位评定体位：坐位，小腿在床外下垂。

3级：可做全范围外旋活动，但不能抗阻。

4、5级：做外旋髋关节动作，阻力加在小腿内侧和大腿外侧，嘱患者抗阻外旋。能抗中等阻力为4级完成，能抗最大阻力为5级。

2）解除重力位评定体位：仰卧位，屈髋屈膝90°。

2级：可做全范围髋外旋动作。

1级：可触及肌群收缩。

0级：未触及肌肉收缩。

7. 膝关节屈曲（图 4-35）

（1）主动肌：股二头肌、半腱肌、半膜肌。

（2）固定位置：骨盆。

（3）评定方法

1）抗重力位评定体位：俯卧位。

3级：可做关节全范围活动，但不能抗阻。

4、5级：做屈膝动作，阻力加于近端踝关节。能抗中等阻力完成为4级，能抗最大阻力为5级。

2）解除重力位评定体位：侧卧位。

2级：可做全范围屈膝动作。

1级：可触及肌群收缩。

0级：未触及肌肉收缩。

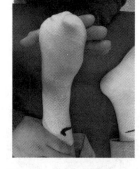

图4-35 屈膝肌肌力检查

8. 膝关节后伸（图4-36）

（1）主动肌：股四头肌。

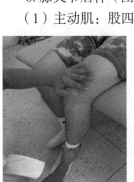

图4-36 伸膝肌肌力检查

（2）固定位置：股骨。

（3）评定方法

1）抗重力位评定体位：仰卧位，小腿在床外下垂。

3级：可做关节全范围伸展活动，但不能抗阻。

4、5级：做伸膝动作，阻力加于近端踝关节。能抗中等阻力完成为4级，能抗最大阻力为5级。

2）解除重力位评定体位：侧卧位。

2级：可做全范围伸膝动作。

1级：可触及股四头肌收缩。

0级：未触及肌肉收缩。

9. 踝关节跖屈（图4-37）

（1）主动肌：腓肠肌、比目鱼肌。

（2）固定位置：小腿远端。

（3）评定方法

1）抗重力位评定体位：俯卧位，测腓肠肌时伸膝，测比目鱼肌时屈膝。

3级：可做关节全范围跖屈活动，但不能抗阻。

4、5级：做跖屈动作，阻力加于足掌。能抗中等阻力完成为4级，能抗最大阻力为5级。

2）解除重力位评定体位：侧卧位。

2级：可做全范围跖屈动作。

1级：可触及腓肠肌、比目鱼肌收缩。

0级：未触及肌肉收缩。

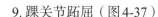

图4-37 踝跖屈肌肌力检查

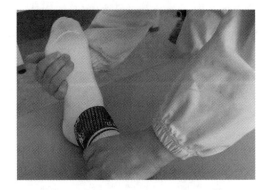

图4-38 胫前肌肌力检查

10. 踝关节内翻、背伸（图4-38）

（1）主动肌：胫前肌。

（2）固定位置：小腿远端。

（3）评定方法

1）抗重力位评定体位：坐位，小腿下垂。

3级：体位同上，可抗重力做踝内翻背伸动作。

4、5级：体位同上，做踝内翻背伸动作，阻力加于足背内侧缘向下，向外推。能抗中等阻力完成为4级，能抗最大阻力为5级。

2）解除重力位评定体位：侧卧位。

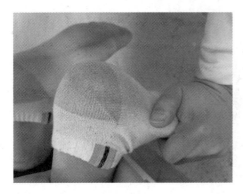

图4-39　胫后肌肌力检查

2级：可做全范围踝内翻背伸动作。

1级：可触及胫前肌收缩。

0级：未触及肌肉收缩。

11.踝关节内翻、跖屈（图4-39）

（1）主动肌：胫后肌。

（2）固定位置：小腿远端。

（3）评定方法

1）抗重力位评定体位：同侧侧卧位。

3级：体位同上，可抗重力做足内翻、跖屈动作，但不能抗阻。

4、5级：体位同上，做踝内翻、跖屈动作，阻力加于足内侧缘向外上方推。能抗中等阻力完成为4级，能抗最大阻力为5级。

2）解除重力位评定体位：仰卧位。

2级：可做全范围内翻、跖屈动作。

1级：可触及胫后肌收缩。

0级：未触及肌肉收缩。

12.踝关节外翻、跖屈（图4-40）

（1）主动肌：腓骨长、短肌。

（2）固定位置：小腿远端。

（3）评定方法

1）抗重力位评定体位：对侧侧卧位。

3级：体位同上，可抗重力做踝外翻跖屈动作，但不能抗阻。

4、5级：体位同上，做踝外翻跖屈动作，阻力加于足外侧缘。能抗中等阻力完成为4级，能抗最大阻力为5级。

2）解除重力位评定体位：仰卧位。

2级：可做全范围踝外翻跖屈动作。

1级：可触及腓骨长、短肌收缩。

0级：未触及肌肉收缩。

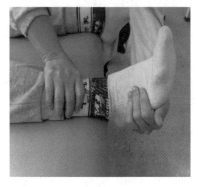

图4-40　腓骨长、短肌肌力检查

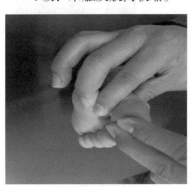

图4-41　屈跨趾肌肌力检查

13.跖趾关节屈曲（图4-41）

（1）主动肌：蚓状肌、拇短屈肌。

（2）固定位置：前脚掌。

（3）评定方法

1）抗重力位评定体位：坐位。

3级：可做全范围活动，但不能抗阻。

4、5级：做屈趾动作，阻力加于趾近侧跖侧。能抗中等阻力为4级，能抗最大阻力为5级。

2）解除重力位评定体位：坐位。

2级：可做全范围运动。

1级：可触及肌肉收缩。

0级：未触及肌肉收缩。

14.跖趾关节伸展（图4-42）

（1）主动肌：趾长伸肌、趾短伸肌。

（2）固定位置：前脚掌。

（3）评定方法

1）抗重力位评定体位：坐位。

3级：可做全范围伸趾动作，但不能抗阻。

4、5级：做伸趾动作，阻力加于趾近侧背侧。能抗中等阻力为4级，能抗最大阻力为5级。

2）解除重力位评定体位：坐位。

2级：可在减重位下做全范围运动。

1级：可触及肌肉收缩。

0级：未触及肌肉收缩。

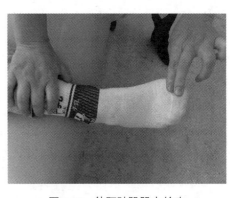

图4-42 伸跨趾肌肌力检查

15. 趾间关节屈曲（图4-43）

（1）主动肌：屈趾长、短肌。

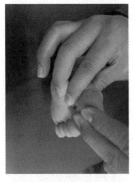

图4-43 屈趾肌肌力检查

（2）固定位置：近节趾骨。

（3）评定方法

1）抗重力位评定体位：坐位。

3级：可做全范围屈趾动作，但不能抗阻。

4、5级：做屈趾动作，阻力加于趾远节跖侧。能抗中等阻力为4级，能抗最大阻力为5级。

2）解除重力位评定体位：坐位。

2级：可在减重位下做全范围屈趾运动。

1级：可触及肌肉收缩。

0级：未触及肌肉收缩。

（四）躯干主要肌肉的徒手肌力检查

1. 颈前屈（图4-44）

（1）主动肌：斜角肌、胸锁乳突肌、颈长肌、头长肌。

（2）固定位置：躯干。

（3）评定方法

1）抗重力位评定体位：仰卧位。

3级：能抗重力做全范围颈屈动作，但不能抗阻。

4、5级：做抬头动作，阻力加于前额，能抗阻力完成做全范围颈屈动作。能抗中等阻力为4级，能抗最大阻力为5级。

2）解除重力位评定体位：侧卧位，托住头部。

2级：可在减重位下做全范围颈屈动作。

1级：可触及屈颈肌肉收缩。

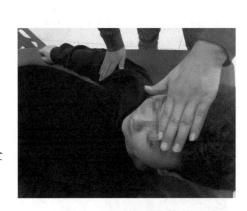

图4-44 屈颈肌肌力检查

0级：未触及肌肉收缩。

2. 颈后伸（图4-45）

（1）主动肌：斜方肌、骶棘肌。

（2）固定位置：躯干。

（3）评定方法

1）抗重力位评定体位：俯卧位。

3级：能抗重力做全范围颈屈动作，但不能抗阻。

4、5级：做抬头动作，阻力加于枕部。能抗中等阻力为4级，能抗最大阻力为5级。

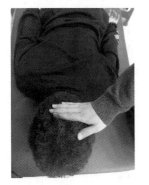

图4-45 伸颈肌肌力检查

2）解除重力位评定体位：侧卧位，托住头部。

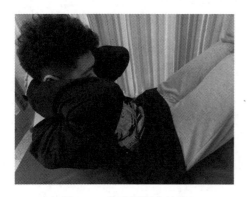

图4-46 腹直肌肌力检查

2级：可在减重位下做全范围颈后伸动作。

1级：可触及斜方肌收缩。

0级：未触及肌肉收缩。

3.躯干屈曲（图4-46）

（1）主动肌：腹直肌。

（2）固定位置：髋关节。

（3）评定方法

1）抗重力位评定体位：仰卧位，屈髋和膝。

3级：双上肢置于躯干两侧，尽力抬起上身。

4级：双上肢前屈90°或交叉抱于胸前，尽力抬起上身。

5级：双手交叉置于颈后，尽力前屈抬起上身。

2）解除重力位评定体位：仰卧位。

2级：能抬起头及肩胛部。

1级：可触及腹直肌收缩。

0级：未触及肌肉收缩。

4.躯干伸展（图4-47）

（1）主动肌：骶棘肌、腰方肌。

（2）固定位置：固定下肢。

（3）评定方法

1）抗重力位评定体位：俯卧位，胸以上在床沿外。

3级：能抬起上身，但不能抗阻。

4、5级：阻力加于背部，能抗一定阻力（较大阻力）抬起上半身为4级，能抗最大阻力为5级。

2）解除重力位评定体位：俯卧位。

2级：能做头后仰。

1级：可触及肌肉收缩。

0级：未触及肌肉收缩。

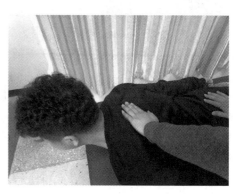

图4-47 躯干伸展肌肌力检查

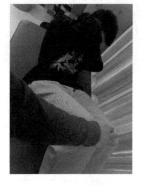

图4-48 躯干旋转肌肌力检查

5.躯干旋转（图4-48）

（1）主动肌：腹内斜肌、腹外斜肌。

（2）固定位置：髋关节。

（3）评定方法

1）抗重力位评定体位：仰卧位，下肢屈曲固定。

3级：双上肢置于躯干两侧，尽力抬起一侧上身并向对侧旋转，抬起侧肩胛骨下角可以离开台面。

4级：双上肢前屈90°，尽力抬起一侧上身，使其肘部向对侧膝部运动，抬起侧肩胛骨下角均可完全离开台面。

5级：双手交叉，置于颈后，尽力向一侧抬起胸廓，使其肘部向对侧膝部运动，抬起侧肩胛骨下角均可完全离开台面。

2）解除重力位评定体位：坐位。

2级：能做大幅度转体。

1级：可触及腹内斜肌及腹外斜肌收缩。

0级：未触及肌肉收缩。

6. 骨盆侧向倾斜（图4-49）

（1）主动肌：腰方肌。

（2）固定位置：骨盆。

（3）评定方法

1）抗重力位评定体位：仰卧位。

3级：能抗一定阻力向头侧提拉一侧腿。

4、5级：能抗中等阻力完成向头侧提拉一侧腿为4级，能抗较大阻力完成为5级。

2）解除重力位评定体位：仰卧位。

2级：能拉动一侧腿不能抗阻力。

1级：可触及腰方肌收缩。

0级：未触及腰方肌收缩。

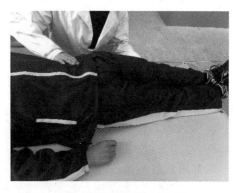

图4-49　腰方肌肌力检查

（五）面部肌肉肌力检查

面部肌肉多为扁薄的皮肌，位置一般比较表浅，主要分布于面部口、眼、鼻子等孔裂周围，运动时能牵动面部的皮肤，显露喜、怒、哀、乐等各种丰富的表情。

1. 面部肌力测试分级标准

5级（正常）：完成运动既随意又容易。

4级（良）：能完成运动，但与健侧相比略有不对称。

3级（中）：基本能完成运动，但活动幅度约为正常的50%。

2级（差）：有收缩现象但完成动作比较困难，活动幅度只有正常的25%左右。

1级（微）：略有收缩痕迹。

0级（无）：无收缩。

2. 面部肌群检查的方法

（1）眼肌

眼轮匝肌：系面部表情肌之一，呈环形，可分为眶部、睑部、泪囊部三部分，眶部最宽，在眼眶周围；肌肉产生眨眼动作，可使眼裂闭合，参与泪液引流。

上睑提肌：收缩时上提眼睑，开大眼裂。

左上直肌和左下斜肌：收缩时使眼球向左上方运动。

左上斜肌和左下直肌：收缩时使眼球向左下方运动。

内直肌、外直肌：使眼球水平内外移动。一侧眼的外直肌和另一侧眼的内直肌共同作用，可产生侧视动作；两侧内直肌同时收缩使两眼聚视中线。

（2）前额和鼻部肌肉

额肌：是一块薄薄的人体肌肉，位于前额，呈四边形，并与表面的筋膜紧密相连，收缩时使眉毛抬起，在前额部形成水平皱纹。

鼻肌：为几块扁薄的小肌肉，具有开大或缩小鼻孔的作用。

皱眉肌：让患者皱眉头，眉毛被拉向中央及下方，两眉间形成纵行皱纹。

（3）口肌

口轮匝肌：环口裂周围，收缩时紧缩口唇。

提口角肌、提上唇肌和颧肌：起于上唇上方的骨面，止于口角和唇的皮肤等，收缩时提口角与上唇。

降口角肌和降下唇肌：起于下唇下方下颌骨前面，止于口角和唇的皮肤等，收缩时降口角与下唇。

笑肌：收缩时可做出微笑的表情，并拢口唇后向外牵拉口角。

颊肌：起于面颊深层，收缩时使唇颊贴紧牙齿，帮助咀嚼和吸吮、牵口角向外。

（4）咀嚼肌颞肌、咬肌与翼内肌：做咬牙动作，紧紧闭合上下颌。

翼外肌和二腹肌：做张口动作，下拉下颌。

二、等速肌力测试

等速肌力测试是使用等速肌力测定仪，在预定角速度下，测定特定部位肌群相关参数的肌力评定方法。

（一）设备与用具

等速肌力测定仪、记录单。

（二）操作步骤

1. 开机，校准仪器，根据检查要求摆放受检者体位，对受检者进行良好固定。

2. 根据不同测试肌群调节仪器的动力头位置，使关节活动轴心与动力头的轴心一致。调节动力臂的长度，设定关节解剖 0° 位和关节活动度，必要时进行肢体称重。

3. 正式检查前先让受检者进行 3～4 次预测试，以使受检者熟悉检查方法和要领。

4. 慢速测试时，测试次数为 4～6 次；快速测试时，测试次数为 20～30 次。

5. 检查方式可分为等速向心和等速离心测试，临床常用等速向心收缩方式进行检查。测试速度 ≤60°/s 为慢速测试，主要测定肌肉力量；测试速度 ≥180°/s 为快速测试，主要测定肌肉耐力。每种测试速度之间通常间歇 1 分钟，以使肌肉有短暂休息，耐力测试后需要间歇 1.5 分钟以上，两侧肢体的测试应间歇 3～5 分钟。

（三）评定指标

评定指标多采用峰力矩、峰力矩体重比、力矩角度、总做功、平均功率、力矩加速能、耐力比、主动肌与拮抗肌峰力矩比等。

（四）注意事项

1. 检查前说明检查目的、步骤、方法和感受，消除受检者紧张情绪。正确选择检查体位及肢体摆放位置。

2. 检查中先检查健侧，抗阻方向与肌肉牵伸方向相反，抗阻点设在被测肢体的远端。如有疼痛、肿胀或痉挛情况，应在结果记录中注明。

3. 测试仪器在检查前需要先行校正，以保证检查结果可靠；检查中应给予适当鼓励性指令，以便提高受检者主观能动性，获得最大肌力。

4. 避免在运动后、疲劳时及饱餐后进行肌力测试。

第 3 节　技术应用

一、骨科案例

患者王某，女，68 岁，因左膝关节反复肿痛 8 年余，加重 1 个月入院。8 年多前，患者不明原因出现左膝关节疼痛，在门诊理疗后好转。1 个月前因爬楼后感左膝疼痛加重，行走、上下楼及下蹲困难，经门诊治疗无效且行走困难加重。左大腿肌肉萎缩，左膝关节明显肿胀、骨性膨大，关节周围无皮下结节；左髌骨内外侧边缘及左膝关节内侧间隙压痛；左膝关节屈、伸活动痛，活动时有骨摩擦音，活动度受限。左髌股关节挤压综合征阳性，浮髌试验阴性。左膝 X 线正侧位片示：左膝关节内侧间隙明显变窄，髌骨上下缘、股骨内侧缘骨赘形成。临床诊断为左膝关节骨关节炎。

评定任务：请对该患者进行肌肉力量的评定。

【分析】

由患者信息可知，患者因骨关节炎导致左膝疼痛明显、关节活动减少，并已经出现左侧大腿肌肉萎缩，预测其下肢肌力下降明显。

评定前需先确定肌力评定的具体部位，因患者主要病症在膝关节，因此需要对患者膝关节屈曲、伸展肌力进行评定。此外，由于患者下肢活动受限，导致其可能存在整个下肢肌肉力量的下降，因此建议同时对其髋关节周围肌群及踝关节肌群进行肌力的评定，以为治疗方案的确定提供依据。

适用于该患者的肌力评定方法为Lovett徒手肌力检查法，临床评定时，应分别对其进行髋关节、膝关节、踝关节的肌力评定。因患者左膝目前存在肿胀、炎症，因此在进行膝关节伸展、屈曲肌力评定时，应尽量避免诱发患者膝关节的疼痛。

二、周围神经损伤案例

患者李某，男，30岁，于外伤后4小时入院。患者因与人争吵，上臂受刀伤，伴出血，左上臂肿胀明显，皮温不高，皮肤破损，左肘关节活动无明显受限，左腕部背伸不能，伴手部麻木。经检测，患者体温正常，血压120/80mmHg，左上臂肿胀，左上臂后外侧见一2cm创口，边缘整齐，手垂腕，背伸不能，手指伸直受限。桡背侧三个半指及虎口区麻木，桡动脉搏动可扪及，末梢毛细血管反应可。临床诊断：①桡神经损伤；②上臂开放性损伤。

评定任务：请对该患者进行肌肉力量的评定。

【分析】

由患者信息可知，该患者为外伤导致的桡神经受损，从而导致桡神经支配的肌肉及皮肤区域出现功能障碍。

在评定时，应首先根据桡神经所支配的肌肉及患者症状确定评定的具体内容。桡神经支配的肌肉为肱三头肌、肘肌、肱桡肌和前臂伸肌。本案例中患者症状为左腕部背伸不能、左手呈垂腕状，因此估测其前臂伸肌功能障碍，因此应对其进行腕关节伸展动作的肌力评定。

适用于该患者的肌力评定方法为Lovett徒手肌力检查法，因患者已表现腕部背伸不能，估测其肌力分级为3级以下，因此可直接对其进行3级及以下级别的肌力评定。

自测题

单选题

1. 步行时屈髋的主要肌肉是（　　）
   A. 股直肌　　B. 腹直肌　　C. 髂腰肌
   D. 缝匠肌　　E. 胫前肌

2. 引体向上运动，身体向上运动时，肱二头肌做（　　）
   A. 等动收缩　　B. 等长收缩
   C. 等张离心收缩　　D. 等张向心收缩
   E. 以上均不是

3. 不适宜进行肌力检查的是（　　）
   A. 肌肉断裂愈合后　　B. 正中神经损伤后
   C. 失用性肌萎缩　　D. 脑卒中
   E. 以上均不是

4. 腰背肌力正常情况下，俯卧位，两手抱头后，脐以上身体在桌缘外，固定两下肢，伸直脊柱使上身凌空或水平位，维持姿势的时间应超过（　　）
   A. 15秒　　B. 30秒　　C. 45秒
   D. 60秒　　E. 以上均不是

5. 脊髓损伤患者能在床上外展45°，但不能抗重力外展，该患者的髋外展肌群肌力为（　　）
   A. 1级　　B. 2级　　C. 3级

   D. 4级　　E. 以上均不是

6. 徒手肌力评定法，肌力相当于正常肌力的75%时，此时的肌力为（　　）
   A. 1级　　B. 2级　　C. 3级
   D. 4级　　E. 5级

7. 患者俯卧，肩可主动外旋，但不能抗阻，则肩外旋肌肌力为（　　）
   A. 1级　　B. 2级　　C. 3级
   D. 4级　　E. 5级

8. 徒手肌力评定（MMT）不适于（　　）
   A. 正常人体　　B. 肌源性疾病
   C. 失用性肌萎缩　　D. 偏瘫患者
   E. 神经源性肌病

9. 患者李某，男，50岁，因无明显诱因下左侧肩部疼痛半年入院。患者三角肌轻度萎缩，如果测量患者上肢的肌力，最常用的是（　　）
   A. Lovett徒手肌力检查　　B. 握力计
   C. 改良Ashworth痉挛评定量表　　D. 等速肌力评定
   E. 神经电生理检查

（颜益红）

第5章
疼痛评定

案例 5-1

王某，女，52岁，因"左肩疼痛伴活动受限6个月，加重1个月"入院。患者1年前锻炼时不慎将左肩部拉伤，未予以重视。6个月前无明显诱因下出现左肩关节活动受限，自关节外展90°时出现肩部疼痛，呈酸胀、针刺样痛。口服药物治疗1周后，疼痛有所缓解。因近1个月来症状加重，药物不能缓解，且夜间疼痛影响睡眠，抬举、穿衣、洗漱、梳头困难，严重影响其生活质量而就诊。左肩关节MRI示：左肩袖损伤。

问题：如何评定患者的疼痛情况？

第1节 概　　述

一、疼痛的定义

疼痛是由伤害性刺激引起的一种复杂的主观感觉，常伴有自主神经反应、躯体防御运动、心理情感和行为反应。它包括伤害性刺激作用于机体所引起的痛感觉，以及机体对伤害性刺激的痛反应，如躯体运动性反应和（或）内脏自主性反应，常伴随有强烈的情绪色彩。

2001年，国际疼痛学会给疼痛下的定义是：疼痛是与实际或潜在的组织损伤相关联的不愉快的感觉和情绪体验，或用这类组织损伤的词汇来描述的自觉症状。

> **链接**
>
> **世界镇痛日**
>
> 国际疼痛学会决定从2004年开始，将每年的10月11日定为"世界镇痛日"。作为每个人一生中体验最早、最多的主观内在感觉——"疼痛"，是我们经常遇见的问题。慢性疼痛作为一种病症，已引起全世界的高度重视，世界疼痛大会将疼痛确认为继呼吸、脉搏、体温和血压之后的"人类第五大生命指征"。

二、疼痛的分类

（一）根据疼痛持续时间分类

根据疼痛持续时间分类，包括急性疼痛、慢性疼痛、亚急性疼痛、再发性急性疼痛。

1. 急性疼痛　疼痛时间通常在1个月以内。急性疼痛及伴随反应通常在数天或数周内消失，但是，若治疗不当，则会引起疼痛持续存在，致使疼痛发展为亚急性或慢性疼痛。

2. 慢性疼痛　疼痛时间通常在6个月以上。慢性疼痛本身就是一种疾病，与急性疼痛相比，慢性疼痛有三个不同点：心理反应不同；产生疼痛之外的多种障碍表现；疼痛完全缓解的可能性小。

3. 亚急性疼痛　疼痛时间介于急性疼痛和慢性疼痛之间，约3个月。亚急性疼痛被视为疼痛可完全治愈的最后机会。

4. 再发性急性疼痛 疼痛在数月或数年中不连续地、有限地急性发作。与慢性疼痛和亚急性疼痛不同，再发性急性疼痛是不连续的急性发作的再现。

（二）根据临床病因分类

根据临床病因将疼痛分为中枢性疼痛、外周性疼痛、心因性疼痛。

1. 中枢性疼痛 多由中枢神经系统疾病或截肢后神经通路被阻断所致，如丘脑综合征、幻肢痛等。

2. 外周性疼痛 即伤害性疼痛，分为内脏和躯体痛。

（1）内脏痛：由内脏疾病引起，如胆囊炎、胆结石、消化性溃疡、冠心病、肾结石及癌痛等。

（2）躯体痛：包括皮肤、深部肌肉、骨、关节、结缔组织的疼痛等，如关节扭伤、骨折等。

3. 心因性疼痛 主要为癔症性疼痛、精神性疼痛等。

（三）根据疼痛性质分类

根据疼痛性质分类，疼痛包括刺痛、灼痛、酸痛、放射痛、牵涉痛等。

第 2 节 评 定 技 术

一、疼痛评定的目的

疼痛的评定是康复医学的一个重要课题，其目的有：①掌握疼痛特征，寻找疼痛与生理结构之间的关系；②明确疼痛对生活的影响；③为选用正确的治疗方法提供依据；④判断治疗效果。

二、疼痛评定的内容

疼痛的评定从定性和定量两个方面进行。

（一）疼痛的定性

1. 疼痛强度 微、轻、甚、剧等。

2. 疼痛部位范围 局部、放射等。

3. 疼痛性质 钝、锐、刺、灼、胀等。

4. 疼痛深度 表浅、深部等。

5. 神经生理功能 创伤性、病理性、心因性等。

（二）疼痛的定量

1. 患者对疼痛的体验和说明。

2. 描述法和交叉匹配法。

3. 各种疼痛评价方法。

4. 耐痛阈测定。

5. 生理生化参数测定。

三、疼痛评定的注意事项

1. 评定前需向患者解释疼痛评定表述方法和使用方法，告诉患者准确评定的意义，以求得患者的配合。

2. 评定时周围环境需适宜，尽量安静，室温不可过冷、过热，以免对疼痛程度造成影响。

3. 需由经过专业培训的评定者根据患者的主观感受进行评定，避免出现技术误差。

4. 评定最好采取一对一形式，避免干扰。

5. 评定应在疼痛较为稳定时进行，不宜在疼痛剧烈时进行；不应采用可能导致患者疼痛加重的评定方法进行评定。

6. 认知功能明显障碍的患者不适宜进行疼痛评定。

四、疼痛评定的方法

评定疼痛的方法包括一般检查法、自述评定法、行为测定法和生理生化测定法。自述评定法仍然是临床上的首选方法。

（一）一般检查法

1. 病史　包括既往史、家族史、职业等，询问疼痛减轻或加重的因素、疼痛的性质、部位、强度、深度、持续时间及接受治疗的情况等。

2. 观察　仔细观察评定对象在接受检查前后的表情、声音、行走步态、坐姿、行为表现及某些特定的保护姿势等。

3. 查体　寻找导致疼痛的原因，主要为神经、肌肉和关节功能检查，必要时可选择性进行特殊物理检查，具体检查内容可根据病史确定，如腰椎间盘突出症患者可进行直腿抬高试验及加强试验。

4. 功能评定和心理评定　选择性地对由于疼痛导致的功能障碍和心理障碍状况进行量化评定，尤其是慢性疼痛时。

5. 其他检查　为了对疼痛做出全面、系统的评定，还可以选择进行X线、CT、MRI等影像学检查，类风湿因子、红细胞沉降率、抗核抗体等实验室检查，以及肌电图、心电图等电生理检查。

（二）自述评定法

1. 视觉模拟评分法（VAS）　是目前临床上最常见的疼痛强度评定方法，它采用一条10cm长的直尺，称为VAS尺，面向医生的一面表明0～10完整的数字刻度，面向患者的一面只在两端标明有0和

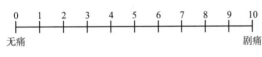

图5-1　VAS尺

10的字样，0端代表无痛，10端代表最剧烈的疼痛，直尺上有可移动的游标。患者移动标尺至最能代表疼痛程度的部位，医生即可在尺的背面测量出疼痛强度数值（长度可精确到毫米）（图5-1）。此方法简单易行，在临床上使用广泛。

2. 数字评分法（NRS）　此方法要求患者用0～10这11个数字来描述疼痛强度，数字越大疼痛程度越严重。在一根直尺上有0～10共11个点，0表示无痛，有疼痛或疼痛较强时增加点数，10表示最剧烈疼痛。NRS有较高信度和效度，易于记录，适用于文化程度较高的患者，不适合文化程度低或文盲患者。

3. 口述分级评分法（VRS）　由一系列用于描述疼痛的形容词组成，这些描述词以疼痛从轻到最强的顺序排序，用于评定疼痛的强度。最轻程度疼痛的描述常被评为0分，以后每级增加1分。

（1）四点口述分级评分法（VRS-4）将疼痛分为四级：①无痛；②轻度疼痛；③中度疼痛；④剧烈疼痛，每级为1分。此法与NRS相对应：0分为无痛，1～4分为轻度疼痛，5～6分为中度疼痛，7～10分为剧烈疼痛。此法简单，患者容易理解，但不精确，受患者文化水平的影响。

（2）五点口述分级评分法（VRS-5）将疼痛分为五级：①无痛为0分；②轻度疼痛为1分；③中度疼痛为2分；④重度疼痛为3分；⑤极重度疼痛为不可忍受的痛，4分（图5-2）。此法较VRS-4更详细，也常被用于临床研究。但是受主观因素影响大，不适于言语表达障碍的患者。

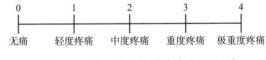

图5-2　五点口述分级评分法（VRS-5）

4. 面部表情量表法（FPS）　用6种面部表情从微笑、悲伤至疼痛得哭泣的图画来表示疼痛程度，评定时要求患者选择一张最能表达其疼痛的脸谱（图5-3）。此法尤其适用于小儿及对疼痛形容困难者。

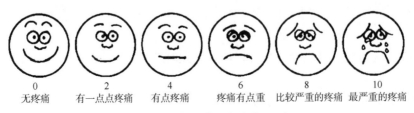

图5-3　面部表情量表法（FPS）

5. 压力测痛法 向疼痛区域施加外力，观察受试者反应，根据压力的强度和患者的反应程度来判断疼痛的程度。压力的强度可以用压力测痛计来测量，将压力测痛计探头平稳对准痛点，逐渐施加压力，同时受试者反应，记录诱发第一次疼痛所需要的压力强度（单位为N或kg/cm^2），继续施加压力至不可耐受，记录最高疼痛耐受限度的压力强度（单位为N或kg/cm^2），用于痛阈及耐痛阈的评定（图5-4）。此法特别适用于骨骼、肌肉系统疼痛的评定，禁用于末梢神经炎、糖尿病、凝血功能障碍有出血倾向的患者。

6. 45区体表面积评分法 将人体表面分成45个区域并编号，包括前22区，后23区（图5-5）。评定时让被评定者用不同颜色表示疼痛程度，在相应区域上标明，无色表示无痛；黄色表示轻度疼痛；红色表示中度疼痛；黑色表示重度疼痛，每个区域无论大小均定为1分，未涂为0分，总评分表示疼痛区域的数目，最后计算疼痛区域占体表面积的百分比（表5-1）。

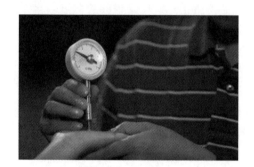

图5-4 压力测痛法

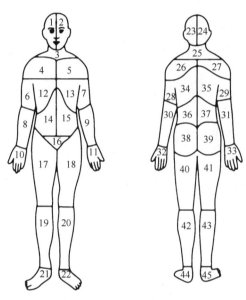

图5-5 45区体表面积评分法

表5-1 疼痛区占体表面积百分比

疼痛区号	各占体表面积的百分比（%）
25, 26, 27	0.50
4, 5, 16	1.00
3, 8, 9, 10, 11, 30, 31, 32, 33	1.50
1, 2, 21, 22, 23, 24, 44, 45	1.75
6, 7, 12, 13, 28, 29, 36, 37	2.00
38, 39	2.50
14, 15	3.00
19, 20, 42, 43	3.50
34, 35	4.00
17, 18, 40, 41	4.75

例如，某位患者用黄色涂盖了36、38、40和42区。说明患者左侧腰部、臀部、大腿后侧及小腿后侧轻度疼痛，疼痛评分为4分，疼痛范围占体表面积的比例为12.75%。

此方法以量化评定疼痛部位、强度和范围。适用于疼痛范围较广的被评定者，如颈肩痛、腰痛及筋膜痛等，不适用于精神病及头痛的评定。

7. 简化McGill疼痛问卷表（SF-MPQ） 是在MPQ基础上简化而来，根据疼痛的生理感受、情绪因素和认识成分等方面准确地评定疼痛的强度和性质（表5-2）。疼痛分级指数（PRI）评定时，向患者逐项提问，根据患者回答的疼痛程度在相应级别做记号。视觉模拟评分法（VAS）评定时，让患者移动标尺根据自己的疼痛感受在10cm长的线段上标明相应的点，并测量出疼痛强度数值（长度可精确到毫米）。现有疼痛强度（PPI）评定时，根据患者主观感受在相应分值上作记号。最后对PRI、VAS、PPI进行总评，分值越高疼痛越严重。

表5-2 简化McGill疼痛问卷表（SF-MPQ）

1.疼痛分级指数（PRI）

疼痛性质	疼痛程度			
	无	轻	中	重
A.感觉项				
跳痛	0	1	2	3
刺痛	0	1	2	3
刀割痛	0	1	2	3
锐痛	0	1	2	3
痉挛牵扯痛	0	1	2	3
绞痛	0	1	2	3
热灼痛	0	1	2	3
持续固定痛	0	1	2	3
胀痛	0	1	2	3
触痛	0	1	2	3
撕裂痛	0	1	2	3
B.情感项				
软弱无力	0	1	2	3
厌烦	0	1	2	3
害怕	0	1	2	3
受罪、惩罚感	0	1	2	3

感觉项总分_____分　　　　情感项总分_____分

2.视觉模拟评分法（VAS）

```
        0  1  2  3  4  5  6  7  8  9  10
        |——|——|——|——|——|——|——|——|——|——|
       无痛                          剧痛
```

VAS评分_____分

3.现有疼痛强度（PPI）

0-无痛　1-轻度不适　2-不适　3-难受　4-可怕的痛　5-极为痛苦

PPI评分_____分

（三）行为测定法

1. 六点行为评分法（BRS-6） 将疼痛分为六级，每级1分，从无疼痛（0分）到剧烈疼痛（5分），见表5-3。

表5-3 六点行为评分法（BRS-6）

	疼痛行为	评分
1级	无疼痛	0
2级	有痛，但易被忽视	1
3级	有痛，无法忽视，但不影响日常生活	2
4级	有痛，无法忽视，干扰注意力	3
5级	有痛，无法忽视，所有日常生活均受影响，但能完成基本生理需求如进食、排便等	4
6级	存在剧烈疼痛，无法忽视，需休息或卧床	5

2. 疼痛日记评分法（PDS） 也是临床上常用的测定疼痛的方法，是对于疼痛发展过程的评定。由患者、患者家属或护士记录，以日或小时为时间段，记录与疼痛有关的活动（活动方式为坐位、行走、卧位）、使用药物名称和剂量、疼痛强度等，疼痛强度用0~10的数字量级表示，睡眠过程按无痛计分（0分）。此法适用于需要连续记录疼痛相关结果范围，以及了解被评定者的行为与疼痛、疼痛与药物用量之间的关系的特点，特别适用于癌痛患者的镇痛治疗。

（四）生理生化测定法

疼痛常伴有显著的生理变化，疼痛的生理相关性可用于阐明产生疼痛的机制，临床疼痛评价还可以通过生理测定法或生化测定法实现。临床上常测定的生理相关指标是心率、血压、皮肤的电活动、肌电图。生化测定法测定神经内分泌的变化，如血浆皮质醇含量、血浆及脑脊液β-内啡肽变化等。

第3节 技术应用

一、外周性疼痛案例

患者王某，女，52岁，因"左肩疼痛伴活动受限6个月，加重1个月"入院。患者1年前锻炼时不慎将左肩部拉伤，当时左肩部有轻微的疼痛，休息后好转，未予以重视。6个月前无明显诱因下出现左肩关节活动受限，关节外展90°时出现肩部疼痛，呈酸胀、针刺样痛。口服药物，治疗1周后，疼痛有所缓解。因近1个月来症状加重，口服药物不能缓解，夜间疼痛影响睡眠，抬举、穿衣、洗漱、梳头困难，严重影响其生活质量而就诊。左肩关节MRI示：左肩袖损伤；左肩关节少量积液。关节镜下可见：冈上肌肌腱断裂，断裂区位于大结节止点处，全层撕裂。既往体健，否认其他手术外伤史，否认高血压、糖尿病病史，否认其他慢性病史，否认药物过敏史。查体可见：左肩关节局部无明显肿胀、压痛，左三角肌轻度萎缩，左肩关节主被动关节活动度各方向均轻度受限，左肘、左手指活动无受限，左上肢及双下肢各关节活动无明显异常，肌力、肌张力正常。临床诊断为：左肩关节肩袖损伤。

评定任务：请对该患者的疼痛进行分类。

【分析】

由患者病例信息可知，该患者为外伤导致的左肩关节肩袖损伤，肩袖损伤后最主要的临床表现是肩部疼痛、肩关节活动受限，尤其不能进行肩外展运动，肩关节疼痛弧试验阳性。严重时常出现夜间痛影响睡眠。

评定时，根据患者疼痛发作时间为数月中不连续的、有限的急性发作属于再发性急性疼痛；根据临床病因、患者的病史特点、体格检查及辅助检查，可知患者的疼痛属于外周性疼痛；根据疼痛性质分，属刺痛、酸痛，此疼痛的性质亦符合由于肌肉、骨、关节、结缔组织受损导致的躯体性疼痛。明确疼痛的分类可为治疗方案的确定提供依据。

该患者的疼痛分类根据病史中患者的疼痛持续时间、临床病因、疼痛性质等不难得出。

进行疼痛分类时，需患者积极配合，首先要清楚疼痛分类的方式；然后仔细询问及记录，根据患者提供的病史认真完成体格检查及评定。

二、中枢性疼痛案例

杨某，男，35岁，因"左手拇指外伤术后末端疼痛2年余"就诊。患者2多年前因工伤意外发生左手拇指离断伤，行"左拇指末端皮瓣移植术"，术后患者逐渐出现左拇指末端疼痛，疼痛逐渐向上发展至左颈肩部疼痛，疼痛为烧灼痛，呈阵发性发作，以夜间为重。天气寒冷、情绪激动、触摸肢体残端等外界刺激可诱发疼痛。外院以药物治疗后有所缓解。目前左手尺侧3个手指也出现疼痛而就诊。患者既往体健，否认慢性病病史，否认传染病病史及家族史，否认其他重大手术史，否认输血史，无药物过敏史，预防接种史不详。查体可见：左手拇指远端指节部分缺如，拇指指甲甲床部分保留，左拇指末端皮瓣移植术后改变，左侧掌指关节可见瘢痕，左拇指末端软组织中可触及黄豆大小肿块，拇指末端皮肤极度敏感，触之即有放射痛、重度压痛，轻度按压时有退缩反应。左拇指远端及近端关节活动度好，肌力正常。疼痛VAS评分为7分。超声示：拇指末端神经瘤0.4 cm×0.8 cm。临床诊断为左侧拇指幻肢痛。

评定任务：请对该患者的疼痛严重程度进行评定。

【分析】

由患者病例信息可知，该患者为左手拇指离断伤导致的幻肢痛，幻肢痛是神经痛的一种类型，是主观感受已切除的肢体仍然存在，并有不同程度、不同性质疼痛的幻觉现象。疼痛的程度和性质变化很大，可为搏动性痛、烧灼样痛、针刺样痛、钻孔样痛或压迫感、强直感、痒感等。疼痛大多阵发性出现或加重，常于安静时或夜间发作，情绪变化、气候变化、疲劳或其他疾病可以诱发或加重疼痛。截肢残端可有瘢痕硬结或神经瘤，局部皮肤感觉过敏，轻轻触摸即可引起整个肢体的放射性疼痛。

在评定时，应首先根据患者基本情况、病史、临床观察、体格检查、辅助检查等来明确疼痛严重程度的评定方法。而后，在患者配合下完成相关评定，以为治疗方案的确定提供依据。

适用于该患者的疼痛严重程度评定方法为VAS，该方法较为主观，前后评定需由经过专业培训的评定者根据患者的主观感受进行评定，避免出现技术误差；评定前需向患者说明原因，以求得患者的配合；评定时周围环境尽量安静；评定最好采取一对一形式，避免干扰；同时评定应在疼痛较为稳定时进行，不宜在疼痛剧烈时进行；不应采用可能导致患者疼痛加重的评定方法进行评定。

自 测 题

单选题

1. 疼痛是一种与组织损伤或潜在组织损伤相关的不愉快的（　　）
   A. 主观感觉　　B. 客观感觉　　　C. 自我感觉
   D. 不良感觉　　E. 不舒适感觉

2. 适用于急性疼痛者、老人或者小儿、表达能力丧失患者的是（　　）
   A. 视觉模拟量表　　　B. "0～10" 数字疼痛强度量表
   C. 面部表情量表　　　D. 短时McGill疼痛问卷
   E. 情绪评分

3. 慢性疼痛的患者疼痛持续存在的时间大于（　　）
   A. 1周　　B. 半个月　　　C. 1个月
   D. 3个月　　E. 6个月

4. 疼痛定位比较明确，呈现尖锐、持久、跳痛或者压痛性质的是（　　）
   A. 躯体性疼痛　　　B. 内脏性疼痛
   C. 神经性疼痛　　　D. 间歇性疼痛
   E. 心因性疼痛

5. 视觉模拟量表中，越靠近0表示（　　）
   A. 疼痛越轻　　　B. 疼痛越重
   C. 疼痛中等　　　D. 无疼痛
   E. 疼痛严重

6. 世界疼痛大会将（　　）确认为"人类第五大生命指征"
   A. 呼吸　　B. 脉搏　　　C. 疼痛
   D. 血压　　E. 体温

7. 在临床中最常用的疼痛评分是（　　）
   A. NRS　　B. VDS　　　C. FES
   D. VAS　　E. PDS

（杨梓桐）

案例 6-1

李某，男，52岁，右手书写障碍6年，颈部不自主扭转4年，下颌抖动半年，于2011年1月13日入院。患者于6年前无明显诱因出现写字速度减慢，字体较以前难看，写字动作不流畅，头颈部不自主向右侧扭转并抖动，病情呈进行性加重。曾接受针灸、注射肉毒毒素、副神经选择性切断术治疗无效，现在头颈部呈右侧强迫位，于半年前出现下颌不自主抖动，经常咬破舌头，现嘴里必须填充纱布，防止咬破舌头，饮水呛咳，吞咽功能下降，已严重影响正常生活，我院要求接受分离型脑起搏器治疗。

问题：1. 结合该案例分析患者肌张力主要的问题。

2. 该患者应该如何评定肌张力？

第 1 节 概 述

肌张力（muscle tone）是指静息状态下肌肉组织的一种持续的、微小的收缩，是维持身体姿势及正常运动的基础。临床评定的肌张力是指医务人员对被检者的肢体进行被动运动时所感受到的阻力。肌张力的正常与否主要取决于外周神经和中枢神经系统的支配情况，以及肌肉收缩能力、弹性、延展性等因素。因此，肌张力的评定是神经系统损伤后运动功能评定的重要组成部分。

一、肌张力基础知识

（一）肌张力分类

1. 正常肌张力分类　根据身体所处的不同状态，肌张力可分为静止性肌张力、姿势性肌张力和运动性肌张力。

（1）静止性肌张力：是人体静卧休息时，躯体肌肉所维持的持续、低强度的张力。检查者可通过触摸肌肉的硬度、观察肌肉外观、感觉被动牵伸运动时肢体活动受限的程度及其阻力来判断。

（2）姿势性肌张力：是人体在转换姿势过程中肌肉所产生的张力。检查者可通过观察被检者姿势改变过程中肌肉的阻力和肌肉的调整状态来判断。

（3）运动性肌张力：是在完成动作的过程中，肌肉所展现出来的一定弹性和轻度的抵抗感等肌张力特征。可通过检查相应关节的被动运动中的阻力来判断。

2. 异常肌张力分类　神经系统或肌肉本身的损害常导致肌张力出现异常。根据肌张力异常的表现特点，可将异常肌张力分为以下三种类型。

（1）肌张力增高：即肌张力高于静息水平。检查者通过被动运动诱发被检者肌肉的牵张反射，导致主动肌和拮抗肌的肌张力平衡失调，可动范围减少，被检者主动运动减弱或消失。肌张力增高主要分为痉挛和僵硬。

（2）肌张力弛缓：肌张力表现为降低或缺乏、被动运动时的阻力降低或消失、牵张反射减弱、肢体处于关节频繁地过度伸展而易于移位等现象。

（3）肌张力障碍：是一种以张力损害、持续同时伴有扭曲的不自主运动为特征的肌肉运动功能亢进性障碍。

（二）正常肌张力表现

正常肌张力时主动肌和拮抗肌能协调配合，有效地同时收缩或舒张，完成特定的动作或维持特定的姿势。

1. 观察肌肉的外观，触摸肌肉有一定的弹性，在被动活动时会有轻度的阻力和抵抗感。
2. 肢体在静息状态下，能够维持主动肌和拮抗肌之间的平衡，保持肢体的固定姿势。
3. 肌肉具有完全抵抗重力和外来阻力的能力。
4. 肢体在被动置于某一位置时，可以保持不变。
5. 具有随意使肢体在运动中不断转换姿势的能力。
6. 具有选择性完成某一肌群协同运动或某一肌肉独立运动的能力。

（三）异常肌张力表现

1. 肌张力增高

（1）痉挛：是一种由牵张反射性兴奋所致的、以速度依赖的紧张性牵张反射增强、伴腱反射亢进为特征的运动障碍，是肌张力增高的一种形式。其速度依赖是指伴随肌肉牵伸速度的增加，痉挛肌的痉挛程度随之增高。痉挛常为神经系统疾病及损伤后继发的症状，多发生在脑或脊髓损伤之后，严重的痉挛不仅导致运动功能障碍，且易引发一系列并发障碍。临床多表现为患者姿势异常、运动模式异常和日常生活活动障碍。因此，认识痉挛的发生、发展及其临床表现特点，合理处理痉挛是康复医疗中需重点解决的问题之一。

引发痉挛的病因是多方面的，主要见于脑卒中、颅脑损伤、小儿脑性瘫痪、脊髓损伤、多发性硬化症等中枢神经系统病损过程中。

其常见表现有以下几种。

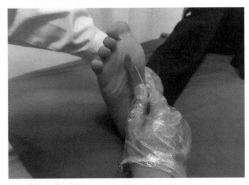

图6-1 巴宾斯基征阳性

1）巴宾斯基征（Babinski sign）：痉挛性张力过强的特征性伴随表现，巴宾斯基征阳性时足大趾背屈（图6-1）。

2）折刀样反射：当被动牵伸痉挛肌时，初始产生较高阻力，随着被动牵伸力量增强，痉挛肌会因为突然抑制发动而造成阻力突然下降，产生类似折刀样的现象（图6-2）。

3）阵挛：在持续牵伸痉挛肌时可发生，特点为以固定频率发生的拮抗肌周期性痉挛亢进，常见于踝部。

4）去大脑强直和去皮质强直：①去大脑强直，表现为持续的收缩，躯干和四肢处于完全伸展的姿势；②去皮质强直，表现为持续的收缩，躯干和下肢处于伸展姿势，上肢处于屈曲姿势。

（2）僵硬：是主动肌和拮抗肌张力同时增加，使得各个方向的关节被动活动阻力均增加的现象。原因常为锥体外系的损害所致，帕金森病是僵硬最常见的病因。

其常见表现有以下几种。

1）铅管样僵硬：一种持续的僵硬（图6-2）。

2）齿轮样僵硬：一种对被动运动的反应，特征是运动时交替地释放和阻力增加而产生均匀的顿挫感（图6-2）。

2. 肌张力障碍　是肌肉过度收缩导致身体一部分或全部出现持续性扭转或姿势异常为主要表现的一组综合征。其特点是主动肌和拮抗肌同时收缩，运动时症状加剧，严重的患者安静时也出现肌肉的异常活动。其产生原因：①中枢神经系统病变，如脑血管疾病；②遗传因素，如原发性、特发性肌张力障碍；③神经退行性疾病，如肝豆状核变性；④代谢性疾病，如氨基酸或脂质代谢障碍；⑤其他，如张力性肌肉奇怪变形、痉挛性斜颈。

主要的症状体征如下。

（1）扭转痉挛：是全身性扭转性肌张力障碍，临床以四肢、躯干或全身剧烈不随意扭转动作和姿势异常为特征。

（2）局限性扭转性肌张力障碍：可为特发性扭转性肌张力障碍的某些特点孤立出现，如痉挛性斜颈、睑痉挛、口-下颌肌张力障碍、手足徐动症和书写痉挛等。

3. 肌张力弛缓　是指肌张力低于正常水平。表现为：①肌张力降低和缺乏；②肌肉表现为柔软、弛缓和松弛；③被动拉伸所感到的抵抗力低于正常阻力；④牵张反射衰减，腱反射消失或缺乏；⑤肢体被动运动时感到柔软、沉重感；⑥当肢体下落时，肢体无法保持原有的姿势；⑦肢体处于关节频繁的过度伸展而易于移位，被动关节活动范围扩大。

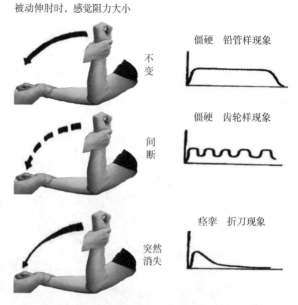

图6-2　僵硬与痉挛的表现

肌张力弛缓的特征是由于对感觉刺激和神经系统传出指令低应答性所导致的肌张力降低，主要原因如下。

（1）影响小脑或椎体束的上运动神经元损害，可为一暂时性状态，如脊髓损伤的脊髓休克阶段。

（2）外周神经系统的下运动神经元损害。

（3）原发性肌病，如重症肌无力。

二、肌张力的影响因素

1. 体位的影响　不良的姿势和肢体放置位置可使肌张力增高，如痉挛期脑卒中患者，仰卧位时患侧下肢伸肌肌张力可增加。

2. 精神因素的影响　紧张和焦虑情绪及不良的心理状态都可以使肌张力增高。

3. 并发症的影响　有感染、便秘、疼痛、关节挛缩等并发症时，肌张力可增高。

4. 神经状态的影响　中枢抑制系统和中枢易化系统失衡，可使肌张力发生变化。

5. 局部压力改变的影响　局部肢体受压可使肌张力增高，如矫形器制作不当，导致局部肢体受压，受压肌肉张力升高。

6. 疾病的影响　如骨折发生后，可使肌张力增高。

7. 药物的影响　如烟碱可明显增加脊髓损伤患者的痉挛程度；巴氯芬则有抑制脊髓损伤患者痉挛发生的作用。

8. 外界环境的影响　当气温剧烈变化时，肌张力可增高。

9. 主观因素的影响　患者对运动的主观控制作用，肌张力可发生变化。

第 2 节　评 定 技 术

一、肌张力评定方法

肌张力的评定对康复治疗师开展中枢神经系统损伤的康复具有重要的意义。

1. 病史采集　了解异常肌张力对患者功能的影响。采集病史包括：①受累肌肉及数目；②引发痉挛的原因等。

2. 视诊　注意患者肢体或躯体异常的姿势。观察的内容包括：①不自主的运动变化；②刻板样运动模式等。

3.反射检查　检查患者是否存在腱反射亢进等现象。

4.被动运动评定　被动运动检查可发现肌肉对牵张刺激的反应，通过检查者的手来感觉肌肉的抵抗，体会其活动度和抵抗时的肌张力的变化。肌张力高时，检查者感觉僵硬，运动时有抵抗。肌张力弛缓时，检查者可感觉肢体沉重，且无反应。

（1）腕关节掌屈、背屈

体位：肘屈曲位放于体侧。

方法：检查者一手固定前臂，另一手握住手掌，做腕关节的掌屈、背屈（图6-3）。

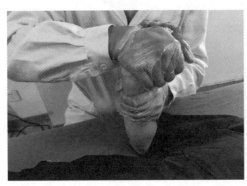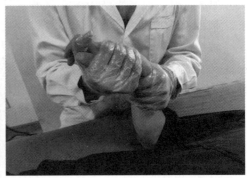

图6-3　腕关节掌屈、背屈

（2）前臂旋前、旋后

体位：肘屈曲位放于体侧。

方法：检查者一手固定肘部，另一手握住腕关节，做前臂旋前、旋后（图6-4）。

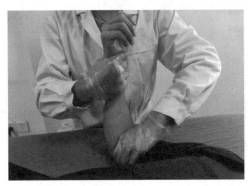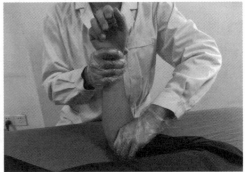

图6-4　前臂旋前、旋后

（3）肘关节屈伸

体位：上肢伸展放于体侧。

方法：检查者一手固定上臂，另一手握住前臂，做肘关节屈伸（图6-5）。

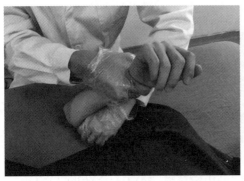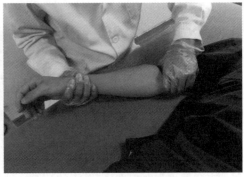

图6-5　肘关节屈伸

（4）肩关节外展

体位：肘屈曲90°，上肢放于体侧。

方法：检查者把持患者手腕和肘关节，做肩关节外展（图6-6）。

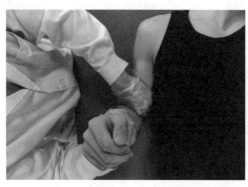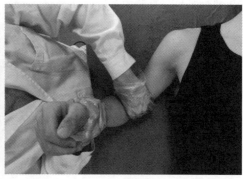

图6-6　肩关节外展

（5）髋、膝关节屈伸

体位：仰卧，下肢伸展。

方法：检查者一手把持踝关节，另一手放在小腿后上部，做髋、膝关节屈伸（图6-7）。

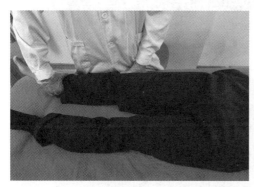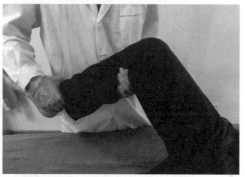

图6-7　髋、膝关节屈伸

（6）髋关节内收、外展

体位：仰卧，下肢伸直。

方法：检查者一手把持踝关节，另一手放在膝部，做髋关节内收、外展（图6-8）。

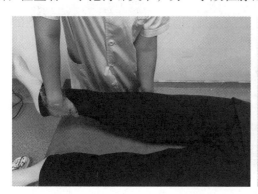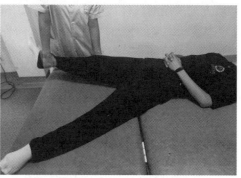

图6-8　髋关节内收、外展

（7）踝关节背屈、跖屈

体位：仰卧，髋膝关节屈曲。

方法：检查者一手置于踝关节近端附近，另一手置于脚掌部，做踝关节背屈、跖屈（图6-9）。

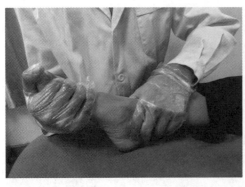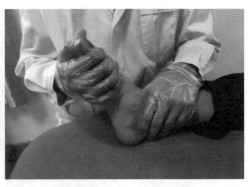

图 6-9　踝关节背屈、跖屈

（8）颈屈伸、侧屈、旋转

体位：仰卧，取出枕头，使颈部探出床边。

方法：检查者双手把持头部，做颈屈伸、侧屈、旋转（图6-10）。

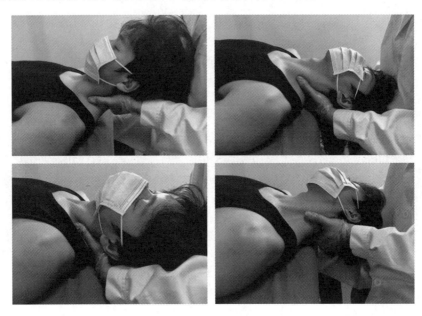

图6-10　颈屈伸、侧屈、旋转

5. 摆动检查　采用对肢体以一个关节作为中心，被动地摆动使其主动肌和拮抗肌交互快速收缩。快速摆动，观察摆动幅度的大小以评定其痉挛的程度。肌张力低下时，摆动振幅增大；肌张力增高时，摆动振幅减小。

（1）上肢摆动运动检查

体位：立位，上肢自然置于体侧。

方法：检查者双手分别置于双肩，让躯干左右交替旋转，对应上肢前后摆动，肌张力低下时，上肢处于摇摆状态；肌张力亢进时，摆动幅度减小（图6-11）。

（2）下肢摆动运动检查

体位：坐在位置较高的地方使足离开地面。

方法：检查者握住患者的足抬起，然后放下，使足摆动，观察下肢摆动至停止的过程。肌张力低下时，摆动持续延长；肌张力亢进时，摆动快速停止（图6-12）。

6. 伸展性检查　检查肢体双侧肌肉的伸展度，如果患侧肢体伸展与健侧相同部位肢体伸展相比出现过伸展，提示肌张力下降。反之，提示肌张力升高。

7. 功能评定　对痉挛或肌张力异常是否干扰坐或站立平衡及移行等功能，以及日常生活活动能力进行评定，包括床上活动、转移、行走和生活自理能力的损害及其程度等。

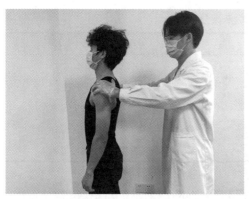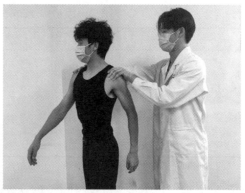

图 6-11 上肢摆动运动检查

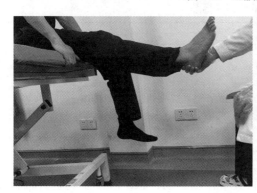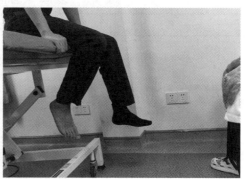

图 6-12 下肢摆动运动检查

二、肌张力临床分级

（一）肌张力弛缓

肌张力弛缓评定标准见表6-1。

表6-1 弛缓性肌张力分级

级别	评定标准
轻度	肌力下降，肢体被放在可下垂的位置后松手，肢体仅有短暂抗重力的能力，随即落下。能完成功能性动作
中到重度	肌力明显下降或消失，肌力0级或1级，将肢体放在抗重力肢位，肢体迅速落下，不能维持规定肢位，不能完成功能性动作

（二）肌张力增高

评定肌张力增高的量表较多，下面介绍一些临床常用的量表。

1. 改良阿什沃思（Ashworth）分级量表　是目前临床上应用最多的痉挛评定量表，具有良好的效度和信度。该表将肌张力分为0～4级，使痉挛评定由定性转为定量。评定标准见表6-2。

表6-2 改良Ashworth分级量表

级别	评定标准
0级	肌张力不增加，被动活动患侧肢体在整个范围内均无阻力
1级	肌张力稍增加，被动活动患侧肢体到终末端时有轻微的阻力
1⁺级	肌张力稍增加，被动活动患侧肢体时在后50%ROM中有轻微的"卡住"感觉，在后50%ROM中有轻微阻力
2级	肌张力轻度增加，被动活动患侧肢体在大部分ROM内均有阻力，但仍可以活动
3级	肌张力中度增加，被动活动患侧肢体在整个ROM内均有阻力，活动比较困难
4级	肌张力重度增加，患侧肢体僵硬，阻力很大，被动活动困难

2. Penn分级法　以自发性痉挛发作频度评定痉挛严重程度，评定标准见表6-3。

表6-3　Penn分级法评分标准

级别	评定标准
0级	无痉挛
1级	刺激肢体时，诱发轻、中度痉挛
2级	痉挛偶有发作，＜1次／小时
3级	痉挛经常发作，＞1次／小时
4级	痉挛频繁发作，＞10次／小时

3. Clonus分级法　以踝阵挛持续时间长短分级评价痉挛程度，见表6-4。

表6-4　Clonus分级法标准

级别	评定标准
0级	无踝阵挛
1级	踝阵挛持续1～4s
2级	踝阵挛持续5～9s
3级	踝阵挛持续10～14s
4级	踝阵挛持续≥15s

4. 被动关节活动度（PROM）检查　以快速进行关节被动运动，感受肢体出现阻力时所在的位置和经过的时间进行评价，见表6-5。

表6-5　PROM检查标准

级别	评定标准
Ⅰ轻度	在PROM的后1/4，即肌肉靠近它的最长位置时出现阻力
Ⅱ中度	在PROM的后1/2时即出现阻力
Ⅲ重度	在PROM的后1/4，即肌肉在其最短的位置时已出现阻力，使PROM难以完成

对痉挛采用量表评定时应遵循各量表的检查条件和检查程序，结合患者病情和功能障碍的综合因素，避免呆板套用。

（三）痉挛的仪器评定

1. 屈曲维持试验　用于上肢肌痉挛的测定。方法是：患者取坐位，患肩屈20°～30°，外展60°～70°，肘关节置于支架上，前臂旋前固定，用一被动活动装置使肘关节在水平面上活动，用电位计、转速计记录肘关节位置角度和速度，用力矩计记录力矩。

2. 钟摆试验　方法是：患者仰卧位，尽量放松肌肉，患侧小腿在床外下垂，当小腿自伸直位自由落下时，通过电子量角器记录摆动情况。正常摆动呈典型的正弦曲线模式，而痉挛的肢体则摆动运动受限，并很快地回到起始位。

3. 便携式测力计　对于长期痉挛的患者可采用此法评定。通过不同速度下的被动运动，记录达到被动运动终点时便携式测力计的读数，来表达痉挛的程度。

4. 等速装置评定方法　主要有等速摆动试验和等速被动测试两种方法。前者是在等速装置上模拟摆动试验的评定方法，后者是在等速装置上完成类似Ashworth评定的量化评定方法。

5. 电生理评定方法　用于评定痉挛和张力过强。多通道表面电极肌电图是较为可取的一种方法，可作为评定的补充方法和科研手段。

（四）注意事项

评定时，需要注意以下事项。

1. 评定前应明确评定的方法、步骤和感受，消除患者紧张情绪。

2. 要求患者尽量放松，由评定者支撑和移动肢体。

3. 检查评定时，患者处于舒适体位，一般采用仰卧位，充分暴露检查部位，对双侧分别进行检查，并比较。

4. 检查时要按一定的顺序进行，以避免遗漏和不必要的重复，检查结果及时记录，并注明检查日期。

5. 所有的运动均应予以评定，且特别要注意在初始视诊时被确定为有问题的部位。

6. 评定者应保持固定形式和持续的徒手接触，并以恒定的速度移动患者肢体。

7. 若欲与挛缩鉴别，可加用拮抗肌的肌电图检查。

8. 在评定过程中，评定者应熟悉正常反应的范围，以便建立估价异常反应的恰当参考。

9. 在局部或单侧功能障碍（如偏瘫）时，注意不宜将非受累侧作为"正常"肢体进行比较。

10. 避免在运动后、疲劳时进行检查。

第 3 节　技 术 应 用

一、神经内科案例

患者王某，女，54岁，因右侧肢体活动障碍15天入院。15天前患者突感头晕跌倒在地，不省人事，家人急送入院，入院后行静脉溶栓治疗。病情稳定后，因右侧肢体无法随意运动，且无法步行，为求进一步康复，遂转入康复医学科。患者发病以来，精神一般，右侧肢体肌肉明显痉挛，不能随意活动，无法步行。肱二头肌腱反射、膝反射、跟腱反射亢进。头颅CT排除脑出血，美国国立卫生研究院卒中量表（NIHS）评分10分。溶栓后NIHS评分3分，患者无牙龈出血等不适情况。

评定任务：请对该患者进行肌张力的评定。

【分析】

由患者信息可知，患者因左侧脑梗死导致右侧肢体运动障碍。由于康复治疗师接诊在患者发病后15天，可观察到患者的右侧腱反射亢进，同时肱二头肌、腕屈肌、指屈肌、股四头肌、小腿三头肌存在持续收缩，预测其右侧肢体肌痉挛。

评定前需先确定肌张力评定的具体部位，因患者主要脑梗死病灶在大脑左侧，因此需要对患者右侧肱二头肌、腕屈肌、指屈肌、股四头肌、小腿三头肌等肌肉的肌张力进行评定。

适用于该患者的肌张力评定方法为改良Ashworth分级量表。

临床评定时，康复治疗师通过观察患者肢体姿势，确定以下两点：①患者未发现不自主运动；②患者上肢屈肌痉挛模式、下肢伸肌痉挛模式。因此康复治疗师需要对患者右侧肱二头肌、腕屈肌、指屈肌、股四头肌、小腿三头肌等肌肉的肌张力进行评定。同时康复治疗师需要观察患者肢体摆动振幅是否减小。如果患侧肢体伸展与健侧相同部位肢体伸展相比出现幅度减小，均提示肌张力升高。

二、神经外科案例

患者张某，男，49岁，因右侧肢体活动障碍3月余入院。3个多月前患者突然跌坐地上，不能自行爬起，无恶心呕吐，无意识障碍，无口角歪斜，言语不清。家人急送至某医院。入院后在全麻下行去骨瓣血肿清除术。术后3天患者出现自主睁眼，术后20天给予康复治疗。为求进一步治疗，特来我院，门诊以"脑出血术后"收治入院。患者自发病以来，夜间睡眠差，饮食可，留置胃管，鼻饲饮食。大小便失禁。体重无明显下降。右侧肢体活动障碍，不能随意活动，无法独立步行。头颅CT示：左侧额颞顶叶脑出血。

评定任务：请对该患者进行肌张力评定。

【分析】

由患者信息可知，患者因左侧额颞顶叶脑出血导致右侧肢体活动障碍。由于患者为发病后3月余，康复治疗师可观察到患者的右侧肌肉萎缩，上肢为屈曲痉挛模式，下肢为伸肌痉挛模式，右侧上肢近端为Brunnstrom Ⅲ期，远端为Ⅱ期，下肢为Ⅳ期，预测其右侧肢体肌痉挛。

评定前需先确定肌张力评定的具体部位，因患者主要脑梗死病灶在左侧额颞顶叶，推断患者肌张力异常是由于上运动神经元损伤导致的肌张力异常。因此需要对患者右侧肱二头肌、腕屈肌、指屈肌、股四头肌、小腿三头肌等肌肉的肌张力进行评定。

适用于该患者的肌张力评定方法为改良Ashworth分级量表。临床评定时，康复治疗师需要对右侧肱二头肌、腕屈肌、指屈肌、股四头肌、小腿三头肌等肌肉的肌张力进行评定。

自 测 题

单选题

1. 下列关于痉挛的叙述，正确的是（　　）

 A. 肌张力高一定是痉挛

 B. 强烈的痉挛即是挛缩

 C. 痉挛常见于上运动神经元损伤

 D. 偏瘫恢复期不出现痉挛

 E. 外界刺激可使痉挛缓解

2. 按自发性肌痉挛发作频度分级的是（　　）

 A. 神经科分级　　　　B. Penn分级

 C. 改良Ashworth分级　D. Clonus分级

 E. 摆动试验结果分级

3. 肌张力增高明显，被动活动困难，按改良Ashworth分级为（　　）

 A. 0级　　　B. 1级　　　C. 2级

 D. 3级　　　E. 4级

4. 按踝阵挛持续时间分级的是（　　）

 A. 神经科分级　　　　B. Penn分级

 C. 改良Ashworth分级　D. Clonus分级

 E. 摆动试验结果分级

5. 下列哪种情况一般不会出现肌肉痉挛（　　）

 A. 脊髓灰质炎　　　　B. 高位脊髓损伤

 C. 脑外伤后遗症期　　D. 脑卒中

 E. 脑性瘫痪

6. 下列哪种情况一般不会出现肌张力低下（　　）

 A. 脑血管意外早期　　B. 脊髓休克期

 C. 颅脑损伤的早期　　D. 周围神经的损伤

 E. 脑血管意外后遗症期

7. 关于改良Ashworth分级，错误的是（　　）

 A. 0级，无肌张力增高

 B. 1级，肌张力轻度增高，受累部分被动屈曲或伸展时有一定的牵拉阻力

 C. 2级，肌张力明显增高，但受累部分容易屈曲和伸展

 D. 3级，肌张力显著增高，被动活动困难

 E. 4级，受累部分僵硬于屈曲或伸展位

8. 下列痉挛的特点，除外（　　）

 A. 肌张力高

 B. 运动迟缓

 C. 下肢伸肌痉挛有助于截瘫患者的行走

 D. 偏瘫患者早期即应该采用抗痉挛体位

 E. 多先发生弛缓性瘫痪

9. 痉挛的特征不包括（　　）

 A. 牵张反射异常　　　B. 腱反射异常

 C. 速度依赖性增加　　D. 运动协调性增加

 E. 运动迟缓

10. 铅管样强直常见于什么疾病（　　）

 A. 脊髓损伤　　　　　B. 帕金森病

 C. 脑出血　　　　　　D. 舞蹈病

 E. 脊髓灰质炎后遗症

（杨　飞）

案例 7-1

赵某，40岁，14天前突发脑梗死入院治疗，现经神经内科治疗后病情平稳，转至康复医学科进行康复治疗。经过初步检查发现：患者左侧肢体偏瘫，感觉检查无异常；四肢肢体关节活动范围无受限，左下肢髋关节屈、伸、外展、内收、外旋、内旋肌群肌力均为2级，膝关节屈、伸肌群肌力均为2级，踝背屈、跖屈、内翻、外翻肌群肌力均为1级；左下肢膝关节、踝关节伸肌张力改良Ashworth 分级 1$^+$级，余肌群肌张力0级；可以自己在床边坐20分钟，可以在1名陪护的少量帮助下站立20秒。患者现在迫切想能够自己站立。

问题：围绕患者的平衡功能康复需要如何对其平衡功能进行评定呢？

第1节 概　　述

一、平衡功能的基本概念

平衡是人体保持一种姿势或受外力影响后调整并维持身体姿势的能力，是人完成运动、日常生活动作的基本能力。评定人体维持身体稳定性的过程称平衡功能评定，平衡功能评定是康复工作中的重要环节。

（一）平衡功能

人体平衡功能的本质是人体通过自发或无意的动作调整人体质量分布使重心落在支撑面上方或支撑面内。支撑面是人体在各种体位下所依靠的接触平面，支撑面的大小和材质均会影响平衡功能，支撑面不稳定、材质柔软等造成支撑面减小，人体维持平衡难度增加；反之则使人体维持平衡难度降低。在平整坚实的支撑面上，人体站立时的支撑面为两足及两足间的面积。当人体重心落在支撑面上方或支撑面内，人体可以维持平衡；一旦人体重心落在支撑面外，则失去平衡（图7-1）。

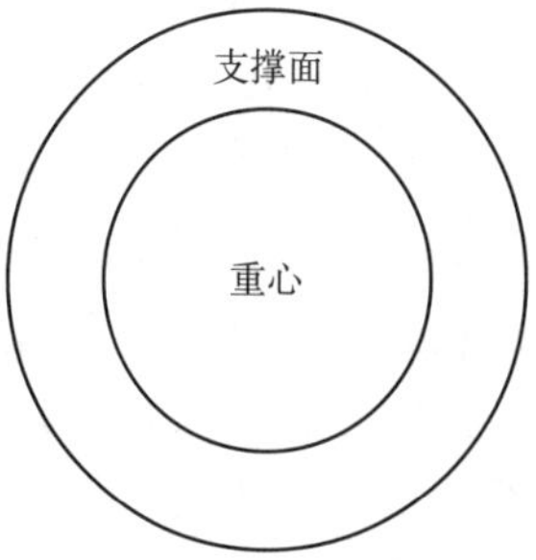

（二）平衡功能的分类

人体平衡根据所受力的来源不同可分为三种不同类型的平衡。

1. 静态平衡　指人体在静止状态时维持身体姿势稳定的能力，如坐、站立维持不动。

2. 动态平衡　指在无外力作用下，身体在自身运动过程中调整和控制身体姿势稳定性的能力，可在一定程度上反映人体随意运动控制能力。如坐着写字、行走等动作均是动态平衡的体现。

3. 反应性平衡　指受外力作用造成人体姿势稳定状态改变，人体通过姿势、重心的调整维持平衡的能力，如保护性伸展反应、跨步和跳跃反应等。

（三）人体稳定极限

人体稳定极限是指正常人体站立时，身体可倾斜的最大角度或在能够保持平衡的范围内倾斜时与垂直线形成的最大角度，在这个范围内人体可以不借助迈步或外力支撑来防止跌倒。稳定极限受支撑

图7-1 重心与支撑面的关系

面的大小和性质影响，其规律与支撑面对人体平衡功能的影响相同。双足自然分开站在平整坚实的平面上时前后方向最大倾斜或摆动角度约为12.5°，左右方向的最大倾斜或摆动角度约为16°。

二、平衡功能的生理学机制

人体平衡功能正常发挥有赖于感觉输入、中枢整合和运动控制三个环节的正常参与和协同工作，其中视觉系统、躯体感觉系统、前庭系统、神经系统和运动系统起着重要作用。

（一）视觉系统

通过视觉输入提供周围环境、身体运动和方向信息，人体可以感知自身与物体之间的距离和运动状态，判断头部和眼睛的视空间定位。视觉系统通过颈部肌肉收缩使头部保持向上直立位和保持水平视线，联合其他系统协同工作，使人体保持或恢复新平衡。一旦躯体感觉系统受到干扰或破坏，视觉系统将在平衡的调节中发挥重要作用。如感觉性共济失调等疾病患者去除视觉输入如闭眼站立，人体将出现身体倾斜、摇晃。

（二）躯体感觉系统

躯体感觉系统由皮肤触、压觉感受器，肌梭，肌腱中的腱器官，关节内的本体感受器等组成，以此感知人体的空间位置、运动状态和人体各部位的相对位置、运动状态。在维持人体平衡和姿势的过程中，与支撑面相接触的皮肤触、压觉感受器向大脑皮质传递有关体重分布和身体重心所在位置；分布于肌梭、肌腱和关节内的本体感受器收集随支撑面变化而出现的人体运动状态、空间位置关系等信息。正常人站立在稳固的支撑面时，主要由足底皮肤的触、压觉和踝关节的本体感觉输入起主要作用，此时即使去除视觉信息输入，人体稳定性也没有显著下降。如踝关节发生扭伤、韧带反复拉伤后，造成本体感受器受损，受伤侧单下肢闭眼站立时的稳定性远弱于未受伤的一侧。

（三）前庭系统

前庭系统由三个半规管内的壶腹嵴、前庭迷路内的椭圆囊斑和球囊斑两类感受器组成。壶腹嵴可以感知头部角加、减速度，椭圆囊斑、球囊斑可以感受头在静止时的地球引力和头部的直线加、减速度。通过对头部位置和运动状态的感知，调控身体各部分随头部所处位置和运动状态做出适当调整，保持身体的平衡状态。当视觉系统和躯体感觉系统感知的信息因各种原因失准或消失时，前庭系统才发挥重要作用。

（四）神经系统

神经系统主要由脊髓、前庭核、内侧纵束、脑干网状结构、小脑和大脑皮质组成多级平衡觉神经中枢，对来自视觉系统、躯体感觉系统和前庭系统传导的信息进行整合，判断上述三种系统传递信息的有效性，这个过程为感觉组织。一般来说，在支撑面坚实稳固、周围环境稳定的情况下，人体主要通过躯体感觉系统作为维持平衡的主要信息来源；如果支撑面条件变化如将支撑面换成软垫，则视觉系统信息成为维持平衡的主要信息来源；一旦出现躯体感觉系统和视觉系统信息均出现障碍或冲突，则由前庭系统作为维持平衡的主要信息来源。中枢神经系统经过正确选择并整合平衡信息后，通过神经传导通路将信息传导至肌肉骨骼系统。平衡的神经传导通路主要由锥体外系和周围神经系统组成，无论上行或下行的平衡信息均有赖于神经传导通路快速、准确的传导。经中枢神经系统整合后的平衡调控信息，通过椎体外系传导至周围神经，最终使骨骼肌产生所需的收缩。此信息传递过程涉及的任何神经一旦因如外伤、自身免疫性疾病等出现损伤，均会导致人体平衡功能水平下降。

（五）运动系统

对于经神经系统传导的运动指令，运动系统将以协同运动模式达到维持人体平衡的目的，协同运动模式下的躯干和下肢肌肉收缩会以固定的组合、时序和强度进行。协同运动主要通过踝关节对策、髋关节对策和跨步对策三种模式来应对外力或支撑面的变化，维持人体平衡或建立新的平衡。

1. 踝调节　指人体站立于稳固支撑面上时，受到较轻微外力或环境干扰，人体重心将以踝关节为轴心进行前后转动或摆动，使人体重心稳定于支撑面上，保持人体平衡（图7-2）。踝调节在应对由人体前向后的外力时，胫前肌、股四头肌、腹肌将依次收缩，使人体重心不会进一步后移。在应对由人体后向前的外力时，腓肠肌、腘绳肌、脊柱旁肌群将依次收缩，使人体重心不会进一步前移。

2. 髋调节　指人体受到较大外力或环境干扰时，重心摆动范围增大，人体将通过髋关节屈伸来调整重心位置，维持自身平衡（图7-3）。髋调节一般在应对较大外力或环境干扰、支撑面较小等情况下出现，其对平衡的调整作用强于踝调节。髋调节在应对人体重心向后摆动时，脊柱旁肌群和腘绳肌将依次收缩进行对抗；在应对人体重心向前摆动时，腹部肌群和股四头肌将依次收缩进行对抗。

3. 跨步调节　指人体受到强大外力或环境干扰时，重心摆动范围显著增大至超出人体稳定极限，髋调节无法使人体平衡，人体将自动向外力的同方向快速跨出一步，重新建立支撑面并调整重心，建立新的人体平衡状态（图7-4）。

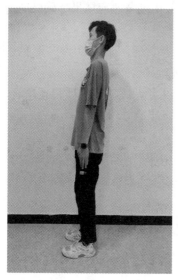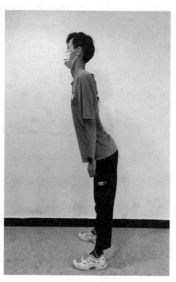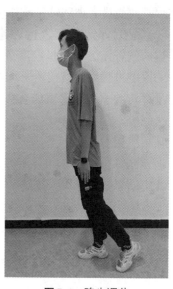

图 7-2　踝调节　　　　　　图 7-3　髋调节　　　　　　图 7-4　跨步调节

运动系统对人体平衡的作用除上述三种调节模式外，人体还使用头、躯干、上肢运动以平衡反应的形式出现维持平衡。运动系统对平衡的调整受经验、感觉输入、外力不同等因素影响，不同的人将会表现出不同的维持自身平衡的能力。

三、平衡功能评定的目的

1. 评价是否存在影响行走或其他日常生活动作的平衡功能障碍。
2. 评价平衡功能障碍的严重程度。
3. 明确平衡功能障碍发生的原因。
4. 指导康复治疗计划的制订和执行。
5. 评价康复治疗的疗效和效费比。
6. 跌倒风险评定。

四、平衡功能评定的适应证和禁忌证

（一）适应证

神经系统损伤如脑血管意外、脑外伤、帕金森病、脊髓损伤、脑瘫、急性炎症性脱髓鞘性多发性神经病（吉兰 - 巴雷综合征）等。肌肉骨骼系统损伤如下肢骨折、人工关节置换、韧带拉伤等。其他导致人体不能维持身体稳定的疾患。

（二）禁忌证

严重心肺疾病，四肢骨折未愈合，其他原因导致受试者无法负重站立，不适宜进行站立平衡功能评定；不能主动配合者不适宜进行动态平衡功能评定。

五、平衡功能评定的一般步骤

（一）与受试者沟通取得同意

在进行平衡功能评定前与受试者进行沟通，沟通内容一般包括平衡功能评定的内容、目的和评定过程中的风险、评定的费用、是否存在替代方案等，取得受试者本人或其授权代理人同意后方可进行评定。

（二）讲解演示评定内容

在评定开始前根据受试者的具体情况选择适宜的平衡评定方法，对受试者讲解评定内容并进行必要的演示，使受试者理解评定动作并准确配合，以便保障受试者安全和提高评定结果准确性。

（三）根据评定内容进行评定并记录数据

根据所选评定方法，提前准备所需工具。评定过程中保护受试者安全，如有必要可以寻找助手协助进行。评定过程中严格按照所选评定方法执行，保证评定结果准确无误。

记录评定数据和结果，如有必要可进行三次测试取平均值，受试者无法达成的项目还应记录因何原因无法完成。

（四）结果分析

根据评测数据结合选用评定方法的参考数据和受试者评定过程中所显示情况，进行综合分析，形成包含评定结果、动作观察描述、平衡功能障碍的原因分析等内容的综合报告。

六、平衡功能评定的注意事项

（一）保护患者安全

保护患者安全是所有平衡功能评定中的重要任务，平衡评定中患者的主要安全风险来自跌倒及其产生的后果如皮下组织挫伤、骨折、脑外伤等。

（二）适当的评定工具

1.评定工具的适用性　根据受试者的基本情况和罹患疾病的不同，选取适当的评定工具。

2.评定工具的信度和效度　信度指测验结果的一致性、稳定性和可靠性，一般信度越高越好。效度指测量工具或方法能够准确反映被测量事物的程度，效度越高测量工具越能准确反映被测量事物。平衡功能评定工具的选择，使用对受试者信度和效度尽可能高的工具。

（三）评定条件一致性

评定条件一致性指进行评定时尽量选择同样的场地、光照、时间、温度和受试者体能、服药状况等，以便同一受试者进行前后对比，不同受试者间对比除上述条件一致外还需同类人群对比。

第 2 节　评 定 技 术

平衡功能评定技术分为观察评定法、量表评定法和仪器评定法三类。在进行平衡功能评定时，需要注意对受试者的身体稳定性、力学分布对称性、动态稳定性等进行观察和评定。稳定性指人体在维持平衡时重心的摆动范围，摆动范围越小越好。力学分布对称性指人体所受重力是否均匀分布在身体两侧，两侧受力分布越对称越好。动态稳定性指在运动过程中，人体维持身体平衡时重心的摆动范围。除此之外，进行平衡功能评定前一般需要先行评定患者关节活动度、肌力、疼痛、精神心理状态等。

一、三级平衡评定

三级平衡评定法是康复中常见的方法，其优点是评定方法简单易行，对平衡功能障碍患者具有一定的筛查效果；缺点是过于粗略和主观，缺乏量化。

（一）坐位平衡

测试前准备适当高度、质地坚固平整的椅子或床等平面，受试者不倚靠他人或借助扶手、靠背等坐于其上。

1. 一级坐位平衡　指在不受外力作用静坐于平面上时，受试者能够维持自身平衡。

2. 二级坐位平衡　指在不受外力作用时，受试者能够维持坐位并按要求向前、后、左、右移动身体重心，或做出如用手摸自己的耳朵等动作后，仍然可以保持坐位稳定。

3. 三级坐位平衡　指在外力作用破坏下，如从旁轻推受试者等动作后，受试者可通过自身姿势或重心调整维持或恢复原来坐位稳定。

（二）站立位平衡

测试前选择安全场地，地面应坚固平整、摩擦力适当，清空周围场地，测试人员在旁保护受试者，防止受试者发生跌倒或磕碰等意外。

1. 一级站立位平衡　指在不受外力作用独立站立于地面上时，受试者能够维持自身平衡。

2. 二级站立位平衡　指在不受外力作用时，受试者能够维持站立位并按要求向前、后、左、右移动身体重心，或做出如伸手触碰大腿等动作，仍然可以保持站立位稳定。

3. 三级站立位平衡　指在外力作用破坏下，如从旁轻推受试者等动作后，受试者可通过自身姿势或重心调整维持或恢复原来站立位稳定。

（三）评定结果与意义

一级坐位平衡表示受试者可维持静态坐位平衡。二级坐位平衡表示受试者可维持自动态坐位平衡。三级坐位平衡表示受试者可维持他动态平衡。三级站立位平衡测试结果与意义同三级坐位平衡。

二、闭目直立试验

闭目直立试验又称Romberg's试验，是常用的共济失调检查方法，由睁眼站立和闭眼站立两部分组成。闭目直立试验可以用来鉴别躯体感觉障碍和前庭系统损害。

（一）闭目直立试验的评定方法

1. 测试前　进行适当讲解，消除患者紧张感，帮助患者理解动作。

2. 检查方法　嘱受试者双足并拢站立，双上肢自然下垂或交叉抱于胸前，如进行增强试验则双上肢水平前伸。受试者首先睁眼站立30秒，此时应观察并记录受试者身体稳定性、力学对称性。此时一旦出现跌倒，则还应对跌倒速度、方向和维持站立的时间进行记录。受试者完成睁眼站立后再闭眼站立30秒，观察记录内容同睁眼。

（二）评定结果与意义

1. 阳性检查结果　受试者睁眼时的身体摆动范围无明显增大，但闭眼时的身体摆动范围明显增大，此时即为闭目直立试验阳性，提示受试者存在感觉性共济失调。

2. 阴性检查结果　受试者睁眼和闭眼时，身体均无异常摆动，此时提示受试者共济无明显受损，需要进一步排查是否存在其他导致障碍的原因。

三、单腿站立试验

单腿站立试验又称Trendelenburg征，可以用来检查臀中肌、臀小肌及股骨头和髋的关系是否正常，反映髋关节的稳定水平。

（一）单腿静态站立试验的评定方法

测试时要求受试者先用一侧下肢单腿站立，对侧下肢抬起，观察受试者患侧下肢臀褶或髂嵴是否均出现上提或下降。再要求受试者更换对侧下肢做出相同动作，观察内容同前。

（二）评定结果与意义

1. 阳性检查结果　当受试者使用一侧下肢负重时，抬起侧肢体下肢臀褶或髂嵴出现下降，提示抬起侧肢体可能患有如先天性髋关节脱位、股骨颈骨折等导致髋关节结构改变的疾病，或患有能够导致臀中肌、臀小肌等肌肉瘫痪、无力的疾病。

2. 阴性检查结果　当受试者使用一侧下肢负重时，抬起侧肢体下肢臀褶或髂嵴向上提起，提示臀中肌、臀小肌和股骨头与髋臼的关系无明显异常。

四、Berg平衡量表评定

Berg平衡量表（表7-1）于1989年由Berg等设计、发表。该量表按从易至难由14个评定项目组成，涵盖了对受试者静态坐位、静态站立位、转移能力、动态站立位平衡的全面评定。Berg平衡量表与跌倒风险具有高度相关性，还与《国际功能、残疾和健康分类》之间具有良好的匹配度，广泛用于临床，是国际上评定脑卒中患者最为常用的量表。

（一）Berg平衡量表评定的方法

1. 测试前准备　秒表、最小刻度为毫米且长度大于30cm的尺子、高度适宜的无扶手椅子一把、高度适宜的有扶手椅子一把、一般高度的台阶或小凳子。

2. 测试要点　受试者如果某个项目测试时无法一次性完成，则需再次测试。对受试者无法完成的项目，计分时记录此项目最低得分。测试时受试者可以选择任意腿负重或上肢前伸距离，但无论如何，受试者在做出动作时应尽量维持身体平衡。

表7-1　Berg平衡量表

评定项目	指导语	0分	1分	2分	3分	4分
1. 从坐到站立	请试着不用手扶自己站起来	需要他人中等或最大的帮助才能站起或保持稳定	需要他人小量的帮助才能站起或保持稳定	几次尝试后自己用手扶着站起	用手扶着能够独立地站起	不用手扶能够独立地站起并保持稳定
2. 无支持站立	请试着不用手扶站立2分钟	无帮助时不能站立30秒	需要若干次尝试才能无支持地站立30秒	在无支持的条件下能够站立30秒	在监视下能够站立2分钟	能够安全站立2分钟
3. 无支持坐位，双脚着地或放在凳子上	请双臂交叉抱拢坐2分钟	无靠背支持不能坐10秒	能坐10秒	能坐30秒	在监视下能够保持坐位2分钟	能够安全地保持坐位2分钟
4. 从站立到坐	请坐下	需要他人帮助坐下	独立地坐，但不能控制身体下降	用小腿的后部顶住椅子来控制身体的下降	借助于双手能够控制身体的下降	最小量用手帮助安全地坐下
5. 转移	请坐到这把椅子上	为了安全，需要两个人的帮助或监视	需要一个人的帮助	需要口头提示或监视才能转移	绝对需要用手扶着才能够安全地转移	稍用手扶着就能够安全地转移
6. 无支持闭目站立	请不用手扶，闭眼站10秒	为了不跌倒而需要两个人的帮助	闭眼不能达3秒，但站立稳定	能站3秒	监视下能够安全地站10秒	能够安全地站10秒
7. 双脚并拢无支持站立	请不用手扶，双脚并拢站立	需要别人帮助将双脚并拢，双脚并拢站立不能保持15秒	需要别人帮助将双脚并拢，但能够双脚并拢站立15秒	能够独立地将双脚并拢，但不能保持30秒	能够独立地将双脚并拢并在监视下站立1分钟	能够独立地将双脚并拢并安全站立1分钟
8. 站立位上肢向前伸并向前移动	请把双上肢抬起至水平，手指伸开并尽量向前够	在向前伸展时失去平衡或需要外部支持	上肢可以向前伸出，但需要监视	能够安全地向前伸出>5cm	能够安全地向前伸出>12cm	能够向前伸出>25cm

评定项目	指导语	0分	1分	2分	3分	4分
9. 站立位时从地上拾物	请把放在你脚前的鞋捡起	不能试着做伸手向下捡鞋的动作，或需要帮助免于失去平衡摔倒	试着做伸手向下捡鞋的动作时需要监视，但仍不能将鞋捡起	伸手向下达2～5cm且独立地保持平衡，但不能将鞋捡起	能够将鞋捡起，但需要监视	能够轻易地且安全地将鞋捡起
10. 站立位转身向后看	请从左侧转身向后看，再从右侧转身向后看	需要帮助以防失去平衡或摔倒	转身时需要监视	仅能转向侧面，但可以维持身体平衡	仅从一侧向后看，另一侧体重转移差	从左右侧向后看均体重转移良好
11. 转身一周	请在原地转一个圈。停，再从另一个方向原地转一个圈	转身时需要帮助	需要密切监视或口头提示	能够安全地转身360°，但动作缓慢	在≤4秒内仅能从一个方向安全地转身360°	在≤4秒内安全地转身360°
12. 双足交替踏台阶	将双脚交替放在台阶上，直到每只脚连续踏4次台阶	需要帮助以防止摔倒或完全不能做	需要商量帮助能够完成＞2次	无须辅助器具在监视下能够完成4次	能够独立站立，完成8次的时间＞20秒	能够安全且独立地站立，20秒内完成8次
13. 无支持双足前后站立	请将一只脚直接放在另一只脚的前方，后边脚的脚尖和前边脚的脚跟接触	迈步或站立时失去平衡	向前迈步需要帮助，但能够保持15秒	能够独立地迈一小步并保持30秒	能够独立将一只脚放在另一只脚前方有间距排列并保持30秒	能够独立将双脚一前一后无距离排列并保持30秒
14. 单腿站立	不用手扶，尽可能长的时间用单腿站立	不能抬腿或需要帮助以防摔倒	试图抬腿，不能保持3秒，但可维持独立站立	能够独立抬腿并保持≥3秒	能够独立抬腿并保持5～10秒	能够独立抬腿并保持＞10秒

（二）评定结果与意义

Berg平衡量表每项得分为0～4分，最大得分56分，最小得分0分，分数越高受试者平衡功能越好。0～20分表示受试者平衡功能差，需乘坐轮椅出行；21～40分提示受试者有一定的平衡能力，可在辅助下步行；41～56分提示受试者平衡功能较好，可独立步行。评分如低于40分提示有跌倒风险。

五、Fugl-Meyer平衡评定

Fugl-Meyer平衡评定是完整Fugl-Meyer评定中的一部分，Fugl-Meyer平衡评定模块由7个项目组成，完整Fugl-Meyer评定还包括运动功能、感官功能、关节活动范围、关节疼痛4个评定模块。

（一）Fugl-Meyer平衡评定的方法

1. 测试前准备　高度适宜的椅子一把。

2. 测试要点　进行无支撑坐位评定时受试者双足应着地；检查"展翅"反应时，应从受检查一侧的对侧轻推受试者，使受试者接近失衡点，观察受试者受检查一侧的上肢有无外展90°试图伸手支撑。评定时按先健侧后患侧顺序进行。受试者患侧每个项目应进行3次测试，如在第一次或第二次测试得满分，则可直接进行下一项测试。具体评测方法和分数见表7-2。

表7-2　Fugl-Meyer平衡量表

检查内容	0分	1分	2分
Ⅰ.无支撑坐位	不能保持坐位	能坐，但不多于5分钟	能维持坐位多于5分钟
Ⅱ.健侧展翅反应	肩部无外展或肘关节无伸展	反应减弱	反应正常
Ⅲ.患侧展翅反应	同上	同上	同上
Ⅳ.支持站立	不能站立	需他人最大支持可站立	一人稍给支持即可站立1分钟
Ⅴ.无支持站立	不能站立	不能站立1分钟或身体摇晃	能平衡站立1分钟以上
Ⅵ.健侧单足站立	不能维持1～2秒	平衡站稳3～9秒	平衡站立不少于10秒
Ⅶ.患侧单足站立	同上	同上	同上

（二）评定结果与意义

每个项目得分均为0～2分，得分越低提示平衡功能障碍越严重。

六、MAS平衡功能评定

平衡功能评定是Carr和Shepherd提出的运动功能评测法（motor assessment scale，MAS）的平衡功能评定部分，MAS运动功能评定总分为48分，其中平衡功能评定部分为12分。

（一）MAS平衡功能评定的方法

1.测试前准备　秒表、适当高度的椅子、最小刻度为毫米且长度大于10cm的尺子。

2.测试要点　如果受试者可以直接完成高分项目则低分项目可以免于测试。具体评测方法和分数见表7-3。

表7-3　MAS平衡功能评定表

	坐位平衡	站位到站立位
0分	完全不能完成	完全不能完成
1分	必须有支撑保持坐位平衡（给予受试者帮助坐起）	在评测者帮助下能够站起
2分	无支撑保持坐位平衡10秒（受试者不抓握任何物体，双膝、足并拢，双足平放在地上）	借助辅助器具站起来，但体重分布不均，需要用手支撑
3分	无支撑能保持坐位平衡，身体前倾，体重均匀分布于两侧（头胸伸展，重心在髋关节前）	自己站起来，体重分布均匀，无须用手支撑
4分	无支撑能保持坐位平衡并可转动头和躯干向后看（双下肢并拢平放在地上，双手放于大腿上，不接触身体）	自己站起来，体重分布均匀并能保持伸直髋、膝5秒
5分	无支撑能保持坐位平衡，身体前倾，手可触摸地面并返回原位坐稳（双足着地，不抓握任何物体，下肢不移动，必要时可支撑患侧上肢，手至少触碰足前10cm地面）	自己站起来并坐下，体重分布均匀，髋、膝完全伸直
6分	无支撑坐在椅子上，向侧面弯腰，手可触摸地面并返回原位坐稳（姿势要求同上）	10秒内自己站起来并坐下3次，体重均匀分布

（二）评定结果与意义

评分可以直接反映受试者的平衡功能水平，与运动功能评测法的其他部分联合使用可以反映出受试者整体运动功能水平，对使用运动再学习技术进行康复的受试者具有重要指导意义。

七、平衡仪评定法

平衡仪评定可以将人体平衡功能相关的重心摆动轨迹、人体受力分布等各种参数进行量化，是一种能够对人体平衡功能进行定量评定的方法。

（一）平衡仪的工作原理

平衡仪采用具有高精度传感器的测力台，测力台通过将人体作用于其表面的垂直应力转化成电信号，结合受试者的身高和体重信息，可以通过特定计算机算法模型计算出人体重心的摆动角度，并通过连续记录重心摆动角度形成重心摆动轨迹，最终得出人体重心移动速度、移动范围、稳定极限等数据并将其数值显示于计算机上。

（二）静态平衡仪平衡评定

静态平衡仪（图7-5）平衡评定指受试者在静止站立下进行的平衡评定，主要用来评价人体静止站立状态下重心摆动的范围、轨迹和稳定极限。静态平衡仪平衡评定主要有睁眼、闭眼两个测试过程。

1. 测试前准备　在每项测试开始前向受试者讲解评定过程，调试平衡仪，重置测力台，录入受试者基本信息并登陆。

2. 评定方法　受试者站立于测力台上不动，先进行

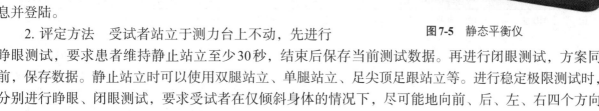

图7-5　静态平衡仪

睁眼测试，要求患者维持静止站立至少30秒，结束后保存当前测试数据。再进行闭眼测试，方案同前，保存数据。静止站立时可以使用双腿站立、单腿站立、足尖顶足跟站立等。进行稳定极限测试时，分别进行睁眼、闭眼测试，要求受试者在仅倾斜身体的情况下，尽可能地向前、后、左、右四个方向倾斜重心，如果移动时因迈步等原因导致数据失真则需重新测试。

3. 结果记录与分析

（1）重心移动轨迹形态：正常人重心摆动轨迹形态通常集中于坐标图的中心附近并有正常的摆动，疾病状态下将根据疾病对平衡功能的损害和人体代偿能力出现不同轨迹，可以帮助判断疾病的类型。

（2）重心移动轨迹长度：为重心移动的所有轨迹总长，通常与人体重心轨迹包络面积共同使用。重心移动轨迹总长除以重心轨迹包络面积可以计算得出单位面积轨迹长。单位面积轨迹长在正常人群中睁眼和闭眼站立时的区别不大，可以敏感地反映出躯体感觉在人体平衡中的功能水平。

（3）稳定极限：稳定极限范围越大越好，但需对比睁眼和闭眼时稳定极限。如偏瘫等疾病会造成睁眼和闭眼时稳定极限均下降，但闭眼时比睁眼时下降更多。

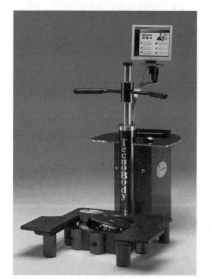

图7-6　动态平衡仪

除上述常用分析指标外，还有重心移动范围、重心移动中心点平均偏移距离、Romberg率等。

（三）动态平衡仪平衡评定

动态平衡仪（图7-6）由于配置了可以不同速度进行多方向运动并可倾斜的测力台，可对人体控制重心向各方向移动时的稳定性和重新建立平衡的能力进行评测。动态平衡仪较静态平衡仪主要优势在于一旦加装静态支持组件后便可以进行静态平衡测试，拆卸静态支持组件后可以进行动态平衡测试。此外，动态平衡仪还可以模拟部分人在实际生活中的活动，并通过与之相匹配的计算机软件进行平衡生物反馈训练，提高受试者的平衡功能恢复水平。

1. 测试前准备　基本同静态平衡仪平衡评定，需额外设置测力台阻力并录入阻力信息。

2. 评定方法　基本同静态平衡仪平衡评定，注意动态测试时保护受试者安全。注意动态平衡仪平衡测试不用作稳定极限测试。

3. 结果记录与分析　基本同静态平衡仪平衡评定。

八、其他平衡评定法

（一）平衡反应观察

平衡反应指人体原有平衡状态因重心或支撑面改变而被破坏时，人体为恢复原有平衡或重新建立平衡所做出的保护性反应。从反应时间和运动时间两方面对平衡反应进行观察，反应时间指平衡状态破坏时到出现保护性动作的时间，运动时间指出现保护性动作的时间到人体重新建立平衡的时间。平衡反应跟随人体发育形成，是一种受大脑皮质、基底节与小脑共同调控的自主反应。

正常人平衡反应形成后终生存在，但在脑血管意外等疾病后可能减退或消失。在进行检查时，若被检者仅局部出现阳性反应，应记录为阴性。对成人而言，一般阳性反应为正常反应，阴性反应为异常反应。平衡反应检查详见表7-4。

表7-4　平衡反应检查

检查项目	检查体位	检查方法	阳性反应（正常反应）	阴性反应（异常反应）
1. 俯卧位平衡反应	被检者俯卧于平衡板上或巴氏球上，四肢伸展	倾斜平衡板或巴氏球	头及躯干出现调整避免跌落，上倾侧肢体外展、伸展，下倾侧肢体可见保护性伸展反应	头及躯干未做出调整以避免跌落，四肢未见相应平衡反应和保护反应
2. 仰卧位平衡反应	被检者仰卧于平衡板上或巴氏球上，四肢伸展	倾斜平衡板或巴氏球	头及躯干出现调整避免跌落，上倾侧肢体外展、伸展，下倾侧肢体可见保护性伸展反应	头及躯干未做出调整以避免跌落，四肢未见相应平衡反应和保护反应
3. 坐位平衡反应	被检者坐于椅子上	将被检者上肢向外侧拉	头及躯干出现调整以避免跌倒，未被拉一侧肢体外展、伸展，被拉侧肢体可见保护性伸展反应	头及躯干未做出调整以避免跌倒，四肢未见相应平衡反应和保护反应
4. 膝手位平衡反应	被检者在检查床上维持膝手位	将被检者躯干一侧推向对侧	头及躯干向推力与身体接触侧屈曲，同时此侧肢体伸展、外展，对侧肢体可见保护性伸展反应	头及躯干未做出调整以避免跌落，四肢未见相应平衡反应和保护反应
5. 跪位平衡反应	被检者跪于检查床上	将被检者向外侧拉	头及躯干向被拉的反向屈曲，未被拉侧肢体外展、伸展，被拉侧肢体可见保护性伸展反应	头及躯干未做出调整，四肢未见相应平衡反应和保护反应
6. 站立平衡反应	被检者自然站立	将被检者从前向后推或从后向前推	从前向后推时，头、肩、上肢前屈，躯干、髋、足趾屈曲。从后向前推时，头、肩、上肢后伸，躯干、髋、踝、足趾伸展	被检者未做出相应反应
7. 迈步反应	被检者自然站立，检查者抓握其双肩	将被检者向前、后、左、右推	脚向相应方向迈出一步，头和躯干做出调整	未见迈步，头和躯干未做出相应调整

（二）站立-走计时测试

站立-走计时测试（the timed "up and go" test，TUGT）是一种快速定量评定功能性步行能力和跌倒风险的测试，其与Berg平衡量表、Barthel指数和步行速度呈负相关。TUGT对脑卒中、下肢骨折、关节炎、帕金森病、多发性硬化等疾病具有良好的信度和效度且简便易行，在骨科及神经科中广泛使用。

1. 测试前准备　高约45cm、扶手高约20cm有靠背的椅子一把，距椅子3m远处设置明显标志，秒表。

2. 评定方法　受试者穿平时常穿的鞋，坐在准备好的椅子上，身体靠在椅背上，双手放在扶手上，如使用辅助器具则将其握于手中。评测者发出开始指令并开始计时，受试者从椅子上站起，站稳后按平时走路的步态向前走3m，过标记后转身走回椅子前并转身靠椅背坐下，此时计时结束并记录。评测者还需观察受试者在测试过程中是否存在跌倒风险并记录。正式测试开始前，受试者可进行1~2次练习，以确保其能够正确理解测试过程。测试可以进行3次，两次之间休息1分钟，取3次计时平均值为最终计时。

3. 评定结果与意义　见表7-5。

表7-5　TUGT评定结果与意义

TUGT项目				
TUGT计时	<10秒完成，可自由活动	<20秒完成，大部分可独立活动	20~29秒完成，活动不稳定	>30秒完成，存在活动障碍
TUGT跌倒风险	1分：正常	2分：非常轻微异常	3分：轻度异常	4分：中度异常	5分：重度异常

（三）功能性前伸试验

功能性前伸试验（FRT）可以用于老年、脑卒中、关节炎等多种类型人群的跌倒风险评定。FRT简单易行，仅需一把尺子即可开展，信度与效度良好。

1. 测试前准备　一把足够长的最小刻度为毫米的尺子。

2. 评定方法　受试者站立，待测试一侧肩峰与尺子平齐，肩关节前屈90°，肘关节伸直，手握拳，此时测量并记录第三掌骨所在刻度。尺子保持前述位置不变，然后让受试者保持上肢姿势且不移动脚，尽量向前够，此时再次测量并记录第三掌骨所在刻度。两次刻度之差为前伸距离，即前伸距离为第三掌骨在测试中向前移动的距离。

3. 评定结果与意义　前伸距离不足15.24cm，跌倒风险为正常人群平均风险的8倍以上；15.24~25.4cm，跌倒风险为正常人群平均风险的4倍以上；25.4cm以上，最小跌倒风险。

第 3 节　技 术 应 用

一、骨 科 案 例

小李今年20岁，2个月前因打篮球投篮下落时不慎造成右侧崴脚，当时未经特殊处理。休息2周后小李感觉右踝已经痊愈。此后的6周内，小李右脚再次扭伤3次，于是寻求康复治疗师的帮助。

评定任务：请对该患者的平衡功能进行评定。

【分析】

崴脚即踝关节扭伤，是由于踝关节超正常范围活动引起的损伤，扭伤部位通常疼痛、肿胀并伴有关节不稳。

关节、韧带及周围肌组织附有躯体感觉感受器，在踝关节扭伤后局部组织水肿、疼痛等炎症反应，炎症反应同被破坏的组织共同造成躯体感觉障碍引起的平衡功能障碍，同时关节结构稳定性也因组织损伤遭到破坏，因而出现关节不稳，导致人体平衡功能障碍。小李由于未经踝关节稳定性训练而多次右脚崴脚，形成踝关节反复扭伤（习惯性崴脚），踝关节不稳进一步加重。此时，除对组织损伤进行治疗外，也应对踝关节不稳给予纠正重建。

对小李的踝关节进行全面评定，同时使用Berg平衡量表、静态平衡测试仪、动态平衡测试仪进行平衡功能评定，以确定踝关节躯体感觉的受损程度和稳定性水平。

针对小李的情况，在进行平衡功能评定过程中应避免出现踝关节扭伤、跌倒等。

二、神 经 科 案 例

老赵今年40岁，14天前突发脑梗死入院治疗，现经神经内科治疗后病情平稳，转至康复医学科进行康复治疗。经过初步检查发现：老赵左侧肢体偏瘫，感觉检查无异常；四肢肢体关节活动度无受限，左下肢髋关节屈、伸、外展、内收、外旋、内旋肌群肌力均为2级，膝关节屈、伸肌群肌力均为2级，踝背屈、跖屈、内翻、外翻肌群肌力均为1级；左下肢膝关节、踝关节伸肌张力改良Ashworth分级1⁺级，余肌群肌张力0级；可以自己在床边坐20分钟，可以在1名陪护的少量帮助下站立20秒。老赵现在迫切想能够自己站立。

评定任务：请对该患者的平衡功能进行评定。

【分析】

患者脑梗死造成中枢神经损伤，中枢神经系统的整合作用减退，中枢对左侧肢体骨骼肌的控制能力减退，同时因患者运动量减少已达14天，骨骼肌出现废用，多方面原因共同作用导致肌肉力量减退，左下肢各肌群肌力均不足以对抗自身重力。此外，还需要明确老赵躯体感觉系统功能是否存在障碍。

为明确老赵平衡功能障碍的原因和严重程度，至少需要对其进行三级平衡分级检查、平衡反应检查和Berg平衡量表评定。

针对老赵的平衡功能评定，先利用三级平衡分级检查对其平衡功能进行分析和判断，再进行平衡反应检查和Berg平衡量表评定，过程中注意避免跌倒等不良事件发生。

自 测 题

单选题

1. 关于平衡的描述正确的是（　　　）

   A. 平衡是维持身体不动的能力

   B. 人体重心位于支撑面外人体可以维持平衡

   C. 在随意运动中无法调整姿势

   D. 无法对外来干扰做出反应

   E. 是人完成日常生活、运动的基本能力

2. 关于支撑面与人体稳定极限的关系，描述不正确的是（　　　）

   A. 在柔软的支撑面上人体稳定极限减小

   B. 在平整坚实的支撑面上人体稳定极限最大

   C. 在凹凸不平的支撑面上人体稳定极限减小

   D. 在平整坚实的支撑面上，人体左右方向的最大倾斜或摆动角度约为12.5°

   E. 稳定极限受支撑面大小和性质影响

3. 下列不涉及平衡功能评定的是（　　　）

   A. 改良Ashworth分级　　B. Berg量表

   C. MAS评定　　　　　　D. Fugl-Meyer评定

   E. 单腿站立试验

4. Berg量表主要用于评价（　　　）

   A. 平衡功能　　　　　　B. 关节活动范围

   C. 吞咽功能　　　　　　D. 言语功能

   E. 认知功能

5. 关于人体平衡调节，正确的是（　　　）

   A. 人体需应对的外力较大时使用踝调节

   B. 人体需应对的外力较小时使用髋调节

   C. 人体需应对强大外力使用跨步调节

   D. 肌肉力量不对人体平衡产生影响

   E. 肌张力不对人体平衡产生影响

6. Berg平衡量表得分20分表示（　　　）

   A. 受试者可在辅助下步行

   B. 受试者需乘轮椅出行

   C. 受试者无跌倒风险

   D. 受试者可进行独立步行训练

   E. 受试者应进行他动态站立平衡训练

7. 下列属于平衡功能评定的是（　　　）

   A. PULSES　　　　　　B. Katz指数

   C. MMSE　　　　　　　D. FIM

   E. TUGT

8. 关于平衡仪平衡评定，错误的是（　　　）

   A. 静态平衡仪可以对人体平衡能力进行定量评价

   B. 动态平衡仪可以对人体平衡能力进行定量评价

   C. 动态平衡仪加装固定模块后可以对人体静态平衡进行评价

   D. 动态平衡仪无法测量人体重心移动轨迹

   E. 动态平衡仪测试更贴近人体实际运动

9. 下列对人体平衡造成影响最大的是（　　　）

   A. 全髋关节置换术后　　B. T_6完全性脊髓损伤

   C. 全膝关节置换术后　　D. 踝关节反复扭伤

   E. 股骨干骨折内固定术后

10. 下列不适合进行平衡功能评定的是（　　　）

   A. 骨性骨痂已形成的骨折

   B. 骨折线清晰可见的骨折

   C. 全膝关节置换术后8周

   D. 全髋关节置换术后8周

   E. 踝关节扭伤后3天

（魏龙飞）

第**8**章
协调功能评定

案例 8-1

　　廖某，女，52岁，主诉头晕、行走不稳4年并进行性加重2年。患者4年前无明显诱因出现头晕、步态不稳等症状，但尚能独立行走，近2年上述症状呈进行性加重。体格检查：神志清楚，双眼可见粗大的水平眼震。行走时步基增宽，四肢肌力正常，肌张力减低。双侧指鼻试验欠稳准，双侧快复轮替试验笨拙，跟-膝-胫试验欠稳准，直线行走不能，龙贝格征（Romberg sign）阳性，反跳试验阳性。双上肢意向性震颤，双侧查多克征（Chaddock sign）阴性，右侧巴宾斯基征（Babinski sign）阳性，左侧巴宾斯基征阴性。

　　问题：1. 请指出该患者做了哪些协调方面的功能评定？
　　　　　2. 请思考上述协调功能评定各试验的具体操作方法。

第1节　概　　述

一、定　　义

　　协调是指人体产生平滑、准确、有控制的运动能力，它要求有适当的速度、距离、方向、节奏和肌力。包括按照一定的方向和节奏，采用适当的力量、速度和距离，达到准确的目标等几个方面。协调运动是指在中枢神经系统控制下，与产生特定动作或运动相关的肌群以一定的时空关系共同作用，从而产生平稳、准确、有控制的运动。不协调是形容运动紊乱的一般性术语，通常是指笨拙的、不平衡的和不准确的运动。

二、协调功能障碍的常见类型与表现

　　协调运动的产生主要由小脑、基底节和脊髓后索三个神经支配区域参与和调控，主要用于维持肌张力、协调运动和姿势平衡。协调功能障碍可称为共济失调，根据中枢神经系统中不同的病变部位可将共济失调分为小脑共济失调、基底节共济失调、脊髓后索共济失调三种。

　　（一）小脑共济失调

　　小脑病变根据部位不同，主要表现为四肢和躯干对距离缺乏判断力和精细协调。小脑共济失调的特点是不受视觉影响，无深、浅感觉障碍。具体表现如下。

　　1. 辨距不良　对距离的判断力不佳，达不到目标或超过目标。如患者伸手取茶杯时，肘过伸，手在茶杯上方摆动，然后才能将其拿起。

　　2. 姿势性震颤　患者站立位时身体前后摇摆，坐位时如手脚合拢，躯干与头颈则出现摇晃。

　　3. 意向性震颤　患者随意运动时，手脚越接近目标，震颤越明显。

　　4. 轮替运动障碍　完成快速交替动作困难。

　　5. 运动分律　所完成的活动不是一个平滑的动作，而是一连串运动成分。

　　（二）基底节共济失调

　　此类病变的特点主要是肌张力发生改变和随意运动功能障碍。具体表现如下。

1. 震颤 多表现为四肢、头部、颚、嘴唇等部位以各种振幅和周期进行振动的现象。帕金森综合征常见静止性震颤现象，即随着有目的的运动震颤逐渐减轻或消失。

2. 抽搐 躯干和接近躯干的四肢肌肉急骤的大幅度运动，可见到激烈振臂的运动，很多情况发生在一侧。

3. 手足徐动 主要见于四肢末端间歇性的、缓慢的、不规则的手足扭转运动，肌张力忽高忽低，交替出现于相互对抗的肌群。

4. 舞蹈症 主要为患者一侧突然出现痉挛性的、有力的、无目的的、不规则的鞭打样运动。

5. 肌张力障碍症 躯干和接近躯干的四肢部分肌肉不断痉挛的状态，且肌张力的变化无可预测，是一种畸形肌异常紧张症。

（三）脊髓后索共济失调

脊髓后索病变主要表现为本体觉和辨别性触觉障碍，不能辨别肢体的位置和运动方向。脊髓后索共济失调的特点是受视觉影响明显。具体表现如下。

1. 平衡紊乱 当受试者闭眼或房间里太黑时，由于视觉反馈的减弱，平衡出现紊乱，站立时，身体左右摇晃倾斜，易跌倒。

2. 步态异常 两脚分开较宽，摇摆不定，高抬腿，步距不等，落地有声，走路看脚。

3. 辨距不良 不能准确摆放四肢位置或不能准确触及某一特定的物体，受试者不用眼看就不能说出检查者在他手上或皮肤上写的字。

第 2 节 评定技术

一、协调评定的目的

1. 明确有无协调功能障碍，评定肌肉或肌群共同完成一种作业或功能活动的能力。

2. 帮助了解协调障碍的程度、类型及引起协调障碍的原因。

3. 为康复计划的制订与实施提供依据。

4. 对训练疗效进行评定。

5. 协助研制协调评定与训练的新设备。

二、协调功能分级

根据协调活动的完成情况，可将协调功能分为 5 级。

Ⅰ级：正常完成。

Ⅱ级：轻度残损，能完成活动，但较正常速度和技巧稍有差异。

Ⅲ级：中度残损，能完成活动，但动作慢、笨拙、明显不稳定。

Ⅳ级：重度残损，仅能启动动作，不能完成。

Ⅴ级：不能完成活动。

三、协调评定的内容

在协调功能评定时，应依次检测以下内容。

1. 完成动作的时间是否正常。

2. 运动是否精确、直接、容易反向做。

3. 加快速度是否影响运动质量。

4. 进行活动时身体有无代偿运动。

5. 不看自己运动时是否影响运动的质量。

6. 受试者是否很快感到疲劳。

四、评定方法

协调功能评定方法主要是观察受试者在维持各种体位和姿势以及完成指定动作时有无异常,能否达到平滑、准确和有控制性。协调功能评定时采取先睁眼、后闭眼分别测评的方式判断受试者有无协调功能障碍。常用的方法有观察法和协调试验等。

(一)观察法

1. 协调功能正常的依据 正常协调运动应该具有以下特征:运动方式的多样性;具有良好的平衡反应能力;当固定身体的某一部位时,具有能使身体的其他部位完成平滑、顺畅运动的能力;观察被测试对象在各种体位和姿势下的启动和停止动作是否准确,运动是否平滑、顺畅,有无震颤。如让受试者从俯卧位翻身至仰卧位,或从俯卧位转换至四点跪位、双膝跪位、单膝跪位、立位等。

2. 观察受试者的日常生活活动 通过与健康人比较,判断受试者是否存在协调功能障碍。

(二)协调试验

协调试验可分为平衡性协调试验与非平衡性协调试验两类。

1. 平衡性协调试验 用于评定身体在直立位时姿势、平衡及静与动的成分。

(1)试验方法

1)在一个正常舒适的姿势下站立。

2)两足并拢站立。

3)一足在另一足前面站立。

4)单足站立。

5)站立时,上肢交替地放在体侧、头上方或腰部。

6)站立时,在保护患者的情况下突然打破平衡。

7)站立时,弯腰,返回直立位。

8)站立时,躯干两侧侧屈。

9)直线走,将一侧足跟直接置于对侧足尖前。

10)侧向走和退步走。

11)正步走。

12)变换速度走。

13)突然停止后再走。

14)环形走和变换方向走。

15)足尖或足跟着地走。

16)站立位睁眼和闭眼,先观察睁眼下平衡,然后闭眼。闭眼下平衡丧失,表明本体感觉丧失,即 Romberg 征阳性。

(2)评分标准

4分:能完成动作。

3分:能完成活动,但需要较少的身体接触加以保护。

2分:能完成活动,但需要大量的身体接触加以保护。

1分:不能完成活动。

2. 非平衡性协调试验 用于评定身体不在直立位时静止与运动的成分,这类试验包括对粗大和精细运动的检查。

(1)试验方法

1)指鼻试验:受试者肩外展90°,肘关节伸直,以示指头触自己的鼻尖,先慢后快,先睁眼后闭眼,反复上述运动(图8-1)。

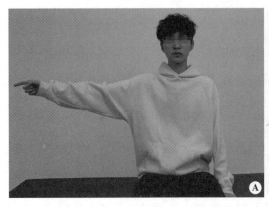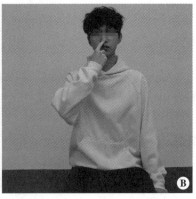

图8-1　指鼻试验

2）指-他人指试验：检查者与受试者相对而坐，检查者将示指放在受试者面前，受试者用示指触及检查者示指头（图8-2）。检查者可通过改变示指位置来评定受试者对改变距离、方向和速度做出反应的能力。

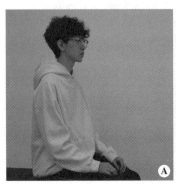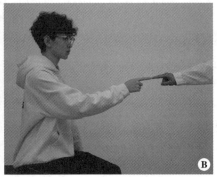

图8-2　指-他人指试验

3）指对指试验：受试者双肩外展90°，肘关节伸直，然后双手靠近，将两示指在中线相触（图8-3）。

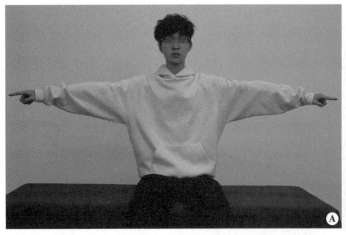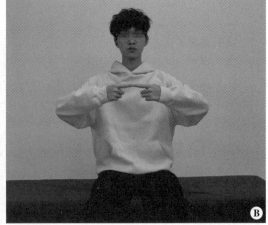

图8-3　指对指试验

4）交替指鼻和指指试验：让受试者用示指交替地指自己的鼻尖和检查者的示指尖，检查者可改变方向和距离（图8-4）。

5）拇指对指试验：受试者拇指尖依次与其他四指尖相触，可逐渐加快速度。

6）握拳试验：受试者交替地用力握拳和充分伸展各指，可逐渐加快速度。

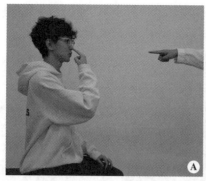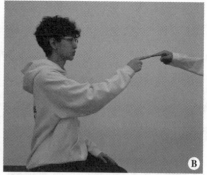

图8-4 交替指鼻和指指试验

7）前臂的旋前与旋后：受试者上臂紧贴身体，屈肘90°，双手张开，一手向上，一手向下，前臂交替旋前旋后，速度可逐渐加快。

8）反跳试验：受试者于屈肘位，检查者给予足够的阻力产生肱二头肌的等长收缩，突然去掉阻力，正常时，拮抗肌群（肱三头肌）将收缩和阻止肢体向受试者头部冲击。为避免异常时前臂和拳反弹击及患者头部，应加以保护（图8-5）。

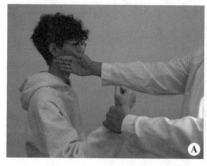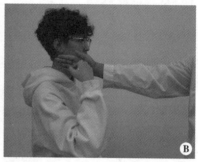

图8-5 反跳试验

9）拍膝试验：受试者坐位屈肘，双手同时或分别以手掌、手背交替翻转拍打膝部，速度可逐渐加快。

10）拍地试验：受试者足跟触地，脚尖抬起做拍地动作，膝不能抬起，足跟不能离地，可以双脚同时或分别做。

11）指示准确：检查者与受试者相对而坐，两者都屈肩90°，肘伸展，伸出示指，示指尖相触。让患者充分屈肩使示指指向天花板，然后再返回原处与检查者示指尖再次相触（图8-6）。正常表现时能够准确回到起始位，异常时偏低或偏高。

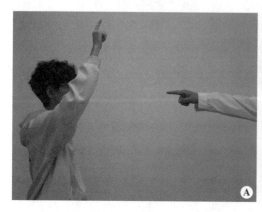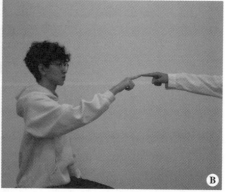

图8-6 指示准确

12）跟-膝、跟-趾试验：受试者取仰卧位，主动抬起一侧下肢，使足跟交替接触对侧下肢的膝部和趾（图8-7）。

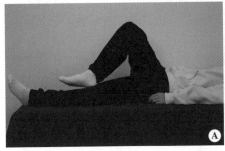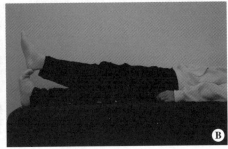

图8-7 跟-膝、跟-趾试验

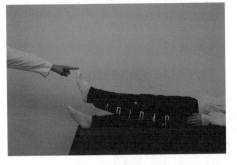

图8-8 趾-他人指试验

13）趾-他人指试验：受试者取仰卧位，主动抬起下肢，让其用趾触及检查者的示指尖，检查者可通过改变示指位置来评定受试者对方向、距离改变的应变能力（图8-8）。

14）跟-膝-胫试验：受试者仰卧，主动抬起一侧下肢，先将足跟放在对侧下肢的膝盖上，再沿着胫骨前缘向下推移（图8-9）。

15）画圆或横"8"字试验：受试者用上肢或下肢在空中画出圆或横"8"字。测评下肢时取仰卧位。

16）肢体保持试验：受试者将上肢保持在向前水平位；将下肢膝关节保持在伸直位。

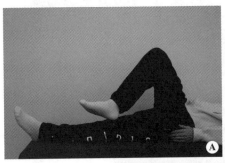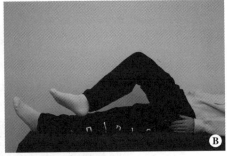

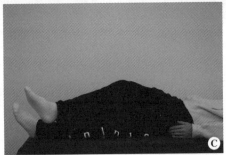

图8-9 跟-膝-胫试验

（2）评分标准

5分：正常完成活动。

4分：轻度障碍，能完成指定的活动，但速度和熟练程度比正常稍差。

3分：中度障碍，能完成指定的活动，但协调缺陷极明显，动作慢、笨拙和不稳定。

2分：重度障碍，只能发起运动而不能完成。

1分：不能活动。

自 测 题

单选题

1. 根据中枢神经病变部位的不同，协调功能障碍可分为（　　）

 A. 小脑性共济失调、脊髓后索共济失调、基底节共济失调

 B. 小脑性共济失调、脊髓侧束共济失调、基底节共济失调

 C. 脊髓侧束共济失调、锥体束共济失调、基底节共济失调

 D. 脊髓后索共济失调、基底节共济失调、脊髓侧束共济失调

 E. 小脑性共济失调、脊髓后索共济失调、锥体束共济失调

2. 下列哪项不是协调功能评定试验（　　）

 A. 指鼻试验　　　　　　B. 拇指对指试验

 C. 握拳试验　　　　　　D. 反跳试验

 E. 钟摆试验

3. 关于协调的说法错误的是（　　）

 A. 人体产生的平滑、准确、有控制的运动能力

 B. 包括按照一定的方向和节奏

 C. 以笨拙的、不平衡的和不准确的运动为特点

 D. 适当的力量和速度

 E. 达到准确的目标

4. 下列哪项不是非平衡协调检查（　　）

 A. 指鼻试验　　　　　　B. 跟 - 膝 - 胫试验

 C. 单足站立　　　　　　D. 拍地试验

 E. 指示准确

5. 在做随意运动时，手足越接近目标，震颤越明显的是（　　）

 A. 静止性震颤　　　　　B. 意向性震颤

 C. 姿势性震颤　　　　　D. 舞蹈症

 E. 手足徐动

6. 患者，男，66岁，因脑卒中入康复医学科治疗，主要表现为震颤、肌张力过高、不自主运动增多，其主要是中枢神经系统哪个部位的病变（　　）

 A. 小脑　　　B. 基底节　　　C. 脑干

 D. 垂体　　　E. 脊髓后索

7. 协调功能评定注意事项正确的是（　　）

 A. 评定时患者必须意识清晰

 B. 被测肢体肌力不足5级无评定意义

 C. 评定前不必说明目的和方法以取得患者配合

 D. 无须区分睁眼和闭眼

 E. 只对患侧进行评定

8. 患者在进行协调功能评定时，能完成指定的活动，但动作速度慢、笨拙、不稳定。在增加运动速度时，完成活动的节律性更差，则评分应为（　　）

 A. 5分　　　B. 4分　　　C. 3分

 D. 2分　　　E. 1分

9. 指鼻试验时睁眼无困难，闭眼时发生障碍提示（　　）

 A. 脑桥损害　　　　　　B. 迷路病损

 C. 小脑损害　　　　　　D. 感觉性共济失调

 E. 运动性共济失调

10. 跟 - 膝 - 胫试验是（　　）

 A. 受试者取仰卧位，用趾触碰测试者手指

 B. 受试者取坐位，足跟触地，足尖拍地，膝不能抬起

 C. 受试者取仰卧位，用对侧下肢足跟交替地触碰同侧膝和踇趾

 D. 下肢膝关节保持在伸直位

 E. 受试者取仰卧，一侧足跟在另一侧的胫前上下滑动

（张效玮）

第9章
步态分析

案例 9-1

患者，男，58岁，左侧脑梗死，右侧偏瘫。专科检查：神志清楚，精神尚可，简单听理解正常，表达困难；右侧鼻唇沟略变浅，伸舌轻度右偏，咽反射减退。平衡检查：坐位/站位为3/2级；关节被动活动度：右肩关节前屈100°，外展50°，内旋50°（均因肩关节疼痛终止）。布伦斯特伦（Brunnstrom）评定（右上肢-手-下肢）Ⅱ-Ⅰ-Ⅳ。改良 Ashworth 分级：右上肢伸肌肌张力0级，屈肌肌张力1级；伸膝肌肌张力1级，踝跖屈1级；右下肢腱反射活跃，巴宾斯基征（+）；右侧肢体浅、深感觉减退；右肩关节半脱位约一横指；扶持下小范围步行，偏瘫步态。

问题：1. 结合该患者下肢功能分析该患者步行训练的要素。
　　　2. Brunnstrom 评定的上肢与下肢有哪些内容？

第 1 节　概　　述

一、步态分析的相关概念

（一）步态

步态是指人类步行的状态，正常情况下，人每天步行几千步，甚至几万步。当足每一次触底和每一次抬起，我们的身体都在不断地重复，而且是周期性地重复。日常生活中常见异常的步态有外八字步态、内八字步态、"O" 形腿步态、"X" 形腿步态、喇叭腿步态、偏瘫步态等。

（二）步态分析

步态分析就是分析步行的状态，特别是在异常的情况下，通过与正常的步行周期进行比较，发现患者存在哪些功能障碍点，然后通过精准的康复治疗的介入解决这些功能障碍点，改善患者的步态。

（三）步行周期

步行周期就是指一只足的足跟接触地面到该足跟再次触底之间的过程，包括支撑相与摆动相（表9-1）。正常状态下，支撑相占60%，摆动相占40%。

表9-1　步行周期

	分期	动作	参与肌群及收缩形式
支撑相	足跟着地 （时间点）	骨盆旋前、下沉、伸髋、伸膝、踝背伸	臀大肌、股四头肌、胫骨前肌
	负荷反应 （时间段：从足跟着地到最大屈膝）	伸髋、屈膝、踝跖屈	臀大肌向心收缩 股四头肌离心收缩 胫骨前肌离心收缩
	支撑中期 （时间段：从最大屈膝到足跟开始抬起）	伸髋、膝过伸、踝背伸	臀大肌向心收缩 小腿三头肌离心收缩

续表

分期		动作	参与肌群及收缩形式
支撑相	支撑末期 （时间段：从足跟抬起到足尖离地）	伸髋、伸膝、踝跖屈	臀大肌向心收缩 股四头肌离心收缩 小腿三头肌向心收缩
	足尖离地 （时间点）	伸髋、伸膝、踝跖屈	臀大肌向心收缩 股四头肌离心收缩 小腿三头肌向心收缩
摆动相	摆动初期 （时间段：从足尖离地到最大屈膝）	骨盆上提、旋前、屈髋、屈膝、踝背伸	同侧腹内斜肌向心收缩 髂腰肌向心收缩 胫骨前肌向心收缩
	摆动中期 （时间段：从屈膝最大到小腿垂直地面）	屈髋、伸膝、踝背伸	髂腰肌向心收缩 股四头肌向心收缩 胫骨前肌等长收缩
	摆动末期 （时间段：从小腿垂直地面到足跟着地）	骨盆旋前、下沉、屈髋、伸膝、踝背伸	髂腰肌向心收缩 腘绳肌离心收缩 胫骨前肌等长收缩

（四）步行的参数

步行的每个周期包括步长、跨步长、步频、足偏角、步宽、步速等参数。

1. 步长　是指每一步前面一只足的足跟与后面一只足的足跟之间的纵向距离（图9-1）。男性正常值为（78±6）cm，女性为（62±5）cm。如果双侧足交替前后的步长距离差别很大，提示可能是前面一只足的摆动障碍；也有可能是后面一只足的支撑相的负重障碍。所以，康复医师或物理治疗师通过步长的评估来判断影响步行的障碍点。

2. 跨步长　又称步幅，是指同一侧的足跟着地到该侧足跟再次着地之间的距离（图9-1）。男性正常值为160cm左右，女性为137cm左右。通过跨步长的测量可以评估出双侧下肢摆动是否对称，异常情况下，常见于长短腿与屈髋屈膝障碍的患者。

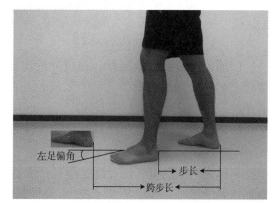

图9-1　步长、跨步长、足偏角

3. 步频　是指每分钟行走的步数。男性正常值为（113±9）步/分，女性为（117±9）步/分。正常状态下，常见平衡能力弱的人群会出现步频的差异，可见于老年人与幼儿的步行。

4. 足偏角　是指步行时，双足的纵向轴线（足跟中点与第二趾骨的连线）与步行方向的夹角（图9-1）。正常值为6.7°～6.8°。足偏角的大小与双侧是否对称是很重要的功能问题，足偏角过大称为"外八字"步态，可以反映出髋关节外旋、胫骨外旋、足过度外展等问题，具体的障碍点可能是软组织紧张、扁平足、肌张力异常等；足偏角过小称为"内八字"步态，具体障碍点可能是软组织紧张、高弓足、肌张力异常等。

5. 步宽　是指步行时双足中心之间的横向距离。正常值为（8±3.5）cm。常见于平衡能力障碍人群，也可能是髋关节处于外展位的患者，具体障碍点可能是软组织挛缩、肌张力异常、关节畸形等，需要进一步评定。

6. 步速　是指单位时间内行走的距离。男性正常值为（91±12）m/min，女性为（74±9）m/min。步速异常常见于平衡能力障碍人群。

二、步态分析的目的

（一）找出功能障碍点

通过详细的定性与定量评定，分析形成异常步态的具体问题。例如，偏瘫患者膝过伸步态，通过各个方位观察患者步行的状态，康复医师或物理治疗师可以判断出的功能障碍点有股四头肌无力（0°～30°屈膝控制障碍）、股四头肌张力异常增高、小腿三头肌挛缩（代偿性膝过伸）等。具体是哪一个功能障碍点，康复医师或物理治疗师还需要针对性的股四头肌肌力检查、股四头肌肌张力检查、小腿三头肌挛缩检查等。

（二）评定功能障碍的程度与分布

临床上常见影响步态的病理性因素有疼痛、肌无力、肌张力异常、关节活动障碍、软组织挛缩等。

1. 疼痛因素　评定疼痛的具体位置、程度、性质、时间等。

2. 肌无力因素　通过评定哪些肌肉无力，而且要明确肌无力的程度，即0～5级的分级。

3. 肌张力异常因素　通过评定哪些肌肉张力异常，以及该肌张力异常是异常增高还是异常降低，康复医师或物理治疗师通过改良Ashworth分级量表评定，明确每一组肌群异常张力的分级。如果影响步态是肌张力紊乱，康复医师或物理治疗师应评定肌张力紊乱影响的平衡功能与协调功能，然后再评定平衡的分级与协调障碍的分布和程度。

4. 关节活动障碍与软组织挛缩因素　影响关节活动度的病理因素包括肌力、关节软组织粘连、关节软组织挛缩等，康复医师或物理治疗师通过评定主动关节活动度来判断主动肌肌力是否正常，通过关节被动活动来判断哪些关节活动障碍、哪些活动方向障碍、活动障碍的程度等。

（三）制订与调整康复计划

1. 原始康复计划的制订　通过分析步行的状态，康复医师或物理治疗师首先要明确影响步态的障碍点，然后列出影响步态的主要问题与次要问题，再告诉患者近期与远期的康复目标及详细的康复计划。

2. 调整康复计划　通过一段时间针对功能障碍点的康复治疗，患者的步态可能有所改善，所以物理治疗师应该调整康复治疗方案；如果患者经过一段时间的康复治疗步态没有改善，康复医师应该组织参与康复治疗的所有物理治疗师召开康复中期评定会议，找出步态没有改善的原因，重新制订新的康复计划。

第 2 节　评定技术

一、步态分析的思路

（一）明确步态分析的三个问题

步态分析分析什么？怎么分析步态？为什么要分析步态？

（二）步态分析的方法

步态分析包括步态定性分析与步态定量分析。

1. 步态定性分析　是指康复医师或物理治疗师通过各方位观察患者的步行过程，结合患者临床表现进行归纳、对比、分析、总结，发现患者存在的功能障碍点，再进行功能障碍点的程度及分布评定，利用文字描述出患者的主要问题与次要问题。

2. 步态定量分析　是指康复医师或物理治疗师借助一定的辅助器具或专门的仪器设备，测量和分析被检者的步行参数，并得出量化的结果。可选用的辅助器具包括卷尺、秒表、量角器、摄像机、滑石粉等，常用的方法是足印法。可记录的参数详见第一节"步行的参数"。

（三）步态分析的步骤

通过问诊以了解患者病史；通过观察步态以发现功能障碍点；通过进一步体格检查以明确患者功能障碍的程度及分布。

1. 问诊　常规的问诊包括现病史、既往史、工作生活娱乐史等。

（1）通过问诊现病史，康复医师或物理治疗师能明确该患者影响步行的症状与体征，初步判断该患者目前步态的影响因素。

（2）通过既往史的问诊，康复医师或物理治疗师可以找出该患者曾经是否出现类似的症状与体征、接受临床与物理治疗的信息、既往发病的频率与时间信息等。

（3）通过询问工作生活娱乐史，康复医师或物理治疗师可以找到更多的影响步态的有关信息，如工作环境、生活方式、运动损伤的影响等。

2. 观察步态　康复医师或物理治疗师通过肉眼观察患者步行过程中身体各个部位的功能障碍情况。主要观察指标包括重心偏移、头的位置、躯干的姿势与活动、上肢的姿势与活动、骨盆的姿势与活动、下肢的姿势与活动、整体平衡能力等。同时，观察者也要记录患者是有条件步行还是独立步行，即扶着步行、佩戴下肢矫形器步行、佩戴肩托步行、使用拐杖（单脚拐、三脚拐、四脚拐、助行器等）步行等。

3. 体格检查　是康复医师或物理治疗师通过肉眼观察发现功能障碍后，寻找引起功能障碍的具体原因。出现步行功能障碍时，患者的功能障碍可能是由于肌无力、异常肌张力、关节活动受限、疼痛等病因所致。

二、正常步态分析

（一）支撑相

1. 支持早期

（1）足跟着地：是指足跟着地的瞬间，是一个瞬间的时间点，不是一个过程（图9-2）。

1）参与的关节与完成的动作：足跟着地的瞬间髋关节从屈曲位开始伸展，膝关节处于伸直位开始屈膝，踝关节处于背伸位开始跖屈。此时的骨盆伴随髋关节屈曲是最大的旋前位与下沉位。

2）参与的肌群：伸髋肌群开始参与控制髋关节从屈曲位后伸，伸膝肌群开始从伸膝位控制膝关节屈曲，踝背伸肌群开始从踝背伸位控制踝跖屈。

3）肌群的收缩形式：由于负荷反应是瞬间的动作，因此，所有肌群应该属于等长收缩。

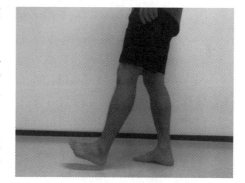

图9-2　足跟着地

（2）负荷反应：是指从足跟着地的瞬间到膝关节屈曲到30°左右的过程，此时，足完全接触地面，属于时间段，也是步行减速的过程（图9-3）。该过程主要是下肢开始负重后的缓冲阶段，最大限度地降低了下肢负重关节的冲量，从而保护了下肢负重关节。

1）参与的关节与完成的动作：髋关节从屈曲位后伸，但是此阶段仍然处于屈曲位，膝关节从伸直位屈曲到30°左右，踝关节从背伸位到跖屈位。

2）参与的肌群：伸髋肌群参与控制髋关节从屈曲位后伸，伸膝肌群开始从伸膝位控制膝关节屈曲，踝背伸肌群开始从踝背伸位控制踝跖屈。

3）肌群的收缩形式：伸髋肌群做等张向心收缩，而伸膝肌群和踝背伸肌群做等张离心收缩。

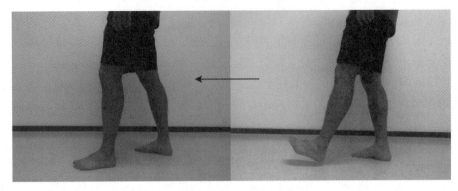

图9-3 负荷反应

2. 支撑中期 是从膝关节屈曲到30°左右及脚掌完全接触地面开始伸直到足跟刚抬离地面的过程，属于时间段（图9-4）。该过程中，人体重心完全转移到这一侧下肢。正常情况下，为了节省更多的能量，膝关节会出现过伸。支撑中期是单侧下肢负重的阶段，此时步行的平衡能力还受到左右稳定性的影响。

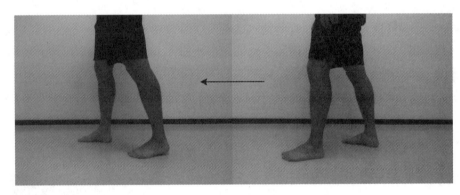

图9-4 支撑中期

（1）参与的关节与完成的动作：髋关节从屈曲位后伸到中立位，膝关节在支撑中期处于中立位，多数情况下，为了节省能量会出现过伸的情况，踝关节从跖屈位到中立位。

（2）参与的肌群：伸髋肌群参与控制髋关节从屈曲位后伸，而且为了维持人体左右的平衡，髋关节的左右平衡受臀中肌影响。伸膝肌群此阶段由于膝关节处于过伸状态，所以股四头肌基本不参与收缩，踝背伸肌群开始从踝背伸位控制踝跖屈。

（3）肌群的收缩形式：伸髋肌群继续做等张向心收缩，臀中肌等长收缩控制髋关节外侧稳定，而伸膝肌群不参与收缩，踝跖屈肌群做等张离心收缩。

3. 支撑末期 是指从足跟抬离地面开始到足尖离地之间的时间过程（图9-5）。此过程主要是步行蹬地加速。

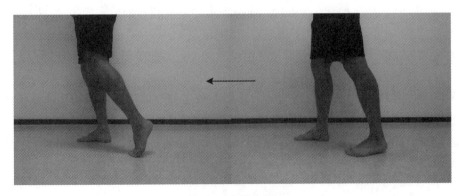

图9-5 支撑末期

（1）参与的关节与完成的动作：髋关节从中立位后伸到最大，膝关节保持伸直位或微屈，踝关节从中立位跖屈到最大。

（2）参与的肌群：伸髋肌群是臀大肌，参与控制髋关节从中立位后伸到最大范围。此阶段控制伸直位或微屈，所以股四头肌基本不参与收缩。踝跖屈肌群是小腿三头肌，开始从踝背伸位控制踝跖屈。

（3）肌群的收缩形式：臀大肌与小腿三头肌做等张向心收缩。

（二）摆动相

1. 摆动初期　是指从足尖离地瞬间到膝关节屈曲到最大的过程（图9-6）。该步行阶段最重要的是要快速屈髋、屈膝、踝背伸，目的是廓清地面。同时，伴随着骨盆的上提和旋前，辅助下肢廓清地面。

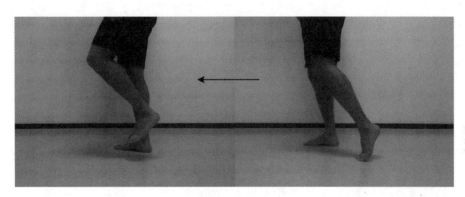

图9-6　摆动初期

（1）参与的关节与完成的动作：髋关节从后伸位屈曲，膝关节从伸直位屈曲到60°左右，踝关节从跖屈位背伸。

（2）参与的肌群：屈髋肌群参与屈髋，屈膝肌群参与屈膝，踝背伸肌群参与背伸。

（3）肌群的收缩形式：髂腰肌、腘绳肌、胫前肌做等张向心收缩。

2. 摆动中期　是指从膝关节屈曲到最大到小腿垂直地面的过程（图9-7）。该过程中骨盆上提到最高，下肢继续廓清地面。

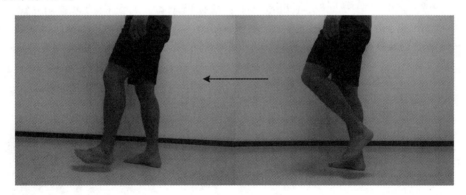

图9-7　支撑中期

（1）参与的关节与完成的动作：髋关节继续屈曲，膝关节加速伸膝。踝关节处于背伸位。

（2）参与的肌群：屈髋肌群继续参与屈髋，伸膝肌群参与伸膝，踝背伸肌群参与背伸。

（3）肌群的收缩形式：髂腰肌与股四头肌做等张向心收缩，胫前肌做等长收缩。

3. 摆动末期　是指从小腿垂直地面到足跟着地的过程（图9-8）。该步行过程的特点是小腿减速向前，直至足跟着地，骨盆继续前旋、下沉以辅助足跟着地。

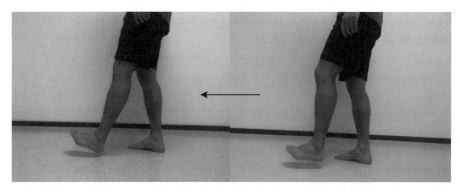

图 9-8 摆动末期

（1）参与的关节与完成的动作：髋关节继续屈曲，膝关节减速伸直，踝关节继续保持背伸状态。

（2）参与的肌群：屈髋肌群参与屈髋，屈膝肌群参与减速伸膝，踝背伸肌群参与背伸。

（3）肌群的收缩形式：髂腰肌、腘绳肌做等张离心收缩，胫前肌做等长收缩。

三、异常步态分析

（一）概述

影响步态最大的两个系统是神经系统和运动系统。当两个系统出现病变时，人类步行时的状态会发生异常。步行时，人体的每个环节都需要参与，如出现关节活动度受限、肌肉无力、关节疼痛、长短腿、肌张力异常等疾病与功能障碍时，步行状态都会出现异常。

（二）常见异常步态

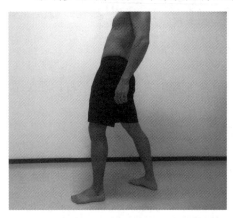

图 9-9 挺胸凸腹步态

1. 臀大肌步态　发生在支撑相。正常情况下，臀大肌是在步行支撑相的开始就会参与髋关节的伸髋控制。当臀大肌无力时，患者足跟着地的瞬间由于股四头肌无力，髋关节无法处于屈曲的状态下伸髋，从而导致患者在足跟着地的瞬间髋关节就处于过度伸髋状态，而这种状态表现为"挺胸凸腹"。临床上也常见于脊髓损伤患者，脊髓损伤患者站立位常见"挺胸凸腹"站姿，步行时表现为"挺胸凸腹"步态（图9-9）。

2. 臀中肌步态　发生在支撑相。正常情况下，臀中肌在支撑相的时候维持髋关节的侧方稳定性，特别是支撑中期控制骨盆处于相对稳定的位置。因为支撑中期是单腿支撑期，对侧下肢的重力会把骨盆往下拉，为了控制对侧骨盆不要过度下沉，支撑腿的臀中肌协同收缩控制骨盆处于相对中立的位置。当一侧臀中肌无力，该侧下肢支撑时，骨盆会出现明显倾斜。

生活中，臀中肌如果肌力偏弱，但没有出现严重的功能障碍的人往往会出现腰部不适、髂胫束摩擦综合征、膝关节不适等。如果出现明显的"左右摇摆步态"，又称"鸭步"，患者为了维持身体力线而出现躯干过度往患侧侧屈、患侧髋过度外展等代偿动作（图9-10）。

3. 股四头肌步态　正常情况下，股四头肌主要在支撑相控制膝关节。而当股四头肌出现不同的病变时，步态也会出现不同。

（1）股四头肌无力步态：发生在支撑相。会出现两种情况：一种是步行进入支撑相时，股四头肌无法控制负荷反应过程，为了达到负重的控制，此时膝关节或出现过伸代偿，即膝

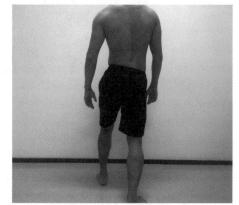

图 9-10 臀中肌步态

过伸步态（图9-11）；另一种是步行进入支撑相时，膝关节屈曲位无法自主控制，所以患者会用手撑在膝关节上完成支撑过程，此时躯干前倾、髋关节屈曲靠上肢和小腿一起支撑负重（图9-12）。

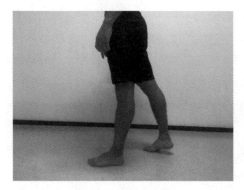

图9-11 膝过伸步态

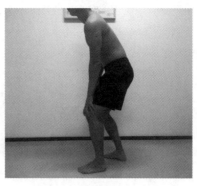

图9-12 股四头肌无力步态

（2）股四头肌痉挛步态：发生在摆动相。股四头肌痉挛常见于中枢神经损伤患者，患者在支撑相与摆动相都会出现异常的状态：步行进入支撑相时，患者步态不会出现负荷反应的过程而会直接表现为过伸状态，即膝过伸步态；步行进入摆动相时，由于股四头肌痉挛，屈髋时，患者膝关节不会出现屈膝状态，类似支腿向前摆动。

4. 胫前肌步态 发生在摆动相。正常情况下，胫前肌在支撑相与摆动相都会参与控制步态。临床上常见与胫前肌有关的异常步态是胫前肌无力步态。步行支撑相由于胫前肌无力，足跟着地瞬间无法控制踝关节处于背伸状态，所以患侧下肢着地瞬间是全脚掌着地。步行摆动相由于胫前肌无力，踝关节无法控制踝关节快速背伸以廓清地面，表现为跖屈状态，正是由于踝关节在摆动初期就处于跖屈，需要髋关节过度屈曲才能使足尖不会擦到地面，故又称足下垂步态和跨栏步态（图9-13）。临床上见于膝关节外侧损伤合并腓总神经损伤、脊髓损伤、脑卒中患者。

5. 小腿三头肌步态 发生在支撑相。正常情况下，小腿三头肌在支撑中期开始参与控制步态，特别是在支撑末期控制步行时足跟抬起加速步行。由于小腿三头肌出现病变而导致异常的步态包括小腿三头肌痉挛或挛缩步态、小腿三头肌无力步态。

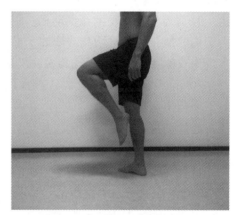

图9-13 足下垂步态

（1）小腿三头肌痉挛或挛缩步态：临床上常见于中枢神经系统损伤患者，包括脑瘫、脑卒中、脑外伤患者。步行支撑相时，有些患者进入支撑相时会伴随膝过伸，有些患者会出现屈髋、屈膝状态下脚尖负重行走步态。

（2）小腿三头肌无力步态：临床上常见于胫神经损伤与脊髓损伤患者。患者步行进入支撑中期时，小腿三头肌无法控制重心前移，前足无法完成负重，导致支撑中期时出现站立位平衡功能障碍，类似于站立位只有足跟负重。如果是脊髓损伤患者，双侧同时负重时，患者支撑面只是连接于足跟的一条线。此时患者为了维持站立位前后平衡能力而出现髋关节过度的屈曲和过伸代偿，即"前后摇摆步态"，而臀中肌步态是"左右摇摆步态"。静态站立时，也会出现髋关节不停地前后摇摆来维持重心在两个足跟之间（图9-14）。

6. 短腿步态 临床上下肢骨折后遗症是出现长短腿步态的主要原因。如果双侧腿长差别超过2.5cm，步行时，患者双侧下肢同时进入支撑相状态下，长的一只腿会出现过度的屈髋、屈膝。而当患侧进入摆动相时，长的一只腿支撑相也会保持屈髋、屈膝状态，又称"跛行步态"。

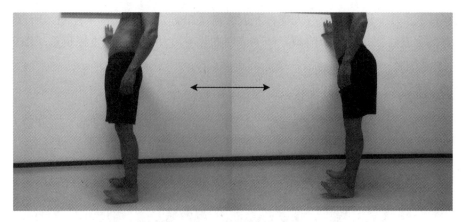

图9-14 小腿三头肌无力步态

7. 疼痛步态　临床上常见于运动损伤患者。当髋、膝、踝关节有损伤后支撑相会诱发损伤结构紧张，此时会引起疼痛，所以步行进入支撑相时会出现明显的不敢负重的现象，表现为患侧下肢支撑相变短，又称"短促步态"。

8. 划圈步态　发生在摆动相。临床上常见于脑卒中患者。当脑卒中患者患侧步行进入摆动相时，由于髂腰肌屈曲控制障碍，患侧下肢无法完成屈髋把下肢向前摆动，出现骨盆过度上提、髋关节过度外旋与外展、躯干过度旋转等代偿动作。

9. 剪刀步态　发生在摆动相。临床上常见于脊髓损伤与脑性瘫痪患者。患者步行进入摆动相时，由于内收肌张力异常增高或挛缩，导致屈髋时髋外展肌群与内收肌群紧张度不平衡而出现过度内收，表现为双侧膝关节相互撞击摩擦，类似双下肢"剪刀样"。

10. 醉酒步态　临床上常见于脑干损伤、小脑损伤、舞蹈症、脑性瘫痪患者。主要表现为患者步行时平衡与协调功能障碍，即当重心偏向一侧时，为了避免跌倒，另外一侧的肌张力会过度增高，把身体重心过度控制到另外一侧，甚至是重心已经超过了稳定极限，这样的步行状态表现为"Z字形"或"醉酒状态"，故又称"Z字步态"或"醉酒步态"。

11. 慌张步态　临床上常见于帕金森病患者。步行时，支撑相与摆动相都很短促，由于平衡能力与协调功能障碍而表现为"慌张""短促""前冲"，又称"前冲步态"。

总之，临床上步行异常的表现还有很多，如上肢屈曲痉挛状态、足内翻、足外翻、骨盆后缩等状态，每种异常状态都是异常的代偿动作，我们要根据详细的临床病史、反复的各个角度观察、分析每个关节运动学参数才能给精准康复提供证据支持。

四、步行能力分级

步行能力分级是临床上判断患者步行能力的最佳方式，也是判断患者预后的功能分级方法。

（一）Hoffer步行能力分级（表9-2）

表9-2　Hoffer步行能力分级

分级	评定标准
Ⅰ 不能步行	完全不能步行
Ⅱ 非功能性步行	借助于膝-踝-足矫形器（KAFO）、手杖等能在室内行走，又称治疗性步行
Ⅲ 家庭性步行	借助于踝-足矫形器（AFO）、手杖等能在室内行走自如，但在室外不能长时间行走
Ⅳ 社区性步行	借助于AFO、手杖或独立可在室外和社区内行走、散步、去公园、去诊所、购物等，但时间不能持久，如需要离开社区长时间步行仍需坐轮椅
时间	
分级	
评定者	

（二）Holden步行能力分级（表9-3）

表9-3 Holden步行能力分级

级别	表现
0级：无功能	患者不能走，需要轮椅或2人协助才能走
Ⅰ级：需大量持续性的帮助	需使用双拐或需要1个人连续不断地搀扶才能行走或保持平衡
Ⅱ级：需少量帮助	能行走但平衡不佳，不安全，需1人在旁给予持续或间断的接触身体的帮助或需使用膝-踝-足矫形器（KAFO）、踝-足矫形器（AFO）、单拐、手杖等以保持平衡和保证安全
Ⅲ级：需监护或语言指导	能行走，但不正常或不够安全，需1人监护或用语言指导，但不接触身体
Ⅳ级：平地上独立	在平地上能独立行走，但在上下斜坡、在不平的地面上行走或上下楼梯时仍有困难，需他人帮助或监护
Ⅴ级：完全独立	在任何地方都能独立行走
时间	
级别	
评定者	

五、常见步态分析仪

（一）便携式步态分析仪GAITRite

便携式步态分析仪GAITRite包括电子走路通道——即步垫、电脑和信号处理器三部分。步垫包含几万个传感器，从而可以测量出人走路状态的各种参数。将该装置与手提电脑相连，利用一个自主研发的软件，可以测量步频、速度、步长等十三种步态参数。数据和步态模式的图像可以在该软件中处理、记录和储存。整个研究过程不足5分钟，十分方便快捷。

（二）SAB-GAIT三维步态分析系统

SAB-GAIT三维步态分析系统通过可穿戴式的无线运动传感器，可以测量有关步态的运动学参数和动力学参数，为步态研究提供有效的数据支持。

该系统凭借生物力学模型有效监测受试者的步态特征，不仅可以帮助在康复中有行走能力缺陷或受损的患者，而且也常用于运动生物力学中进行效率评估，以优化运动员的跑步姿势，提高体育成绩。步态分析能客观、定量地反映客户的步态异常，可测量包括步长、步频、步幅、步数、步速、足偏角、步宽、步行周期及关节屈伸、内旋、外旋、内收、外展曲线等数据，并提供一键式报表。

（三）数字化跑台

数字化跑台可以根据不同速度生成步行周期中负重、躯干屈伸活动、髋膝踝活动数据（图9-15）。在均速情况下，步态分析自动生成负重、步长、步行距离、速度、躯干及髋膝踝活动等数据，并用红色箭头显示双侧差异较大值。

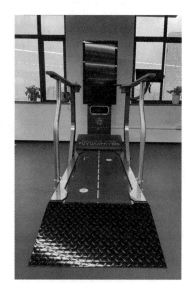

图9-15 数字化跑台

第3节 技术应用

一、骨科案例

患者，男，24岁，双侧髋部步行时疼痛多年，2015年11月患者自觉运动后双侧髋部疼痛，至某医院就诊，于2015年12月15日在腰硬联合麻醉下行右侧髋臼周围截骨术，手术顺利，后予以抗凝、消肿、镇痛等治疗。经过康复后，右髋关节可行走无受限。

2016年10月在腰硬联合麻醉下行左侧髋臼周围截骨术。2个多月前行双侧内固定去除术，现患者行走左侧髋关节受限，髋外侧疼痛，余无明显不适，生命体征平稳，髋部切口轻压痛，切口无明显渗血、渗液等，下肢感觉血运良好。患者为进一步康复治疗于我院就诊，门诊以"髋关节术后"收入我科，患者近半个月来，无胸痛气促、心悸，无发热、咳嗽、咳痰，精神、胃纳好，大小便正常。临床诊断为发育性髋关节发育不良；双侧髋关节髋臼周围截骨术后；功能诊断为双下肢活动功能障碍。

评定任务：请对患者进行异常步态的评定。

【分析】

分析以上病史信息，该患者存在髋关节疼痛、活动受限，而且由于长期的髋关节功能障碍导致可能出现髋周围肌肉萎缩与无力。

作为物理治疗师，我们应该评定髋关节活动范围，明确该患者步行时有无屈髋受限与伸髋受限；同时，我们应该测量双下肢的长度，用以判断该患者步行时是否会出现长短腿步态；该患者左侧髋关节术后2个多月，髋关节处于制动状态，我们应该利用徒手肌力测试MMT检查髋关节周围肌群，如果臀中肌无力，患者步行时，会表现为左右摇摆，即鸭步；如果有臀大肌无力，则表现为挺胸托腹步态。由于该患者髋外侧疼痛，左侧下肢负重时会出现疼痛，所有疼痛步态应该会比较明显。

二、神经科案例

患者，男，54岁，1年余前无明显诱因在打电话时家人发现言语欠清，口角歪斜，当时无肢体乏力，夜间起床时跌倒，自觉右侧肢体乏力，可自行起身并行走就医，就诊于某医院，当时诊断为急性脑梗死，患者肢体乏力逐渐加重，不能独立站立及行走，转入某大学附属医院，当时诊断为大脑动脉闭塞脑梗死（左侧大脑中动脉、烟雾综合征），全麻下行左侧颞浅动脉大脑中动脉搭桥术，手术顺利，术后复查计算机体层血管成像（CTA）显示桥血管通畅，病情平稳后患者在多家医院行康复治疗。2017年4月18日在当地医院超声引导下行A型肉毒毒素注射术，其后继续间断于我院及他院行康复治疗，功能均有改善，现患者仍遗留右侧肢体乏力，右手抓握欠佳，可以步态，为进一步康复治疗来我院就诊，门诊以"脑梗死恢复期"收入我科，发病以来患者精神、饮食、睡眠可，大小便无失禁，近期体重无明显下降。临床诊断为脑梗死后遗症期（左侧大脑中动脉闭塞）；烟雾综合征；左侧颞浅动脉大脑中动脉搭桥术后。功能诊断：右侧偏瘫。

评定任务：请对该患者进行异常步态的评定。

【分析】

分析该患者病史信息，该患者是中风后遗症，我们应该对患者进行详细全面的评定。物理治疗师应该评定该患者偏瘫一侧的关节活动度、肌肉、挛缩、肌张力、感觉等，身体功能也是评定的重点内容，包括上下肢功能、翻身功能、平衡功能、步行功能、转移功能、上下楼梯功能等。作业治疗应该评定上肢的精细操作与粗大运动功能。言语治疗师应该评定患者的吞咽功能、发音功能等。康复工程师应该评定该患者是否需要矫形辅助器具。

针对该患者的步行过程，物理治疗师应该在暴露膝关节时，观察该患者步行时的整体状态。即患者步行时，物理治疗师应该观察患者的头有无偏斜、旋转，上肢是否是屈肌痉挛模式，双侧肩胛有无高低，躯干有无偏斜、旋转，骨盆有无高低，重心是否集中于健侧，下肢是否划圈步态等。

自 测 题

单选题

1. 下面属于步行周期中时间点的分期是（ ）

    A. 足跟着地，摆动初期

    B. 支撑中期，摆动初期

    C. 负荷反应，摆动中期

    D. 支撑末期，摆动初期

    E. 足跟着地，足尖离地

2. 下面有关负荷反应期肌肉参与情况正确的是（ ）

    A. 臀大肌离心收缩

    B. 股四头肌离心收缩

    C. 胫前肌向心收缩

    D. 髂腰肌向心收缩

    E. 腘绳肌离心收缩

3. 膝关节在步行周期的哪个期屈曲角度最大（ ）

    A. 摆动初期   B. 摆动末期

    C. 负荷反应   D. 支撑末期

    E. 摆动初期

4. 下面有关支撑中期肌肉参与情况正确的是（ ）

    A. 臀大肌离心收缩   B. 股四头肌离心收缩

    C. 胫前肌向心收缩   D. 髂腰肌向心收缩

    E. 小腿三头肌离心收缩

5. 下面不是画圈步态代偿动作的是（ ）

    A. 骨盆上提   B. 髋关节外展

    C. 髋关节外旋   D. 踝关节背伸

    E. 足内翻

6. 挺胸凸腹是（ ）

    A. 臀大肌步态   B. 臀中肌步态

    C. 跨栏步态   D. 股四头肌步态

    E. 醉酒步态

7. 下面不是醉酒步态形成原因的是（ ）

    A. 中枢神经病变   B. 肌张力异常

    C. 肌肉挛缩   D. 平衡障碍

    E. 协调障碍

8. 下面异常步态都是发生在支撑相的是（ ）

    A. 膝过伸步态，剪刀步态

    B. 画圈步态，疼痛步态

    C. 摇摆步态，挺胸凸腹步态

    D. 醉酒步态，慌张步态

    E. 小腿三头肌步态，膝过伸步态

9. 挺胸凸腹最开始时发生在（ ）

    A. 摆动初期   B. 摆动中期

    C. 支撑中期   D. 支撑末期

    E. 足跟着地

10. 下面有关摆动中期肌肉参与情况错误的是（ ）

    A. 臀大肌离心收缩   B. 股四头肌向心收缩

    C. 胫前肌等长收缩   D. 髂腰肌向心收缩

    E. 腰背肌等长收缩

（杨发明）

第10章
感觉功能评定

案例 10-1

王某，男，47岁。因"颈部外伤后致四肢活动障碍近2个月"于2010年12月2日入院。患者于2010年10月11日在工地被5m高处坠落石块击中颈背部，当即出现四肢活动不能，神志尚清，不伴头晕、呕吐、头痛、抽搐、大小便失禁、胸闷、呼吸困难等不适。MRI提示：颈4椎体变扁，内见线样长 T_1、短 T_2 信号影，颈3～5椎体上缘相应水平髓内见片状稍短 T_1、长 T_2 信号，信号欠均匀，边界模糊，范围约2.7cm×0.7cm。于2010年11月8日在气管插管全麻下行经前路颈椎手术。术后患者四肢感觉、肌力较前改善，大小便无法自控，需留置导尿管。

问题： 如何为脊髓损伤的患者进行感觉评定？

第1节 概　　述

一、躯体感觉分类

1. 浅感觉　浅感觉的感受器位于皮肤内，受外在环境的理化刺激而产生，包括皮肤及黏膜的触觉、痛觉、温度觉和压觉。

2. 深感觉　是深部组织的感觉，又称为本体感觉，包括运动觉、振动觉、关节觉。深感觉是由于体内肌肉收缩，刺激了肌、腱、关节和骨膜的本体感受器（肌梭、腱梭等）而产生的感觉。

3. 复合感觉　是大脑综合、判断的结果，又称为皮质感觉，包括皮肤定位感觉、两点辨别感觉、体表图形感觉、实体辨别觉。

二、躯体感觉障碍分类

（一）刺激性症状

1. 感觉过敏　指感觉敏感度增高，神经兴奋阈值下降，轻微刺激便引起强烈感觉。大多因外界刺激（如检查时的刺激）和病理过程中的刺激叠加所致。

2. 感觉倒错　指对刺激的认识完全倒错，如非疼痛性刺激（如触觉）却感觉到疼痛，冷觉刺激却感觉到是热觉等。

3. 感觉过度　一般发生在感觉障碍的基础上，感觉刺激阈值增高，不立即产生疼痛（潜伏期可长达30秒），达到阈值时可产生一种定位不明确的强烈不适感，持续一段时间才消失（后作用）。单点刺激往往感受为多点刺激，多见于丘脑和周围神经损害。

4. 感觉异常　指在无外界刺激下出现异常自发性感觉，如麻木感、针刺感、蚁趴感、肿胀感、烧感、沉重感、痒感、电击感、带感、冷热感等，通常与神经分布节段有关，临床上可协助定位。

5. 感觉错位　指刺激一侧肢体时，对侧肢体相应部位感受到该刺激，而真正刺激的部位则未感觉到刺激，常见于右侧壳核及颈髓前外侧索损害，因该侧脊髓丘脑束未交叉到对侧所致。

6. 疼痛　指一种不愉快的感觉和对实际或潜在的组织损伤刺激所引起的情绪反应。从感受器到中枢的整个感觉传导通路的任何病灶刺激都可引发疼痛。没有外界刺激而感觉到疼痛者称为自发性疼痛。

（二）抑制性症状

1. 感觉缺失　指被检者在意识清楚的情况下不能感知刺激。根据部位可分为痛觉丧失、触觉丧失、温度觉丧失、深感觉丧失等。根据程度可分为完全性感觉缺失（即同一部位各种感觉均缺失）和分离性感觉缺失（即同一个部位仅某种感觉缺失而其他感觉保存）。

2. 感觉减退　指神经兴奋阈值增高，需要较强的刺激才能感知、感受到刺激。

三、躯体感觉障碍分型

（一）周围神经型感觉障碍

周围神经型感觉障碍主要表现为某一周围神经支配区感觉障碍。

1. 末梢型　由周围神经末梢受损害引起，出现对称性四肢远端的感觉障碍，越向远端越重，呈手套型、袜筒型感觉障碍，伴有相应区运动及自主神经功能障碍。常见于多发性神经病。

2. 神经干型　当周围神经神经干受损害时，其支配区域的感觉呈条块状障碍。常见的有臀上皮神经炎、股外侧皮神经炎、腓骨颈骨折引起的腓总神经损害、肱骨中段骨折引起的桡神经损害。

3. 后根型　当神经后根或后根神经节受损害时，在其支配的节段范围的皮肤出现带状分布的各种感觉减退或消失，并常伴有放射性疼痛，即神经根痛。常见的如神经型颈椎病所表现的根性放射痛。

（二）脊髓型感觉障碍

脊髓的不同部位及不同程度损害可产生不同的感觉障碍。

1. 脊髓横贯损害　因损害了上行的丘脑束和后索传导束，产生受损节段平面以下的感觉缺失或减退。常见的如横贯性脊髓外伤、急性脊髓炎等。

2. 脊髓半侧损害　当脊髓半侧受损害时，受损平面以下出现同侧深感觉障碍、对侧痛、温度觉障碍等。常见的如髓外肿瘤早期、脊柱外伤等。

3. 脊髓后角损害　脊髓后角受损害时可出现分离性感觉障碍，即节段性分布的痛觉、温度觉障碍，深感觉和触觉存在。常见的如脊髓空洞症。

（三）脑干型感觉障碍

脑干型感觉障碍属于传导束型感觉障碍，症状根据受损部位而异。

1. 分离性感觉障碍　脊髓丘脑束病变时，对侧肢体存在深感觉障碍和感觉性共济失调，而无痛觉、温度觉。

2. 交叉性感觉障碍　延髓外侧部病变，对侧肢体的痛觉、温度觉障碍和病灶同侧的面部感觉障碍。

3. 偏身感觉障碍　脑桥和中脑的内侧丘系、脊髓丘脑束和颅神经的感觉纤维合并在一起，发生损害时产生对侧偏身和面部的感觉缺失。

（四）丘脑型感觉障碍

1. 偏身感觉障碍　血管病变累及腹后外侧核和腹后内侧核，引起对侧偏身所有感觉减退或缺失。

2. 丘脑痛　在感觉障碍的部分恢复过程中，出现对侧偏身自发、难以忍受的剧痛，以定位不准、性质难以形容为特征。通常疼痛值提高，较强的疼痛刺激才能引出痛觉。

3. 感觉过敏或倒错。

4. 非感觉症状　丘脑病变时，若累及外侧膝状体或视交叉时，会产生对侧同向偏盲；若累及内囊后肢时，会出现对侧不完全性偏瘫；若累及丘脑、纹状体及苍白球纤维时，会发生偏身不自主运动。

（五）内囊型感觉障碍

丘脑皮质束通过内囊后肢后 1/3，损伤时出现对侧偏身感觉障碍，常合并运动、视觉受累，表现为"三偏"，即偏瘫、偏身感觉障碍和偏盲。

（六）皮质型感觉障碍

皮质型感觉障碍的特点是精细、复杂感觉损害严重，而痛觉、温度觉、触觉等浅感觉障碍较轻，深感觉、定位觉、两点辨别觉和实体觉发生明显障碍。

1. 局限性感觉性癫痫 大脑皮质中央后回感觉中枢受损，表现为病灶对侧皮肤的相应部位发生阵发性感觉异常，并向邻近区域扩散，也可扩散至皮质运动区而引起癫痫发作。

2. 偏身感觉障碍 大脑皮质感觉中枢受损，产生对侧偏身感觉障碍。一般感觉障碍上肢比下肢重、远端重于近端部位，上肢的尺侧和下肢的外侧常较明显。

3. 感觉忽略 两侧肢体对称部位给予触觉或痛觉刺激，被检者只能感知健侧肢体的刺激。或者同时触觉刺激患侧面部和手（足），被检者只能感知面部的刺激。

第2节 评定技术

一、评定前准备

感觉功能评定常用物品有：①大头针若干个（一端尖、一端钝）；②两支测试管及试管架；③棉签、纸巾或软刷；④4～5件常见物：钥匙、钱币、铅笔、汤勺等；⑤感觉丧失测量器，纸夹和尺子；⑥一套形状、大小、重量相同的物件；⑦几块不同质地的布；⑧定量感觉测试仪。

二、适应证和禁忌证

（一）适应证

1. 中枢神经系统病变 如脑卒中、脑外伤、颅内肿瘤、脊髓损伤等。

2. 周围神经病变 如臂丛神经损伤、坐骨神经损伤等。

3. 外伤 如骨折或切割伤、撕裂伤、烧伤等。

4. 缺血或营养代谢障碍 糖尿病、脊髓炎、雷诺现象（雷诺病）、多发性神经炎等。

（二）禁忌证

意识丧失、严重认知功能障碍、病情不稳定等不能配合感觉评定者。

三、评定方法

（一）浅感觉评定

1. 触觉 嘱被检者闭目，评定者用棉签轻触被检者皮肤，让被检者回答有无一种轻痒的感觉或计数所触次数。每次刺激强度应尽量保持一致，而刺激速度不同。检查顺序为面部、颈部、上肢、躯干、下肢。

2. 痛觉 嘱被检者闭目，评定者先用大头针针尖在被检者正常皮肤区域刺激数下，让被检者感受正常刺激的感觉。然后以均匀的力量用针尖轻刺受检部位，嘱被检者回答："痛"或"不痛"。注意应与健侧比较，并让被检者指出受检部位。对痛觉减弱的检查要从障碍部位向正常部位逐渐移行，对痛觉过敏的检查则要从正常部位向障碍部位逐渐移行。

3. 温度觉 包括温觉及冷觉。嘱被检者闭目，用分别盛有冷水或热水的试管两支，交替、随意地接触皮肤，试管与皮肤的接触时间为2～3秒，嘱被检者说出"冷"或"热"的感觉。测定冷觉的试管温度为5～10℃，测定温觉的试管温度为40～45℃。

4. 压觉 嘱被检者闭眼。检查者用大拇指挤压肌肉，请被检者指出感觉。常从有障碍的部位逐渐延伸到正常的部位。

（二）深感觉评定

1. 运动觉 嘱被检者闭目，检查者轻轻捏住被检者手指或足趾两侧，向上或向下移动5°左右，让被检者说出移动方向，以了解其减退的程度。

2. 位置觉 嘱被检者闭目，检查者将被检者上肢或下肢放到一定的位置，让被检者说出所放的位置，或者将其正常肢体放在相同的位置上。正常者能正确说出或指出正确位置。

3. 振动觉 嘱被检者闭眼，检查者将震动着的音叉放置在被检者的骨骼突出部位，如手指、内外踝等，被检者说出有无振动感和持续时间。

（三）复合感觉评定

1. 皮肤定位觉 嘱被检者闭目，检查者用棉签或手指等轻触被检者皮肤，再由被检者指出所刺激的部位。正常误差手部＜3.5mm，躯干部＜1cm。

2. 两点分辨觉 是测试两点间距离的方法。嘱被检者闭目，用特制的两点辨别尺或双脚规或叩诊锤两尖端，两点分开至一定距离，同时轻触患者皮肤，当被检者感受到两点时，再缩小距离，直至两接触点被感觉为一点，测出两点间最小的距离。两点须同时刺激，且用力相等。

3. 实体觉 指用手抚摸物体后能够确定该物体名称的能力。嘱被检者闭目，被检者抚摸熟悉的物品（如笔、钥匙、硬币等）后，说出该物品的名称、属性。

4. 图形觉 指辨认写在皮肤上的字或图形的能力。嘱被检者闭目，用手指或其他东西（如棉签）在被检者皮肤上划一个几何图形（三角形、圆形或正方形）或写一个数字（1～9），由被检者说出所写的图形或数字。

（四）定量感觉测试

定量感觉测试（QST）是使用特定设备测量轻触觉（或压觉）、振动觉、温度觉（冷觉、温觉）、疼痛觉（冷痛觉和热痛觉）的阈值，定量评价感觉神经功能的一种无创性神经电生理检查方法，也称为感觉阈值测量。常用方法如下。

1. 温度觉 测试的起始温度设为32℃，温度改变率设为增加或减少0.5～5.0℃/s，中断温度为0℃。取几平方厘米的皮肤作为被测试区域，使探头与皮肤接触，测定温度阈值。直至被检者产生冷或热的感觉时，按下停止按钮。

2. 机械觉或针刺觉 包括机械感觉阈值和机械疼痛阈值，测量方法基本相同。测试时，通常使用Von Frey纤维刺激被测试区域的皮肤，每次持续25秒，刺激强度由低逐渐增加，直至被检者感觉到针刺感时的测定值为机械感觉阈值；刺痛时的测定值为机械疼痛阈值。

3. 振动觉 使用分级音叉，将其置于被检者所测试区域的骨性突起部位，直至其感到振动觉完全消失为止。

（五）注意事项

感觉检查主要依靠被检者的主观感受和表达，容易受语言交流、认知功能、意识状态、情绪及精神心理等多种因素影响，造成评定结果的差异，所以感觉评定时需耐心、细致、谨慎。

1. 在被检者意识清醒下进行感觉评定为佳。遇到被检者意识或精神状态不佳，但又必须检查时，只需粗略地观察刺激所引起的反应，以估计被检者感觉功能，如呻吟、面部出现痛苦表情或回缩受刺激的肢体等。

2. 评定前向被检者说明目的和检查方法以取得被检者合作。

3. 评定时需要两侧对称部位进行比较。先检查正常的部位，使被检者知道什么是"正常"。然后请被检者闭上眼，或用东西遮上，再检查患侧。

4. 不用引导性语气提问，避免暗示，必要时反复多次进行评定。

5. 先评定浅感觉，再检查深感觉和复合感觉。

6. 根据感觉神经所支配的区域进行评定。

7. 单次评定时间不宜过长，必要时反复多次评定，以取得正确的结果。

第 3 节 技术应用

一、颈髓损伤感觉评定案例

王某，男，47岁。因"颈部外伤后致四肢活动障碍近2个月"于2010年12月2日入院。患者于

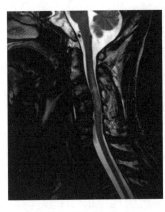

图10-1 颈髓损伤MRI

2010年10月11日在工地被从5m高处坠落的石块击中颈背部，当即出现四肢活动不能，神志尚清，不伴头晕、呕吐、头痛、抽搐、大小便失禁、胸闷、呼吸困难等不适。MRI提示（图10-1）：颈4椎体变扁，内见线样长T_1、短T_2信号影，颈3～5椎体上缘相应水平髓内见片状稍短T_1、长T_2信号，信号欠均匀，边界模糊，范围约2.7cm×0.7cm。于2010年11月8日在气管插管全麻下行经前路颈椎手术。术后患者四肢感觉、肌力较前改善，大小便无法自控，需留置导尿管。

评定任务：如何为脊髓损伤的患者进行感觉评定？

【分析】

患者为典型的颈髓损伤患者，在脊髓休克期过后进行ASIA评分可以有助于评定患者的预后及功能改善情况。而感觉评定是ASIA评定重要的组成部分。定期对康复患者进行评定，可以很好地了解功能障碍改善程度，也是调整康复治疗方案的依据。

由病史可知患者起病近2个月，一般情况下已度过脊髓休克期（可以通过球海绵体反应进行判断，非本节内容，在此不予赘述），MRI显示脊髓损伤位置较高，需要根据ASIA评分表上的感觉平面进行逐层评定。

从患者颈髓损伤情况可以判定四肢有可能存在感觉异常情况，相对面部的感觉是正常，所以可以用面部如额头、面颊部的感觉与患肢感觉进行对比，以判断感觉是减退、消失还是过敏情况。评定过程中，注意要求患者闭眼，同时进行面部和患侧的对比，也要注意左右侧对比，如实记录患者对感觉的反馈。操作过程中，应尽量使用相同的手法、力量进行轻触觉和刺痛觉的评估，以免因操作者手法轻重差异而影响感觉评定结果。

二、桡神经损伤感觉评定案例

李某，男，23岁。因"双上肢撕脱伤后致精细活动受限3个多月"入院。患者因工作时受机器影响引起双上肢皮肤撕脱，以手腕部、前臂为甚。急诊予手术治疗后，遗留术部瘢痕增生、双手功能下降（图10-2）。肌电图提示桡神经中度损伤。

评定任务：如何进行手部感觉评定？

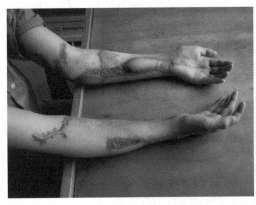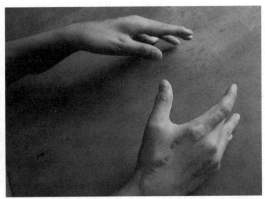

图10-2 桡神经损伤案例外观

【分析】

从病史可知患者存在桡神经损伤，且皮肤撕脱伤面积较大，不确定是否影响上臂的感觉，因此该患者感觉正常点的参照物可以选择面部如额头、脸颊等，也可以选择同侧胸前皮肤如锁骨处皮肤等。

桡神经的感觉评定应该按照神经支配的感觉区域进行，注意仍然需要患者在闭目情况下进行，且需要进行正常和异常的反复对比，以明确是否存在感觉异常变化。最后客观、如实记录感觉评定过程。

自 测 题

单选题

1. 以下属于深感觉的是（　　）
   A. 轻触觉　　　　　　　B. 冷觉
   C. 压觉　　　　　　　　D. 关节位置觉
   E. 实体辨别觉

2. 振动觉属于哪一种感觉类型（　　）
   A. 浅感觉　　　　　　　B. 深感觉
   C. 复合感觉　　　　　　D. 皮质感觉
   E. 皮肤感觉

3. 以下属于刺激性症状的是（　　）
   A. 感觉过敏　　　　　　B. 感觉错失
   C. 感觉减退　　　　　　D. 偏身感觉障碍
   E. 以上都是

4. 为脑梗死患者进行感觉评定时，做法错误的是（　　）
   A. 评定应先评定健侧，再评定患侧
   B. 感觉评定需要两侧对比
   C. 患者常见的感觉障碍为痛觉减退

D. 脑梗死患者应重视评定本体感觉
E. 脑梗死患者因病情不配合，感觉评定时无须闭眼

5. 使用音叉进行感觉评定的是（　　）
   A. 听觉　　　　　　　　B. 骨传导
   C. 运动觉　　　　　　　D. 振动觉
   E. 实体觉

6. 胸5脊髓损伤后进行康复评定，评定结果错误的是（　　）
   A. 胸骨柄水平双侧刺痛觉正常
   B. 脐水平双侧轻触觉减退
   C. 右侧外踝振动觉正常
   D. 双下肢温度觉减退
   E. 肛周皮肤刺痛觉消失

7. 复合感觉评定主要包括（　　）
   A. 皮肤定位觉　　　　　B. 两点分辨觉
   C. 实体觉　　　　　　　D. 图形觉
   E. 以上均是

（赵一瑾）

第11章
心肺功能评定

案例 11-1

李某，女，78岁，退休，反复咳嗽咳痰 10 余年，曾经诊断为"慢性支气管炎，慢性阻塞性肺疾病"，3 天前因为受凉咳嗽加重而住院，经医生给抗炎治疗后略有好转。现患者自感疲劳，咳嗽无力，咳少量白色痰，床头抬高侧卧位，夜间偶尔需要坐起；下床行走至卫生间，感觉疲劳气短。

问题：1. 结合该案例分析患者的主观评定和客观评定各包括哪些内容？
      2. 在给患者做评定时要注意哪些问题？

第 1 节 概 述

一、主 观 评 定

主观评定是通过问诊来获得与疾病相关的信息，进行主观评定时，要注意建立良好的医患关系，用通俗易懂的话细心询问，耐心听取患者的叙述，应注意不要带入主观感受，不要过分关注患者的言谈举止，也不要过度提问，以免影响患者的主诉。在询问过程中，治疗师开始对患者的病情提出假设，系统回顾心血管和呼吸系统、肌肉骨骼和神经系统，以及对认知、语言和患者的学习能力的简要评定，根据病史形成假设，为客观检查奠定基础。

（一）基本资料

1. 现病史 指患者从发病开始到就诊时疾病发生、发展及变化的过程。病史询问过程中勿用引导性话语，问题应简单易懂。

2. 既往史 指患者既往的健康状况，特别是与目前疾病密切相关的疾病史。包括所有的内外科疾病、预防接种史、食物及药物过敏史等，特别是与呼吸系统、心血管系统相关的既往疾病。

3. 药物史 指目前与患者疾病相关的用药，需要了解药物的治疗作用，以及药物对康复治疗的影响。

4. 吸烟史 需要了解患者的年吸烟量"包年"（pack year），即每天吸烟的包数乘以吸烟年数。

5. 家族史 指患者家族中有关成员的健康状况。

6. 家庭环境 指患者的居住环境，包括楼层、是否有电梯、卫生间是否有安全扶手、厕所的类型等。

7. 社会史 需要了解患者的职业、爱好、生活方式、家庭情况、居住和工作的环境等，以及患者对康复治疗的期望值。

8. 病前的活动或运动能力 指患者生病前的运动能力，如能独立步行，需要使用辅助步行器等。

9. 辅助检查、检验结果 包含影像学（胸部X线片、胸部CT）、肺功能、血气分析、心电图、心脏彩超、血液分析、痰液的细菌学检查等。

（二）症状体征

1. 气短 气短相对于呼吸困难症状轻，由于过度劳累或者缺氧所引起，也可能与运动有关。气短的常用评定方法如下。

（1）视觉模拟评分法：一条10cm长的直线，左边一端为0分，表示没有气短，线条最右端为10分，表示气短程度最高且无法耐受（图11-1）。

0 完全无气短　　　　　　　　10气短无法耐受

图11-1　呼吸困难视觉模拟评分图

（2）气短指数：通常使用改良博格（Borg）气短量表来表示气短程度（表11-1），0分表示没有气短，10分代表气短极度严重，到达了极点。

表11-1　改良博格（Borg）气短量表

分值	气短程度
0	没有气短
0.5	极轻微
1	非常轻微
2	轻度
3	中度
4	稍微严重
5	严重
6	
7	非常严重
8	
9	
10	极度严重

2. 呼吸困难　是气短进一步的表现，有可能是由于疾病所引起，比如心脏病、冠心病、肺炎或者呼吸道感染等（表11-2）。

表11-2　常见呼吸困难的情况

类型	描述	常见疾病
端坐呼吸	为了减轻呼吸困难被迫采取端坐位或半卧位	心功能不全
夜间阵发性呼吸困难	平卧休息1～2小时后，被突发的呼吸困难惊醒，坐起后症状缓解	充血性心力衰竭
急性呼吸困难	突然出现的呼吸困难	自发性气胸、肺栓塞等
劳力性呼吸困难	在活动或费力活动时感到呼吸困难	慢性肺疾病、慢性心力衰竭
功能性呼吸困难	休息时感到呼吸困难，而费力活动时无症状，症状出现时会表现出深呼吸或叹气，肺功能测试结果正常	一般见于女性，有精神心理症状者

目前常用修正的医学研究委员会（mMRC）呼吸困难量表来进行呼吸困难的评定，分数越高表示呼吸困难越严重，具体分级见表11-3。

表11-3　mMRC分级量表

mMRC分级	呼吸困难严重程度	计分
0级	剧烈活动引起呼吸困难	0
1级	平地快步走或爬缓坡出现呼吸困难	1
2级	平地快步走/爬缓坡比同龄人慢，或需要停下休息	2
3级	平地行走100m或数分钟后需停下喘气	3
4级	因严重呼吸困难无法离家/穿脱衣服时出现呼吸困难	4

3. 咳嗽　需要了解患者咳嗽的频率、是否伴有疼痛、是否有痰，以及评定咳嗽的有效性。咳嗽能力也是判断气管切开患者是否能拔管的指标之一。常采用半定量咳嗽强度评分（SCSS），此评分为5级，0分表示不能进行指令性咳嗽；1分表示可听见气体通过气管，但无咳嗽；2分表示有轻微的咳嗽；3分表示可听见明显咳嗽；4分表示有较强的咳嗽；5分表示多次连续强烈咳嗽。

4. 痰液　需要了解痰液的量、颜色、性状等。痰液黏稠度的分度见表11-4。

表11-4　痰液黏稠度

分度	性状	描述
I	稀痰	痰液颜色为米汤或者白色泡沫状，易咳出，吸痰后玻璃头内壁痰液无滞留情况
II	中度黏痰	为白色或者黄白色黏痰，需要用力才能咳出，吸痰后玻璃头内壁有痰液但是易冲洗
III	重度黏痰	痰液明显黏稠，为血痰或者黄色伴血丝痰，不易咳出，吸痰后玻璃头内壁痰液大量滞留，不易冲洗，吸痰管会因负压太大而塌陷

5. 胸痛　心肺疾病患者常见的胸痛多来自于胸膜炎、气管炎、心包炎、缺血性心脏病、骨骼肌肉系统疾病等，胸痛的常见类型见表11-5。胸痛的评定需要注意疼痛部位、性质、持续时间，以及是否与活动或运动有关等信息。

表11-5　胸痛的常见类型

类型	描述
胸膜炎所致胸痛	常突然发生，刺痛，可仅在患者深呼吸或咳嗽时出现，或深呼吸或咳嗽时加剧，触诊不可扪及
心源性胸痛	常为钝痛或压榨性胸骨后疼痛，伴或不伴放射至上肢和后背，可伴有心悸、胸闷等症状
心包胸痛	疼痛常位于胸骨后，咳嗽及深呼吸症状可加重，坐位时症状缓解
食管性胸痛	常为胸骨后烧灼样疼痛，疼痛可放射至胸背部，平卧位或前屈位时症状加重
肋骨骨折所致胸痛	有明确的外伤史，影像学检查可确诊，呈局部疼痛，吸气时疼痛加重

二、客观评定

客观评定是在主观评定的基础上对患者进行的查体。进行客观评定时，要按一定顺序进行，避免重复和遗漏，避免反复翻动患者，按照规范的检查顺序进行，并遵循临床推理的理念。

（一）视诊

1. 颈静脉怒张　反映右心功能情况。患者头颈部与水平面呈45°的体位，观察颈外静脉充盈情况，颈静脉充盈超过锁骨上缘至下颌角间距的2/3即可诊断为颈静脉怒张，提示有充血性心力衰竭。

2. 胸廓外形　正常胸廓是两侧基本对称的，严重肺气肿的患者可见桶状胸；鸡胸多见于患有严重哮喘的儿童；漏斗胸偶见于显著肺功能异常的患者；严重的脊柱侧弯导致胸廓外形改变，可引起呼吸衰竭。

3. 呼吸模式　呼吸模式的观察可以提示呼吸系统疾病类型和严重程度的一些信息。正常呼吸频率为12～16次/分，平静呼吸时，吸气是主动运动，而呼气是被动运动。常见异常呼吸模式见表11-6。

表11-6　常见异常呼吸模式

类型	描述	常见疾病
呼吸气促	呼吸频率增加，通常呼吸频率＞20次/分	呼吸系统感染性疾病或心脏疾病发作等
呼吸暂停	呼吸过程中出现的呼吸停止，停止时间＞10秒	多见于呼吸睡眠暂停综合征
通气不足	总通气量减少，动脉血二氧化碳分压增加	镇静状态或使用镇痛剂后
过度换气	总换气量增加，动脉血二氧化碳分压降低	兴奋或换气过度综合征

续表

类型	描述	常见疾病
深长呼吸	呼吸深快,充气过度	代谢性酸中毒
潮式呼吸	呼吸逐步减弱以至停止和呼吸逐渐增强两者交替出现	心脏衰竭,严重的神经功能障碍等
反常呼吸	吸气时胸廓收缩,而在呼气时胸廓扩张	胸部外伤后,多根肋骨或者多处的肋骨骨折的患者、颈段脊髓损伤患者等

4.杵状指 是慢性缺氧的表现,当人体心肺功能出现问题,就会出现缺氧,后期表现为手指或足趾末端增生、肥厚、呈杵状膨大,常见于肺癌、支气管扩张、心肌炎、慢性心力衰竭等。

5.周围性水肿 主要观察四肢水肿,尤其是双下肢,常见于下肢深静脉血栓形成、心力衰竭等。

(二)触诊

1.胸廓活动范围 指呼吸时的胸廓动度,反映呼吸活动时胸廓的活动度大小。检查者双手放在患者胸廓前下侧部,利用双侧手掌感觉患者进行平静呼吸和深呼吸运动的程度、一致性(图11-2)。一侧胸廓扩张度受限见于大量胸腔积液、气胸、胸膜增厚和肺不张等。双侧受限见于肺气肿、肺纤维化、双侧胸腔积液、强直性脊柱炎、重症肌无力等。

2.语音震颤 是通过触诊的方式了解患者语音震颤的强弱,取决于气管、支气管是否通畅,胸壁传导是否良好等因素。两手掌或尺侧掌缘轻贴于患者胸壁两侧对称部位,让患者发长音"一"或"啊",两手交替对比胸廓两侧的震动是否相同,要注意有无单侧、双侧或局部的增强、减弱或消失。

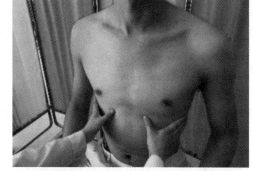

图11-2 胸廓活动范围的触诊

(三)听诊

听诊能提供康复评定及治疗的相关信息,在肺部听诊过程中需要听吸气和呼气的完整呼吸周期,听正常呼吸音和异常呼吸音。心脏听诊被认为是一项高级技能,心音可以提供重要的诊断、预后和治疗信息。在心脏听诊时,最重要识别的声音可能是第一心音(S_1)和第二心音(S_2),第三心音(S_3)和第四心音(S_4),以及响亮的S_2。

1.呼吸音

(1)正常呼吸音:通常在坐位或者卧位听诊,从肺尖,自上而下,两侧对称部位进行比较听诊。

1)支气管呼吸音:声音似舌后经口腔呼气时发出"ha"的音,吸气相较呼气相短,约为1:3,音较强,调较高,在支气管主干可听到声音,在喉部、胸骨上窝、第1~2胸椎附近也可听到。

2)支气管肺泡呼吸音:吸气音和肺泡呼吸音相似,但音调较高且响亮,吸气相与呼气相相等,可在胸骨角附近1~2肋、背部肩胛间区的3~4胸椎水平及肺尖前后部听到。

3)肺泡呼吸音:声音似上齿咬下唇吸气时发出的"fu"音,吸气相比呼气相长,约为3:1,音调高,可在两侧肺野听到。

(2)异常呼吸音

1)湿啰音:是指吸气时气体通过呼吸道内的分泌物形成的水疱破裂声,又称水疱音。在吸气时或吸气末较为明显,部位较固定,中小湿啰音可同时存在。粗湿啰音发生于气管、主支气管或空洞部位,多在吸气早期闻及,见于支气管扩张、肺水肿及肺结核或肺脓肿空洞。细湿啰音发生于小支气管,多在吸气后期出现,多见于支气管肺炎、肺梗死等。

2)干啰音:由于气管、支气管、细支气管狭窄或部分阻塞,空气在气道内形成湍流而引起。音调高,呼气相明显。高调干啰音称为哨笛音;低调干啰音称为鼾音。如干啰音发生于双侧肺部,常见于支气管哮喘、慢性支气管炎、慢性阻塞性肺疾病和心源性哮喘等。

3)胸膜摩擦音:正常情况下无胸膜摩擦音,当炎症、纤维素渗出时导致胸膜面粗糙,呼吸时可闻及胸膜摩擦音。常在前下侧胸壁听到,胸膜摩擦音可随体位的变动而消失或复现。多见于纤维素性胸膜炎、肺梗死、胸膜肿瘤及尿毒症等患者。

2.心音　听诊时，多采取卧位或坐位，听诊需注意心率、心律、正常心音、异常心音、心脏杂音、心包摩擦音等。心脏听诊位置见表11-7、心音特点见表11-8。

表11-7　心脏听诊位置

听诊区	心脏听诊部位
二尖瓣区	位于心尖搏动最强点，又称心尖区
肺动脉瓣区	在胸骨左缘第2肋间
主动脉瓣区	在胸骨右缘第2肋间
主动脉第二听诊区	在胸骨左缘第3肋间
三尖瓣区	在胸骨下端左缘，即胸骨左缘第4～5肋

表11-8　心音特点

心音分类	心音特点
第一心音 S_1	音调较低钝、强度较响，与心间搏动同时出现，在心尖部最响
第二心音 S_2	音调较高而脆，强度较 S_1 弱，不与心尖搏动同步，在心底部最响
第三心音 S_3	音调轻而低，持续时间短，局限于心尖部或其上方，仰卧位、呼气时较清楚
第四心音 S_4	心尖部及其内侧较明显，低调、沉浊而弱，属于病理性

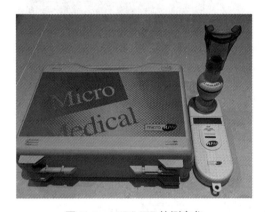

图11-3　MIP/MEP 的测定仪

（四）呼吸肌肌力测定

呼吸肌肌力测定是用仪器对患者用力吸气和呼气进行测定，以判断呼吸肌的肌力。呼吸肌肌力测定的方法有多种，如最大吸气压（maximal inspiratory pressure，MIP）和最大呼气压（maximal expiratory pressure，MEP）、最大跨膈肌压（maximal transdiaphragmatic pressure，Pdimax）、膈神经刺激诱发的跨膈肌压、呼吸肌耐力试验、呼吸肌耐受时间等，这里介绍最常用的 MIP/MEP 的测定方法（图11-3）。MIP 反映膈肌和其他吸气肌的肌力，而 MEP 反映腹肌和其他呼气肌的肌力。

MIP 测定时，患者口含咬口器或一次性纸筒，避免口角漏气，夹上鼻夹，先做几次自然呼吸，然后在呼气末用力吸气，嘱患者做最大努力吸气，记录最大吸气压，重复做3次，最好的1次作为记录数值，单位是 cmH_2O。MEP 的测量类似 MIP 的测量过程，自然呼吸几次后，在最大吸气后嘱患者做最大力的呼气，记录最好的一次测量数值。

第2节　心功能评定

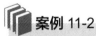

案例 11-2

杨某，男，60岁，反复胸闷，胸前区不适5年。10天前，突发胸痛，咳嗽咳痰，夜间呼吸困难，常有憋醒现象，双下肢水肿加重。诊断为"肺部感染，心力衰竭"，住院治疗，长期服用 ACEI、β受体阻滞剂。吸烟30年，平时间断运动，以走路为主。查体：T 36℃，BP 120/88mmHg，R 22次/分，能平卧，口唇发绀，双肺呼吸音粗，双肺底可闻及少量湿啰音。心电图示：V_4～V_6 波增高，多导联 T 波倒置。

问题：1.该患者心功能分级为几级？

2.该患者进行运动测试、风险评定，应该选择什么运动试验？

3.针对该患者进行心肺功能评定并制订相应的运动处方。

心肺系统的结构和功能是相互依存的，一个系统的功能障碍会影响其他系统，比如心脏功能的障碍势必会影响呼吸系统。心功能评定的方法有很多，包括传统的病史询问、系统的体格检查、简单明了的分级标准，更有借助于仪器、设备的测定和检查。将不同角度、不同侧面的资料相互整合，便能对心功能进行全面评定。

一、心功能分级

根据1928年美国纽约心脏病学会制订的心功能分级（New York Heart Association，NYHA），一般将心功能分为四级，心力衰竭分为三度（表11-9）。本方法对心脏功能进行初步评定，简便易行，被广泛接受，临床上应用此种方法较多，常用于慢性心力衰竭的评定。

表11-9　NYHA心功能分级标准

分级	临床表现	代谢当量（MET）
I级	虽有心脏病，但体力活动不受限制，一般体力活动不引起疲劳、心悸、呼吸困难或心绞痛（心功能代偿期）	≥7
II级	体力活动轻度受限制，休息时感到舒适。一般体力活动时，引起疲劳、心悸、呼吸困难或心绞痛（I度或轻度心力衰竭）	≥5且<7
III级	体力活动明显受限制，休息时感到舒适，较一般体力活动为轻时，即可引起疲劳、心悸、呼吸困难或心绞痛（II度或中度心力衰竭）	≥2且<5
IV级	不能从事任何体力活动，在休息时也有心功能不全、充血性心力衰竭或心绞痛症状，任何体力活动均可使症状加重（III度或重度心力衰竭）	<2

MET：代谢当量。

学者Weber根据最大摄氧量（maximal oxygen uptake，VO_2max）及无氧代谢阈值（anaerobic threshold，AT）将心功能分为A、B、C、D四级（表11-10）。数据的采集与评定，需要借助活动平板或踏车分级运动试验。Weber心功能分级能够客观反映心脏储备功能，又可定量分级，对临床有一定指导意义。

表11-10　Weber心功能分级

	VO_2max/kg[ml/（kg·min）]	AT[ml/（kg·min）]
A级	>20	>14
B级	16~20	11~14
C级	10~16	8~11
D级	<10	<8

二、心电运动试验

运动试验是指让测试者按要求进行特定的运动（如步行、平板运动、踏车等），操作者从不同系统的角度观察测试者在不同运动状态下的表现，如代谢、心电图等。用于心肺系统的运动试验包括肺功能测试、六分钟步行测试、心电运动试验、心肺运动试验、心肌核素检查等。

应激是指机体在受到一定强度的应激源（各种内外环境、躯体、心理、社会因素刺激）作用时所出现的全身性的非特异性适应反应，称为应激或应激反应。不管刺激因素的性质如何，这一反应大致相似。应激试验是指机体产生应激反应，使机体功能逐步达到最大或失代偿状态，诱发出相应的生理反应或病理生理反应。心肺应激试验包括心电运动试验、心肺运动试验等，心肺运动试验是目前心肺功能应激试验的"金标准"（在本章第3节中详细介绍）。

心电运动试验又称心电运动负荷试验，指通过增加一定量的运动来增加心脏负荷，从而增加心肌的耗氧量，以了解患者的生理病理变化。某些在静止时难以被检测出来的心脏功能异常，由于运动负荷增加而表现出异常，通过观察患者运动时的各种反映（呼吸、血压、心率、心电图、气体代谢、临床症状与体征等）来判断其心脏、肺、骨骼肌肉等的储备功能和机体对运动的实际耐受能力。心电运动试验有重要的临床价值，是最常用的评价心肌缺血和运动中心电图改变的试验。同时也是诸多心脏负荷试验中较为简便、实用和安全的方法。心电运动试验对早期诊断冠心病，判断冠状动脉病变的严重程度及预后，以及发现潜在的心律失常，确定患者进行运动的危险性有重要意义，也为制订运动处方提供依据，同时能评定运动锻炼和康复治疗的效果。

（一）心电运动试验的类型

运动试验需要各种设备，其中包括心电、血压监测设备，以及通气量、呼出气中O_2和CO_2浓度的测量分析装置及运动计量设备。大多采用活动平板或踏车分级运动试验，观察指标包括运动总时间、运动做功量、运动时左室射血分数增高程度、运动时最大摄氧量和无氧阈等，进而对数据进行客观分析。

1. 按所用设备分类

（1）活动平板运动试验：平板运动试验（图11-4）是目前应用最广泛的运动负荷试验，也是一种简便、经济、相对安全的无创检测方法，被广泛用于冠心病和其他心血管疾病的诊断与预后评价。分析运动前后的心电图变化以判断结果。平板运动模仿人们日常生活中的走路和跑步，是一种符合生理的全身运动方式，其运动速度和坡度可由操作者控制，不受患者影响。能准确检测受试者的心肺功能，平板运动所能达到的最大摄氧量比功率自行车高5%～10%，容易达到预期最高心率，可在短时间内完成运动测试，但同时也存在一些问题，如设备昂贵、笨重、需要大的空间等，另外，神经系统疾病、下肢关节炎和疼痛患者无法完成测试。全身运动将干扰心电图监测，由于运动强度大，又不受患者控制，运动中易出现不良反应，如虚脱等，因此需根据患者的运动时间和估计的最大运动强度来设计平板的逐渐递增负荷。所以该试验适用于年纪轻、身体状况良好、且可正常行走的患者和运动员。

（2）踏车运动试验（图11-5）：又称自行车功率计试验，在装有功率计的自行车上进行踏车运动，像骑自行车一样。以蹬车的速度和阻力调节来逐步增加患者的运动负荷，直到达到预期目标。患者可采取坐位或卧位运动。该试验的优点是便宜，噪声小，设备简易轻便且占用空间小，由于运动中受试者的躯干和上肢相对固定，对测定参数（血压、心电图等）的采集影响较小，收集的数据较准确。但可能会低估了部分受测者的能力（如优秀运动员），往往达不到最大心脏负荷，同时对不会骑车的患者来说也是受限的。

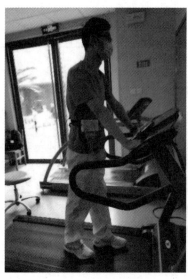 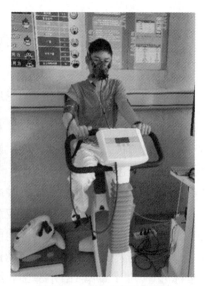

图11-4 运动平板试验　　　　　**图11-5** 功率自行车试验

手摇功率计（臂功率计）适用于不能行走或无法使用下肢的患者，或者严重超重、有外周动脉疾病的患者，其试验原理和自行车功率计试验相似，只是用力的部位由下肢改为上肢。不过由于上下肢肌力和耐力的差别，最高运动负荷和摄氧量明显低于下肢，相比平板运动，其最大摄氧量只有 $70\% \pm 15\%$，但所能达到的心血管反应（心率、血压变化）相似。

（3）Master 二级梯运动试验：按年龄、性别、体重不同，以适当的速度在规定的时间内（90秒）完成规定次数的二级梯登梯运动。此运动试验是最简单、易行、经济、安全的运动方式，故20世纪30年代曾被广泛应用，一直沿用40年。但后来发现本试验负荷小，很难达到最大心肌耗氧量，敏感性差，假阳性率较高，而且不能在运动中得到满意的心电图。目前，这一方法已基本淘汰。

2. 按运动条件分类和试验目的分类

（1）极量运动试验：是逐级增加运动量和氧耗量，达到高水平运动量时，氧耗量也达到最大，患者感到精疲力尽，继续增加运动量，心率、氧耗量不再增加，即达到生理极限，此时的运动量称为极量运动，极量运动的目标心率=220－年龄。此试验用于测试个体运动极限（最大运动能力），有一定的危险性，因此适用于健康青年人和运动员。

（2）亚（次）极量运动试验：亚（次）极量运动试验的运动量相当于极量运动试验的85%，临床上运动指标多以心率为准，当运动心率达到最大心率的85%，即（220－年龄）乘以85%时为亚（次）极量运动心率。此时运动中目标心率的计算也可以用（195－年龄）表示。另外，由于一些药物（如β受体阻滞剂等）会影响患者安静和运动状态下的心率，所以这些患者不适合用亚（次）极量心率作为终止试验的指标。如果以耗氧量为准，相当于最大氧耗量的85%，该试验适用于非心脏疾病患者、无症状心肌缺血患者及健康人的冠状动脉血供及心功能等级的评定等。

（3）症状限制性运动试验：适用于冠心病、心肌病和心功能不全患者的运动试验，患者常常达不到极量或亚（次）极量水平，就已经出现了严重的心肌缺血或其他征象而终止运动。症状限制性运动是以患者出现严重症状和体征或心电图ST段下降＞1mm作为终止运动的指标；其中包括血压过高或血压下降、严重心律失常、呼吸困难、头晕眼花、步态不稳等。症状限制性运动试验是临床上常用的运动心电试验，适用于急性心肌梗死恢复期患者及心功能等级和体力活动能力的评定等，同时也为患者制订运动处方提供依据。

（4）低水平运动试验：患者的运动量达到最大心率的60%～70%，即低水平运动试验的靶心率。低水平运动试验的终点为达到特定的靶心率、血压和运动强度。比如运动中最高心率可达到130～140次/分，与安静时相比大概增加20次/分；运动时的最高血压可达160mmHg，与安静时相比大概增加20～40mmHg。也可以用3～4MET运动强度的运动量作为终止试验的标准。从事轻度活动及日常生活活动的患者，可用此法检测耐受能力。此试验临床上常用于评定早期心脏疾病患者，如急性心肌梗死后1周左右的患者，或心脏术后早期康复的患者，以及其他病情较重者。同时也可以作为出院评价、运动处方、预告危险及用药的参考。

（二）心电运动试验的适应证

1. 制订物理治疗的运动处方。

2. 心力衰竭严重程度分级。

3. 慢性阻塞性肺疾病预后分级。

4. 手术前风险评定。

5. 鉴别诊断呼吸困难和运动受限。

6. 运动能力的客观评价和受损程度。

7. 为临床试验选择患者。

8. 评定治疗效果。

（三）心电运动试验的禁忌证

1. 相对禁忌证

（1）伴非典型症状的中、重度主动脉狭窄。

（2）确诊的阻塞性冠状动脉左干支狭窄。

（3）获得性晚期或完全性心脏传导阻滞。

（4）明显的心动过速或心动过缓。

（5）近期卒中或短暂性脑缺血发作。

（6）安静高血压：收缩压＞200mmHg或舒张压＞110mmHg。

（7）精神损害或认知障碍等因素不能很好地配合。

（8）未纠正的医学情况，如重度贫血、重要电解质紊乱、甲状腺功能亢进。

（9）肥厚型心肌病。

（10）心室率未控制的心房颤动。

2. 绝对禁忌证

（1）2天内的急性心肌梗死。

（2）持续性不稳定型心绞痛。

（3）活动性心内膜炎。

（4）有症状的严重主动脉狭窄。

（5）伴血流动力学改变的未控制的心律失常。

（6）心力衰竭失代偿期。

（7）急性心肌炎或心包炎。

（8）有安全隐患和不能完成测试的身体残疾。

（9）急性肺栓塞、肺梗死和深静脉血栓。

（10）急性主动脉夹层。

（11）未取得受试者知情同意。

（四）心电运动试验方案

运动负荷有多种试验方案，不同方案的区别在于做功量递增方式、递增量、每一级做功量的持续时间和做功总量等方面。根据受试者的个体情况及试验目的不同，选择不同的方案。运动试验的起始负荷必须低于受试者的最大承受能力，方案难易适度，每级运动负荷最好持续2～3分钟，运动试验总时间在8～12分钟为宜，运动能力差的患者控制在6～8分钟。采用不同的方案，检测出来的心肺功能也会有所不同，一般以最大摄氧量（VO$_2$max）和代谢当量（MET）表示。

1. 平板运动试验方案

（1）Bruce方案：为变速变斜率运动，是目前国内最常用的方案（表11-11）。1970年，Bruce做出了分级运动试验的研究，推出了标准的运动方案，将运动强度分为七级，每一级运动时间为3分钟。因为Bruce方案通过同时增加速度和坡度来增加运动负荷，所以氧耗量和做功值增量较大。一般适用于正常活动或保有运动习惯的中壮年，对心功能差或重病患者运动递增速度过快，患者不易耐受，也不易精确测定缺血阈值。

表11-11　Bruce方案

分级	速度		坡度（%）	运动时间（分钟）	耗氧量[ml/(kg·min)]	代谢当量（MET）
	km/h	mph				
0	2.7	1.7	0	3	5.0	1.7
1/2	2.7	1.7	5	3	10.2	2.9
1	2.7	1.7	10	3	16.5	4.7
2	4.0	2.5	12	3	24.8	7.1
3	5.5	3.4	14	3	35.7	10.2
4	6.8	4.2	16	3	47.3	13.5

续表

分级	速度		坡度（%）	运动时间（分钟）	耗氧量[ml/（kg·min）]	代谢当量（MET）
	km/h	mph				
5	8.0	5.0	18	3	60.5	17.3
6	8.8	5.5	20	3	71.4	20.4
7	9.7	6.0	22	3	83.3	23.8

（2）Naughton方案：为恒速变斜率试验，每级运动时间为2分钟，每一级斜度增加2.5%，耗氧量增加1MET（表11-12）。主要特点是运动的起始负荷低，总做功量小，需要较长时间才能达到预期心率，能较精确地判断缺血阈值。对重症患者比较容易耐受，但对健康人或可疑患者，显然运动量不够，也因此适用于刚因心血管疾病出院或术后患者。

表11-12　Naughton方案

分级	速度（mph）	坡度（%）	代谢当量（MET）
1	1	0	1.8
2	2	2	2.5
3	2	3.5	3.5
4	2	7	4.5
5	2	10.5	5.4
6	2	14	6.4
7	2	17.5	7.4

（3）Balke方案：为恒速变斜率方案，不改变运动速度，仅依靠增加坡度来增加运动负荷（表11-13）。该方案速度固定在5.47km/h（3.2mph），特点是因为运动负荷递增较均匀、缓慢，受试者比较容易适应。因此本方案也适用于心肌梗死后早期、心力衰竭或体力活动能力较差的患者。

表11-13　Balke方案

级别	速度（mph）	坡度（%）	持续时间（分钟）	耗氧量ml/（kg·min）	代谢当量（MET）
1	3.2	2.5	2	15.1	4.3
2	3.2	5	2	19.0	5.4
3	3.2	7.5	2	22.4	6.4
4	3.2	10.0	2	26.0	7.4
5	3.2	12.5	2	29.7	8.5
6	3.2	15	2	33.3	9.5
7	3.2	17.5	2	36.7	10.5

（4）Weber方案：近似恒速变斜率试验，每级斜率增加3.5%，耗能增加1MET，与Naughton方案类似。

（5）ACIP和改良方案（mACIP）：此方案的特点是运动负荷增加较平缓，心率和氧耗增加呈线性相关。此运动方案的分级为每2分钟一级，每级耗能1.5MET。因此发生ST段压低的时间和心率范围测定较准确，与其他方案相比能更精确地测定缺血阈值。因此对已知冠心病患者来说，此方案对了解其病情进展情况有独特的优点。mACIP则更适用于老年人和体弱患者。

2. 踏车运动试验方案　最常用的是世界卫生组织（WHO）推荐方案（表11-14），每级3分钟，蹬车的速度一般选择50～60周/分。踏车运动试验的起始运动量通常为150（kg·m）/min或300（kg·m）/min，每个级别递增150～300（kg·m）/min，视病情而定。

表11-14　踏车运动试验方案

分级	男性		女性	
	运动量 [（kg·m）/min]	时间（分钟）	运动量 [（kg·m）/min]	时间（分钟）
1	300	3	200	3
2	600	3	400	3
3	900	3	600	3
4	1200	3	800	3
5	1500	3	1000	3
6	1800	3	1200	3
7	2100	3	1400	3

3. 手摇功率计试验方案　根据患者情况选择不变的手摇速度，一般可选择40～70转/分；运动的起始负荷为12.5W，每级持续时间为2分钟，直到疲劳为止。

（五）心电运动试验的观察指标及分析

运动试验中主要的观察指标包括：心电图、临床症状、运动能力和血流动力学的改变。其中，根据2002年版美国心脏病学会（American College of Cardiology，ACC）和美国心脏协会（American Heart Association，AHA）制订的心电图运动试验指南，心电试验阳性指标为：①出现胸痛；②运动中或后即刻心电图出现ST段水平或下斜型下降≥0.1mV，或运动前原有ST段下降者，运动后在原有基础上再下降0.1mV，并持续2分钟以上；③运动中血压下降（收缩压下降≥10mmHg）。运动试验阴性指标为运动已达预计心率，心电图无ST段下移或ST段下移较运动前小于0.1mV。

1. 心电图的改变

（1）ST段压低（下移）：是心肌缺血的常见表现（图11-6），常提示心内膜下腔缺血。正常情况下，极量运动中J点（即QRS波群的终末与ST段的起始交接点）后ST段快速上斜型下移＜1.5mm，当J点后80毫秒ST段缓慢上斜型下移≥1.5mm为异常。当ST段水平或下斜型下移≥0.1mV，且持续＞80秒同为异常。ST段在较低运动负荷和心率-血压乘积时时出现下移提示可能为多支血管病变。

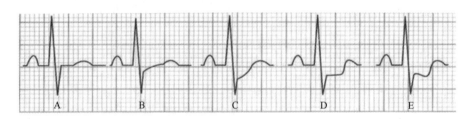

图11-6　ST段压低的心电图表现

图 A 为正常 ST 段；图 B 为轻度 ST 段上斜下移，即 J 点型下移；图 C 为明显 ST 段上斜型下移；图 D 为 ST 段水平型下移；图 E 为 ST 段下斜型下移

（2）ST段抬高（上移）：是有心肌梗死病史患者的常见表现（图11-7），通过运动诱发其ST段抬高通常见于有Q波的V_1、V_2导联。存在Q波导联的ST段抬高往往是由于室壁瘤形成或局部心肌运动障碍造成的。而存在Q波导联的ST段抬高又可分为病理性的和无病理性的。无病理性Q波导联出现ST段抬高提示病变可能位于血管近端或由于冠脉痉挛引起。

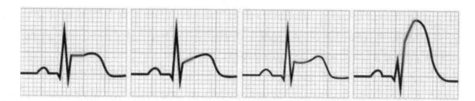

图 11-7 ST 段抬高的心电图表现

（3）QT 间期延长（图 11-8）：正常人运动时 QT 间期缩短，而运动时 QT 间期不变或延长则提示冠心病可能。研究表明，QT 间期延长与高血压心脏病、冠心病等相关性高。

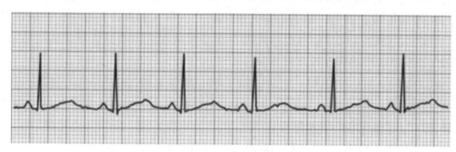

图 11-8 QT 间期延长的心电图表现

（4）U 波倒置（图 11-9）：可提示左室肥厚、主动脉及二尖瓣反流、冠心病等。运动诱发 U 波倒置通常是左心室舒张功能异常引起的，该图像提示缺血病变可能在左前降支。

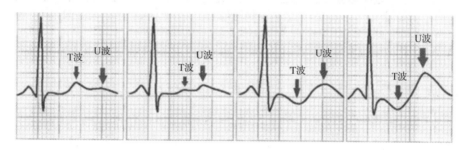

图 11-9 U 波倒置的心电图表现

（5）运动诱发心律失常：其机制是由于儿茶酚胺类激素分泌增加，从而使心肌传导加速、兴奋性增加、不应期缩短导致心律失常的发生。一般情况下，运动试验常见诱发的心律失常类型是室性心律失常，主要是室性期前收缩（图 11-10）。在已知冠心病患者及其他心脏病患者中，运动诱发的室性期前收缩时间越早，则提示预后越差或病情越重。

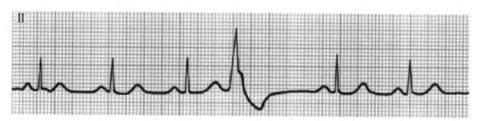

图 11-10 室性期前收缩的心电图表现

2. 临床症状与体征　运动中如患者出现胸痛并伴 ST 段下移则提示冠心病可能，应注意区别典型和非典型胸痛。患者可能会由于继发性血管收缩导致心排血量不足，组织低灌注而出现呼吸弱、发绀、皮温降低、头晕等症状，此时不应增加负荷或停止运动。

3. 运动能力 除心电图改变以外，运动能力是增加运动心电图有效性的最有效变量。MET < 7的患者发生严重左室缺血（≥10%）的风险是MET≥10者的18倍，MET≥10的患者发生心源性死亡（0.1%/年）与致死性心肌梗死（0.7%/年）的风险很低。

4. 血流动力学的改变

（1）运动血压：正常人在运动时，血压会随运动时间或运动负荷的增加而增加，若在运动时血压不但没有增加，反而出现不变或降低，当收缩压降低≥10mmHg时提示心排血量不足或外周阻力降低，在三支冠脉病或左主干病变患者中发生率高，若发生在运动初期则提示冠脉病变严重。若运动期间舒张压过度增高（>20mmHg）则提示冠脉病变可能。

（2）运动心率：运动对心率的影响可从储备心率及运动后心率恢复速度来反映。储备心率指人体在运动时心率可能增加的潜在能力，储备心率=预计最大心率−实测最大心率，一般情况下，储备心率<15次/分，当储备心率>15次/分时提示患者存在心肌缺血或因心脏传导疾病导致心率增加缓慢，储备心率<12次/分则提示严重程度较高的疾病。

（3）心率-血压乘积：简称率压积，它是间接反映心肌需氧情况的指标，其峰值可评价心血管功能。多支冠脉病变患者运动高峰时的率压积明显低于无冠脉病变者。由于率压积常受血管活性药物的影响，并不能将其作为冠脉病变的诊断指标。

5. 自觉用力程度分级（RPE） 通过利用运动中的自我感觉来判断运动强度，在6~20级中不同数级各有不同的感觉特征（表11-15）。日常运动锻炼强度RPE分级在12~15。此方法经过大量试验证明是科学、实用、简易的，并且与心率和耗氧量有高度相关性。

表11-15 自觉用力程度分级（RPE）

RPE	主观感觉特征	相应心率（次/分）
6	（安静）	60
7	非常轻松	70
8		80
9	很轻松	90
10		100
11	轻松	110
12		120
13	稍费力（稍累）	130
14	费力（累）	140
15		150
16	很费力（很累）	160
17		170
18	非常费力（非常累）	180
19		190
20		200

第3节 肺功能评定

案例 11-3

赵某，男，66岁，退休，进行性呼吸困难多年，目前该患者活动气促、步行困难，不能到社区活动中心参与活动。患者有中等程度的咳嗽，伴有少量痰液。既往有40年吸烟史，每天2包，6年前戒烟。

问题： 1. 分析患者可能存在哪些肺功能问题？
2. 将为患者进行哪些肺功能评定？

一、肺通气功能测定

呼吸是机体与外界进行气体交换的过程，是机体维持正常代谢和生命活动所必须的基本功能之一，整个呼吸过程包括3个环节：外呼吸、气体运输和内呼吸。第一个环节外呼吸主要通过肺完成，由肺通气和肺换气两个环节组成，前者指肺泡与外界环境的气体交换过程，后者指肺泡与毛细血管的气体交换过程。肺功能测试是检测肺通气功能最有效、最常用、最成熟的测试，有助于评定肺部的机械功能，对肺部疾病或功能障碍的诊断和疗效评定具有重要意义。

（一）肺容积参数

在不同状态下肺所能容纳的气体量，随呼吸运动的变化而变化。通常肺容积参数包括潮气量、补吸气量、补呼气量和残气量，它们互不重叠，四个参数相加之后等于肺总量。

1. 潮气量（tidal volume，TV/VT）　指每次平静呼吸，吸入或呼出的气体量。正常人约500ml。

2. 补吸气量（inspiratory reserve volume，IRV）　平静呼气后，用力吸气至最大肺容量时高于潮气量的气体量。正常男性约2100ml，女性约1400ml。

3. 补呼气量（expiratory reserve volume，ERV）　平静呼气后，用力呼气至最小肺容量时高于潮气量的气体量。正常男性约910ml，女性约560ml。

4. 残气量（residual volume，RV）　尽最大努力呼气后，肺内所剩余的气体量。残气量等于肺总量与肺活量的差值。即RV=TLC－VC。正常男性为（1380±631）ml，女性为（1301±486）ml。

（二）肺容量参数

肺容量参数由肺容积参数的两项或两项以上组成。主要包括深吸气量、功能残气量、肺活量和肺总量（图11-11）。

1. 深吸气量（inspiratory capacity，IC）　指平静呼气后，所能吸入的最大气体量。深吸气量等于肺总量和功能残气量的差值，也等于潮气量与补吸气量的和。即IC=TLC－FRC；IC=TV+IRV。正常男性约2600ml，女性约1900ml。

2. 功能残气量（functional residual capacity，FRC）　指平静呼气后，肺内所剩余的气体量。FRC=ERV+RV。正常男性为（2270±809）ml，女性为（1858±552）ml。

3. 肺活量（vital capacity，VC）　尽最大努力吸气后，所能呼出的最大气体量。肺活量等于肺总量和残气量的差值，也等于潮气量、补呼气量与补吸气量的和。即VC=TLC－RV；VC=TV+ERV+IRV。正常男性约3470ml，女性约2440ml。

4. 肺总量（total lung capacity，TLC）　指尽最大努力吸气后，肺内的总气体量。TLC=RV+ERV+VT+IRV。

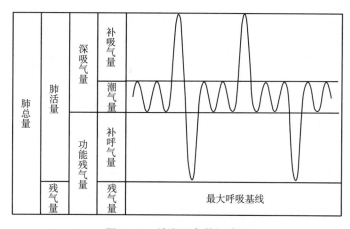

图 11-11　肺容量参数组成图

（三）肺通气参数

肺通气功能也称为动态肺容积，是指呼吸运动时气体进出肺的流速和单位时间内的气体量。

1. 分钟通气量（minute ventilation，MV） 指平静呼吸时，每分钟吸入或呼出的气体量，即等于潮气量与呼吸频率的乘积。正常男性为（6663±200）ml，女性为（4217±160）ml。

2. 最大通气量（maximal voluntary ventilation，MVV） 指单位时间内尽最大努力吸入或呼出气体总量，通常为1分钟。MVV是临床上常用的通气功能障碍判定指标，能够反映胸廓、气道、肺组织的病变及呼吸肌肌力、体力等身体状况。正常男性为（104±2.71）L，女性为（82.5±2.17）L。

3. 用力肺活量（forced vital capacity，FVC） 也称时间肺活量，是指深吸气至肺总量水平，然后尽最大力量、最快速度呼气至残气量水平所呼出的气体量。正常人FVC等于VC。正常情况下，人在3秒内可将肺活量几乎全部呼出，通过FVC描记曲线算出第一秒、第二秒、第三秒呼出气体量与总FVC的百分比，正常值分别为83%、96%、99%。阻塞性通气功能障碍患者由于气道狭窄受阻，每秒呼气量减少，故每秒呼气量占FVC百分比减小；反之，限制性通气功能障碍患者由于气道通畅，但肺容量下降，故每秒呼气量占FVC百分比增加。在临床上，通常采用第一秒用力呼气量（FEV_1）与FVC的百分比（FEV_1/FVC）来反映气道是否存在通气受限，其正常值应大于80%。

4. 最大通气中段流量（MMEF/MMF） 用力肺活量25%～75%的平均流量，即为最大通气中段流量。

5. 肺泡通气量（alveolar ventilation，VA） 气体被吸入人体时，一部分气体在肺泡完成气体交换，这部分气体称为肺泡通气量；剩余气体一部分在呼吸性细支气管以上未参与气体交换；另一部分进入肺泡，但无相应肺泡毛细血管血流与之进行气体交换，称为肺泡无效腔。解剖无效腔和肺泡无效腔合称生理无效腔，该部分气体称为无效腔通气量（dead space ventilation，VD），也称无效通气量，正常情况下肺泡无效腔极小，生理无效腔基本等于解剖无效腔，约150ml。VT=VA+VD。

（四）常见的肺通气功能测试及其基本原理

1. 肺量测定法 测试时，要求测试者用软夹子夹住鼻子并用嘴唇含住与肺活量计相连的吹口，然后深吸气至肺总量水平后尽最大努力快速呼气至残气量水平，通过肺活量计，或监测流量的呼吸速度描记器，或涡轮式传感器，可测定一定时间内的气体流量和流速。

2. 肺容积检查 常见的肺容积检查方法主要有人体体积描记法、胸部X线片和氦稀释法。

（1）人体体积描记法：让测试者坐在一个封闭的空间内，用软夹子夹住鼻子并用嘴唇含住与机器相连的吹口，然后深吸气至肺总量水平后呼气至残气量水平，通过测量密闭空间内的压力变化测量肺容量。

（2）胸部X线片：可通过肺部面积直接计算肺容积大小。

（3）氦稀释法：让测试者通过一个密闭管路重复呼吸（只经口呼吸）含有已知浓度氦气的混合气体，因为氦气不会被人体吸收，可通过计算氦气的最终浓度，从而计算出肺容积。

（五）临床应用

肺通气功能测试是评定肺功能的重要测试，是一系列肺功能检查中的基础项目。而影响肺通气功能的因素有很多，包括身高、体重、年龄、性别和种族等，故通过对上述指标实测值与预测值的对比，可对肺通气功能进行评定，判断通气功能障碍类型及评价肺功能状况。

1. 肺功能不全分级（表11-16）

表11-16　肺功能不全分级

	VC或MVV实测值/预计值（%）	FEV_1/FVC（%）
基本正常	＞80	＞70
轻度减退	71～80	61～70
显著减退	51～70	41～60
严重减退	21～50	≤40
呼吸衰竭	≤20	

2. 通气功能障碍分型　健康人平静呼吸时，总气道阻力为 1～3 (cmH₂O·s)/L，主要产生于鼻（50%）、声门（25%）及气管和支气管（15%）等部位，小于 2mm 的细支气管产生的阻力仅占 10%。肺通气功能测试均为经口呼吸，因此上述通气功能参数主要反映大气道（内径大于 20mm）通气的状况。阻塞性通气功能障碍的特点以气体流速降低为主，而限制性通气功能障碍是以肺容量降低为主。分型及肺容积和通气功能参数变化如表 11-17 所示。

表 11-17　通气功能障碍分型

分型	通气功能			肺容积	
	FVC	FEV₁	FEV₁/FVC	RV	TLC
阻塞性	正常或降低	降低	降低	升高	升高
限制性	降低	正常或降低	正常或升高	正常或降低	降低
混合性	降低	降低	降低	不一定	不一定

二、肺换气功能测定

肺换气的过程包括两部分，包括氧分子从肺泡穿过呼吸膜进入血液和二氧化碳以相反的方向转运。影响肺换气的因素主要有呼吸膜的厚度、呼吸膜的面积和通气血流比（VA/Q）。

肺换气功能测定是肺功能检查之一，主要反映的是肺向血液输送氧气和清除二氧化碳的能力，常用的实验为气体扩散实验。

（一）测试的一般原理方法

测试者被要求坐在或站在肺活量计旁边。测试者的鼻子上放置一个夹子，安装吹口，只有通过与吹口相连的管子才能呼吸。测试者吸入气体混合物，屏住呼吸 10 秒钟，然后吹入肺活量计管，机器可以测量出呼出的空气混合物中有多少示踪气体，从而表明肺部能够吸收多少气体。这里介绍的是单次呼吸法实验，还可以用恒定状态法或重复呼吸进行实验。

（二）测试结果

一般用气体弥散量（DL）表示，正常值为预计值的 80%～120%。成年男性一般为（31.93±5.14）ml/（mmHg·min），成年女性为（22.18±4.64）ml/（mmHg·min）。

（三）临床意义

1. DL 降低常见于以下情况

（1）阻塞性肺疾病：囊性纤维化、肺气肿。

（2）肺组织损伤：药物反应、由于反复接触空气传播的纤维而引起的石棉沉着症或其他肺部疾病、过敏反应引起的肺泡发炎、结节。

（3）影响肺部的全身性疾病：皮肌炎与多发性肌炎、炎症性肠病、混合性结缔组织病、类风湿关节炎、系统性红斑狼疮。

（4）心肺疾病：肺栓塞、心肌梗死、二尖瓣狭窄、高血压、肺水肿。

（5）其他：肾衰竭、吸烟、贫血及相关疾病等。

2. DL 增高常见于以下情况

（1）与肺血流量增加有关的疾病。

（2）红细胞增多症。

（3）运动。

（4）肺出血。

三、心肺运动试验

心肺运动试验（CPET）是通过平板或踏车运动，在递增负荷运动试验下，同时进行呼吸气体测定（摄氧量VO_2、二氧化碳排出量VCO_2、通气量VE等气体交换指标）的试验。CPET同步评定心血管系统和呼吸系统对同一运动应激的反应情况，能全面客观地评价人体呼吸系统、心血管系统、神经生理、骨骼肌及代谢系统功能，反映出人体的最大有氧代谢能力和心肺储备能力，从而协助诊断疾病、判断患者的危险分层和预后，同时可为心脏康复提供指导依据，CPET是心肺功能评定和心肺康复的重要评价手段。

心肺运动试验已广泛应用于：①评定受试者最大运动负荷和劳力性呼吸困难；②评定心脏疾病和呼吸系统疾病；③康复医学及康复治疗；④外科围手术期评定；⑤健康测评，劳动力鉴定；⑥运动医学、航空医学等方面。

（一）心肺运动试验的准备

在心肺运动试验测试之前，需要校准气流、体积、氧气和二氧化碳分析仪等所有心肺运动试验系统。然后，确定好处理、分析和显示数据的软件及参数，最后再进行呼吸气分析。其他运动试验的准备工作和第2节中讲到的心电运动试验类似。

（二）运动试验方案的选择

心肺运动试验通常在活动平板或固定踏车测力计上进行测试。在步态或平衡不稳定、严重肥胖、骨科限制或计划同时进行心脏成像的受试者中，踏车测力计应该作为首选。虽然手臂测力计可用于评定轮椅运动员，或其他下肢残疾人士的运动能力，但因为其肌肉体积较小，且通常是未受过训练的肌群，大多数人无法达到与腿部运动相匹配的功率。

改良的Naughton方案可以获得大量有用的功能和预后数据，所以更适用于临床上的大多数患者。而Ellestad方案、改良的Astrand方案和Bruce方案等因所采用的功率和递增量对大多数心力衰竭患者均难以达到，故不适用于这类患者。美国心脏病学会（ACC）、美国心脏协会（AHA）和美国运动医学学会（American College of Sport Medicine，ACSM）公布的运动试验指南一致推荐试验方案应个性化，循序渐进，小幅度增加运动负荷，运动试验总时间应为8～12分钟，而采用斜坡方法更易满足以上条件。因为负荷递增量个体化，所以可以对一假定的运动试验定下持续的目标。例如，采用斜坡方案时，心率和摄氧量的线性增加关系可以很好地解释不同运动负荷下气体交换的情况，这对于其他采用大幅度、突然增加运动负荷的方案是不可能做到的。大多数心力衰竭患者运动试验中发现，踏车所测得的VO_2peak均在预测死亡率上有重要意义。

（三）心肺运动试验的禁忌证

1.绝对禁忌证

（1）急性心肌梗死（3～5天）。

（2）不稳定型心绞痛。

（3）引起症状或血流动力学异常的未控制的心律失常。

（4）晕厥。

（5）活动期心内膜炎。

（6）急性心肌炎或心包炎。

（7）严重、有症状的主动脉瓣狭窄。

（8）未控制的心力衰竭。

（9）急性肺栓塞或肺梗死。

（10）怀疑是夹层动脉瘤的下肢动脉血栓。

（11）未控制的哮喘。

（12）肺水肿。

（13）（室内空气下）静息血氧饱和度≤85%。

（14）呼吸衰竭。

（15）可能会影响运动能力或因运动而加重的急性非心肺疾病（如感染、肾衰竭、甲亢）。

（16）精神障碍导致无法配合。

2. 相对禁忌证

（1）冠状动脉左主干病变或左主干等同病变。

（2）中度瓣膜性心脏病。

（3）未经治疗的重度高血压，静息时收缩压＞200mmHg和（或）舒张压＞120mmHg。

（4）快速型心律失常或缓慢型心律失常。

（5）重度房室传导阻滞、肥厚型心肌病。

（6）严重肺动脉高压。

（7）晚期或有合并症的妊娠。

（8）电解质异常。

（9）影响运动能力的骨科相关损伤。

（10）缺血性胸痛。

（11）缺血性心电图改变。

（12）复杂性异位搏动。

（13）测试期间收缩压从最高值下降20mmHg或以上。

（14）收缩压≥250mmHg或舒张压≥120mmHg。

（15）严重的血氧饱和度下降：SpO_2≤80%，伴有重度低氧血症的症状和体征。

（16）突发面色苍白。

（17）协调障碍。

（18）精神错乱。

（19）头晕或眩晕。

（20）呼吸衰竭征象。

（四）运动试验终止的指征

1. 绝对终止指标

（1）出现严重的呼吸困难，或重度喘息发作。

（2）相对初始安静时SBP下降10mmHg。

（3）运动失调，出现头晕、意识模糊等症状。

（4）发绀、面色苍白。

（5）无法检测到心电图、血压等数据的时候。

（6）受试者希望终止试验。

（7）心电图检查怀疑心肌梗死。

（8）无异常Q波时ST段上升1.0mm以上。

2. 相对终止指标

（1）心电图出现ST段2mm以上压低。

（2）疲劳、喘鸣、呼吸异常、脚步不稳。

（3）胸痛。

（4）血压升高（1分钟内上升20mmHg）。

（5）SBP＞220mmHg。

（6）SPO_2＜90%。

（7）Borg评分≥17。

（五）心肺运动试验的主要指标及其临床意义

1. 运动心电图指标　详见第2节。

2. 症状指标

（1）疲劳：肌肉疲劳，运动过程中VO_2慢于运动功率的增加，氧供未能满足细胞的需要，需要在无氧代谢机制下产生ATP功能，产生乳酸，使肌肉产生疲劳。心功能不佳的患者，运动中VO_2接近症状限制水平，疲劳程度会更加明显。

（2）呼吸困难：主要有以下三种机制。

1）换气功能不足，如通气血流灌注比失调（生理无效腔增大），无效腔通气增加。

2）心排血量减少，低功率状态下产生的酸中毒。

3）运动诱发的低氧血症，是肺通气机制受损引起的相关病症，如慢性阻塞性肺疾病（COPD）。

三种机制均可导致肺换气动力增强，过度通气，出现呼吸困难的情况。

（3）疼痛（心绞痛、跛行）

1）患者运动引起心肌缺血（心绞痛），疼痛部位主要在胸部、臂部或颈部，考虑冠心病。

2）下肢肌肉供氧失衡则会发生跛行，下肢血管发生狭窄及粥样硬化改变时，会限制运动大腿血流量的增加，运动肌群血流不随功率的增加而增加，会导致局部乳酸堆积，此时提示外周动脉疾病。

四、气体代谢测定

（一）气体代谢测定方法

1. 动脉血气分析　血气分析是对呼吸生理功能的综合评定。全身动脉血的气体及其他成分都相同，而静脉血的气体则随身体各部位组织的成分及代谢率、血流灌注量的不同而异。因此评定肺功能，多以动脉血为分析对象。动脉血气分析作为一种很有价值的诊断工具，可以客观评价患者的氧合、通气及酸碱平衡情况。但也具有以下缺点：①属于创伤性检查，患者不易接受多次重复检查；②只反映采血时瞬间的情况；③不能做运动试验及长时间观察。检查项目主要包括：血液酸碱度（pH）、动脉血二氧化碳分压（$PaCO_2$）、动脉血氧分压（PaO_2）、动脉血氧饱和度（SaO_2）、碳酸氢根离子浓度（HCO_3^-）、碱剩余（BE）。

2. 呼吸气分析　是测定通气量及呼出气中氧气和二氧化碳的含量，并据此推算吸氧量、二氧化碳排出量等各项气体代谢的参数。呼吸气分析无创、无痛、可多次重复及长时间观察，可用于测定运动能力、基础代谢率等，在康复功能评定中具有较大的实用价值。呼吸气分析方法可分为化学分析方法和物理分析方法，常采用物理分析方法。

3. 运动方案　运动方式多采用平板运动，也有采用功率车、手臂摇轮运动及台阶试验等。要注意由于活动肌数量和机械效率的差异，不同的运动方式所测得的最大摄氧量（VO_2max）有所不同。参与运动的肌群越多，所测得的VO_2max越高。通常以平板运动测定的结果为基准。

（二）气体代谢测定的应用指标

1. 峰值摄氧量和最大摄氧量　机体在运动中摄氧量随着运动时间和负荷的增加而增加，当摄氧量不再随负荷增加而增加，而呈现出不变的趋势，此时摄氧量即为最大摄氧量。VO_2max反映了呼吸系统通气能力和循环系统氧转运的能力，是评价心肺功能和有氧代谢的金指标。呼吸和循环受限均是其影响因素，VO_2max减少，说明运动耐量下降。由于受试者往往未到达最大摄氧量对应的运动负荷时就停止了运动，临床上常用摄氧量达到的最高点即峰值摄氧量VO_2peak来替代VO_2max。通常VO_2可从静息状态下的3.5ml/（kg·min）增加到运动状态下的30～50ml/（kg·min）（约为静息状态的15倍）。

2. 代谢当量（MET）　指人安静时平均每分钟每千克体重消耗3.5ml的摄氧量。用来衡量运动强度、日常生活活动强度，用于制订运动处方中的运动强度，指导患者的康复运动。

3. 无氧阈值（AT）　指人体在负荷递增的运动中从有氧代谢转变为无氧代谢开始的转折点。正常值＞40%的摄氧量。AT常广泛用于制订运动处方，用来控制运动的强度。与VO_2peak相比，无氧阈能够更好地反映线粒体用氧的能力。因此，临床上常常根据Weber标准，采用VO_2max和AT对心功能进行分级，见表11-18。

表11-18 根据Weber标准分级的心功能分级

心功能分级	$VO_2max[ml/(kg \cdot min)]$	无氧阈值
A	> 20	> 14
B	16～20	11～14
C	10～16	8～11
D	< 10	< 8

4. 二氧化碳通气当量（VE/VCO_2） 指排出1L CO_2所需的通气量，反映通气效率，临床常用VE/VCO_2表示运动时的通气反应，其值一般<34。VE/VCO_2越大，表明通气效率越低。VE/VCO_2增高则提示过度通气、无效腔量增加。

5. 呼吸储备（BR） 指最大通气量（MVV）与运动期间最大分钟通气量（VEmax）之间的差值，它反映了在最大运动时通气反应和呼吸能力的关系。通气能力受限会降低BR，如中重度慢性阻塞性肺疾病患者BR下降。

6. 摄氧量与功率斜率（$\Delta VO_2/\Delta WR$） 指摄氧量的增加和功率增加之间的关系，测定有氧代谢做功效率。肌肉摄取氧气的能力降低或肌肉血流量迅速增加，血流量满足氧需求的能力不足会导致$\Delta VO_2/\Delta WR$明显降低。

五、6分钟步行试验

6分钟步行试验（6MWT）是肺疾病评定的方法之一，同时也可用于评定心力衰竭患者功能状态和心力衰竭的严重程度，可预测患者死亡的危险性和预后，比起剧烈的运动试验更能反映患者的日常活动量及日常生活能力。6分钟步行试验不仅可用于评定，也可以用于评定药物治疗和康复治疗效果。测试的数据还为患者运动处方提供依据。

（一）适应证和禁忌证

1. 适应证 肺动脉高压、慢性阻塞性肺疾病、间质性肺疾病、肺移植、肺切除、肺减容手术等肺疾病患者的肺功能评价；中重度慢性心力衰竭患者的心功能评定，心肌缺血患者的运动耐力、机体水平评定，以及治疗前后对比。

2. 禁忌证

（1）相对禁忌证：静息心率>120次/分，收缩压>180mmHg或舒张压>100mmHg；患有恶性室性心律失常患者，严重瓣膜疾病患者，关节疾病患者，患有精神、神经系统疾病不适宜运动患者，极度肥胖患者。

（2）绝对禁忌证：近1个月存在不稳定性心绞痛或心肌梗死。

（二）准备工作

1. 场地要求 至少设置30m长的走廊，场地表面平坦坚硬，途中无障碍物；标记起止点，每隔3m做一个标记，折返点放圆锥形路标提示。

2. 患者要求 要求患者穿着舒适、方便步行的衣服和鞋子；如果患者平时使用助行工具，允许使用助行器，并在测试前说明使用方法；让患者正常服用日常用药；如果患者需要吸氧，在测试过程中可以使用便携式氧气瓶，并记录吸氧量；测试前2小时不应做任何剧烈运动。

3. 设备准备 准备卷尺；两个圆锥体用来标记起点和转向点；计时器；机械计数器；可移动的椅子；血压计；氧饱和度测量仪；Borg气短量表；吸氧装置；心肺复苏设备。

4. 环境时间要求 温度和湿度适宜的环境，尽量在室内（气候宜人可在户外），少有人走动；尽量在清晨或午后进行测试，每次测试时间尽量安排在一天中相同的时间进行。如需一天内进行两次测试，两次时间间隔至少30分钟。

5. 操作者要求　熟练掌握心肺复苏技术，能够对紧急事件迅速做出反应。

（三）试验步骤

1. 测试前

（1）患者至少提前10分钟到测试场地，准备椅子就座休息。

（2）确认患者病情符合运动适应证，排除运动禁忌证，检查患者是否穿着舒适的衣物鞋子。

（3）填写患者记录表，记录内容包括患者基本信息，测试日期，是否服用过支气管扩张药物，患者运动前血压（BP）、心率（HR）、血氧饱和度（SPO_2）、呼吸困难程度评分（Borg气短量表）。

（4）要求患者6分钟内尽可能走远，围绕两个锥形路标来回行走，但不要奔跑或慢跑，告知患者中途累了放慢脚步，也可以停下休息，但时间不停止，恢复后继续行走，行走过程中尽量不要讲话，有不适随时告知测试者，测试者会定期告知剩余时间。

2. 测试中

（1）每隔1分钟使用6MWT标准鼓励式用语提示患者"王阿姨（患者名字），您做得很好，继续坚持，您还有×分钟"。

（2）测试期间持续监测HR、SPO_2。

（3）询问患者呼吸困难费力程度。

（4）患者独立行走（可使用辅助器具），测试者跟在附近保护患者安全。

3. 测试结束

（1）让患者坐下休息，询问患者是否有不舒服，以及限制行走的原因。

（2）记录下患者最后一个来回的步行距离，并计算患者步行总路程（以米为单位），询问患者呼吸困难及疲劳程度，测量BP、HR、SPO_2。

4. 终止测试

（1）$SPO_2 < 85\%$（吸氧情况下）。

（2）难以忍受的呼吸困难。

（3）胸痛。

（4）脸色泛白、不寻常出汗。

（5）下肢痉挛、活动限制、共济失调。

（6）患者要求停止。

（四）结果分析

患者治疗后步行距离增加70m为具有显著临床意义。6MWT的结果可用于评定患者的心脏储备功能。6分钟内步行距离<150m，为重度心功能不全；150～450m为中度心功能不全；>450m为轻度心功能不全。6MWT步行距离与第1秒用力呼气量（FEV_1）及用力肺活量（FVC）呈正相关，即步行距离越短，FEV_1及FVC越低。

自 测 题

单选题

1. 在进行客观评定时，若患者出现颈静脉怒张、双下肢水肿等体征提示（　　）

A. 左心功能受损　　　　　B. 右心功能受损

C. 全心功能受损　　　　　D. 肝功能受损

E. 以上都是

2. 患者女性，外伤性脊髓损伤（颈6神经平面），ASIA分级A级，仅有轻微咳嗽，其咳嗽评分为（　　）

A. 1分　　　　B. 2分　　　　C. 3分

D. 4分　　　　E. 5分

3. 符合阻塞型肺部疾病的通气指标表现为（   ）

    A. FVC降低，FEV_1升高，FEV_1/FVC降低

    B. FVC降低，FEV_1正常，FEV_1/FVC升高

    C. FVC升高，FEV_1正常或降低，FEV_1/FVC降低

    D. FVC正常或降低，FEV_1降低，FEV_1/FVC降低

    E. 以上都不是

4. 以下关于肺总量参数的叙述错误的是（   ）

    A. TLC=RV+ERV+VT   B. VC=TV+ERV+IRV

    C. IC=TV+IRV   D. VC=TLC−RV

    E. 以上都不是

5. 下列选项中，反映呼吸系统通气能力和循环系统氧转运能力的指标是（   ）

    A. VO_2peak   B. PCO_2

    C. MVV   D. DL

    E. RV

6. 某患者自述步行不到100m会出现呼吸困难并需停下休息，其mMRC分级为（   ）

    A. 0级   B. 1级   C. 2级

    D. 3级   E. 4级

7. 以下选项属于心电运动试验绝对禁忌证的是（   ）

    A. 慢性心肌梗死

    B. 电解质紊乱

    C. 肥厚型心肌病

    D. 静息时收缩压＞200mmHg和（或）舒张压＞110mmHg

    E. 持续性不稳定型心绞痛

8. 在心肺运动试验中，受试者出现（   ）情况，必须立即终止试验

    A. 血压升高（1分钟内上升20mmHg）

    B. 呼吸频率加快

    C. 心率加快

    D. 肌肉酸痛

    E. 受试者表示希望终止试验

9. 受试者6分钟步行试验结果为中度心功能不全，其步行距离应为（   ）

    A. 80m   B. 320m   C. 480m

    D. 600m   E. 以上都不是

10. 受试者运动试验指标为AT=10，VO_2max=12 ml/（kg·min），其Weber心功能分级为（   ）

    A. A级   B. B级   C. C级

    D. D级   E. E级

（王文丽）

第12章
认知功能评定

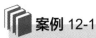
案例 12-1

张某，女，50岁。患者自述记忆力减退，经常需要用记事本帮助记事，体力良好，无睡眠障碍。家属陈述其不记得新发生的事件，说话有些重复，处理家庭财务和解决问题方面有些困难，不能使用复杂的器具，缺乏积极性。询问病史时发现患者对新近发生的个人和公众事件知道的很少。

问题：1. 该患者可能出现了哪类功能障碍？
2. 如何进一步评定确诊患者的疾病状况？

第1节　认知功能障碍的评定

一、认知功能概述

（一）认知的定义

认知是指人在对客观事物的认识过程中对感觉信息的获取、编码、操作、提取和使用的过程。它反映了人类对现实认识的心理过程，认知功能是大脑皮质的高级活动范畴。这一过程包括知觉、注意、记忆及思维等。

（二）脑结构和认知功能的关系

大脑两半球功能具有偏侧化，总体来看，左半球主要负责语言能力如语言、阅读、书写，同时也涉及数学和分析能力；右半球主要负责非词语性的能力，以形象思维为主，与空间认知和旋律等有关。额叶病变时可引起记忆、注意和智能方面的障碍，顶叶病变可引起空间辨别障碍、失用症、躯体失认、忽略症和体像障碍；枕叶病变可引起视觉失认和皮质盲；颞叶病变时可引起听觉理解障碍和短期记忆障碍；范围广泛的大脑皮质损伤可出现全面的智能减退并可发展为痴呆。

（三）认知功能障碍定义及分类

1. 认知功能障碍的定义　认知功能障碍是指各种原因引起脑损伤后，导致患者语言、记忆、视空间、执行、计算和理解判断等功能中的一项或多项受损，出现生活和社会适应性障碍，严重影响患者的生活和工作。认知功能障碍又称高级脑功能障碍，是脑卒中、脑外伤及痴呆患者的常见症状。

2. 认知功能障碍的分类　广义的认知功能障碍包括注意障碍、记忆障碍、执行功能障碍、推理判断能力障碍、知觉障碍。

（1）注意障碍：是指当进行一项活动时不能保持注意，注意持续时间短暂，容易分散，可由脑损伤造成。

（2）记忆障碍：是指过去经历的事物无法在头脑中反应。人脑对所输入的信息进行编码、储存和提取过程中出现的障碍。

（3）执行功能障碍：是指无法有效地启动并完成自己决定的、有目的的活动的能力。包含计划、启动、顺序、运行、反馈、决策和判断、行为抑制等方面的障碍。

（4）推理判断能力障碍：指患者综合分析能力、抽象推理能力、判断能力受损。

（5）知觉障碍：是指在感觉传导系统完整的情况下，大脑皮质联合区特定区域对感觉刺激的解释和整合障碍。临床上常见的主要障碍有失认证及失用症等。

（四）认知功能评定的目的和意义

1. 掌握认知障碍的情况　通过认知功能评定，了解患者是否存在认知功能障碍，判断认知障碍的类型、范围、性质和程度，以及该障碍对患者日常活动和社会生活的影响情况，为制订康复计划、评定康复效果提供依据。

2. 设定认知功能康复的目标　综合认知功能评定的结果，设置合理的康复目标。

3. 制订和调整康复治疗方案　根据患者认知障碍的具体情况，针对性地制订康复治疗方案。并在整个康复周期中，根据患者恢复情况及时调整方案。

4. 判断认知功能康复的效果　通过康复评定，比较康复前后或者不同的康复技术治疗方案的效果。

5. 判断预后　通过评定，给予预后的判断，可帮助患者及家属理性设定心理预期及参与康复计划的制订。

（五）认知功能评定的注意事项

1. 专业人员实施　评定人员须为专业人员，否则将会影响评定结果的准确性。

2. 评定环境良好　应保证评定环境舒适、安静。

3. 保证一对一形式　提前告知患者及评定人员评定需要一对一的环境，若陪同人员在场，嘱其不可给予患者提示或暗示。

4. 正确实施评定　提前向患者介绍需要评定的内容，并为使结果分析更具准确，应尽量在评定表上一字不差地记录患者所用的表达。评定者在提问过程中避免给予暗示性、引导性的信息。

5. 正确分析评定结果　评定的结果（如分数）应结合评定过程中患者的具体表现，对可能的原因进行分析、判断，为治疗方案的制订提供依据。

二、意识状态评定

认知功能评定的流程为先确认患者意识是否清楚，再进行认知功能障碍的筛查以大体确认患者是否存在认知障碍，最后通过认知功能的特异性检查初步判断患者存在的认知功能障碍类型。因此，进行意识状态的评定是认知功能评定的第一步。

（一）意识状态的初步评定

意识障碍分三种程度，若患者处于这三种状态的任一种，均不适合进行认知功能的评定。

1. 嗜睡　睡眠状态过度延长，当呼唤或推动患者肢体时即可唤醒，醒后能进行正确的交谈或执行指令，停止刺激后患者又入睡。

2. 昏睡　一般的外界刺激不能使其觉醒，给予较强烈的刺激时可有短时间的意识清醒，醒后可简短回答提问，刺激减弱后又进入睡眠状态。

3. 昏迷　分为浅昏迷和深昏迷两种，当患者对强烈刺激有痛苦表情及躲避反应，无自发言语和有目的的活动，反射和生命体征均存在为浅昏迷；对外界任何刺激均无反应，深、浅反射消失，生命体征发生明显变化，呼吸不规则为深昏迷。

（二）格拉斯哥昏迷评定

目前常用格拉斯哥昏迷量表（Glasgow coma scale，GCS）判断患者意识障碍的程度。GCS总分为15分（表12-1）。13～15分，为轻度损伤；9～12分，为中度损伤；6～8分，为重度损伤；3～5分，为特重度损伤。患者GCS总分达到15分时才有可能配合进行认知功能评定。

表12-1 格拉斯哥昏迷量表（GCS）

内容	标准	评分
睁眼反应	自动睁眼	4
	听到言语、命令时睁眼	3
	刺痛时睁眼	2
	对任何刺激无睁眼	1
运动反应	能执行简单命令	6
	刺痛时能指出部位	5
	刺痛时肢体能正常回缩	4
	刺痛时肢体出现异常屈曲（去皮质状态）	3
	刺痛时躯体异常伸展（去大脑强直）	2
	对刺痛无任何运动反应	1
言语反应	回答正确	5
	回答错误	4
	用词不当但尚能理解含义	3
	言语难以理解	2
	无任何言语反应	1
总分		

三、认知功能障碍的筛查

认知功能障碍的筛查是认知功能评定的第一步。在患者意识清楚的情况下，进行认知功能障碍的筛查，目的是大体检测患者是否存在认知功能障碍，但不能为特异性诊断提供依据。通过第一步的筛查可以判断患者有认知功能障碍，并决定是否需要进一步检查。常用的认知功能筛查方法为量表法，如简易精神状态检查量表、蒙特利尔认知评价量表、认知功能筛查量表。

（一）简易精神状态检查量表

简易精神状态检查量表（MMSE）由Folstein于1975年编制完成，为目前国际上最具影响力、最普及的认知障碍筛查工具之一，能在较短时间内快速筛查认知功能障碍。此量表共11项条目，测试内容涵盖了时间定向、地点定向、即刻记忆、注意力和计算力、短时记忆、语言及视空间结构能力，其中语言测试又包含命名、复述、听理解（3级指令）、阅读理解及书写等内容。作为一个简易认知筛查量表，MMSE项目易于理解，评分标准明确，评定员经过短暂培训即可掌握，可操作性强，加之其耗时较短，在测试过程中易获得受试者的配合。

1. MMSE量表内容 MMSE总分30分，完成整个测试耗时5～10分钟。在表12-2中，1～5题测试时间定向力，6～10题检测地点定向力，11～14题测试复述能力，15～16题测试辨认能力，17～21题测试计算能力，22～24题测试记忆能力，25～28题测试理解能力，29题测试表达能力，30题测试结构模仿能力，如答错可进行单项检测。

2. MMSE量表计分及评价方法 正确回答或完成1项计1分，30项相加为总分。认知障碍的国际分界值为24分，得分越高说明认知功能越好。国内学者根据我国群众受教育程度进行了评定标准的界定：文盲≤17分，小学≤20分，中学及以上≤24分，在标准分数线下考虑存在认知功能障碍，需做进一步检查。

表 12-2 简易精神状态检查量表（MMSE）

序号	项目	分数
1	今年是公元哪一年	1
2	现在是什么季节	1
3	现在是几月份	1
4	今天是星期几	1
5	今天是几号	1
6	你现在在哪个城市	1
7	你现在在哪个区	1
8	你现在在哪个街道	1
9	你现在在哪个医院	1
10	我们现在在第几层楼	1
11	复述：气球	1
12	复述：国旗	1
13	复述：树木	1
14	复述：森林里有很多树	1
15	辨认：铅笔	1
16	辨认：手表	1
17	计算：100－7	1
18	计算：93－7	1
19	计算：86－7	1
20	计算：79－7	1
21	计算：72－7	1
22	回忆：气球	1
23	回忆：国旗	1
24	回忆：树木	1
25	请用右手拿起这张纸	1
26	请用双手将纸对折	1
27	请将纸放在你旁边的椅子上	1
28	要求患者读出纸上的指令，并完成该动作，比如"请闭上你的眼睛"	1
29	请写出依据完整的话，比如：生活是美好的	1
30	要求患者模仿绘制两个交叉的多边形（图12-1）	1

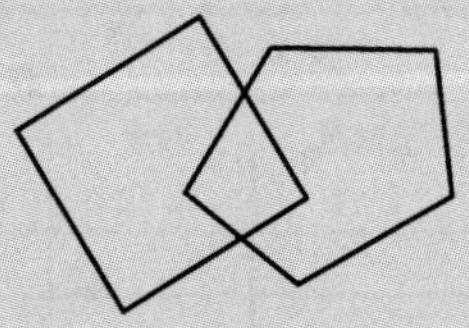

图 12-1 MMSE 看图作画

总分

（二）蒙特利尔认知评价量表

蒙特利尔认知评价量表（MoCA）是由加拿大神经科临床研究中心Nasreddine教授等根据临床实践经验结合MMSE量表的内容和形式设计的针对轻度认知障碍的快速筛查工具，此量表已被翻译成多种语言，北京版见表12-3。MoCA内容包含延迟回忆（5分）、视空间功能（4分）、执行能力（2分）、

表12-3 蒙特利尔认知评价量表（MoCA）

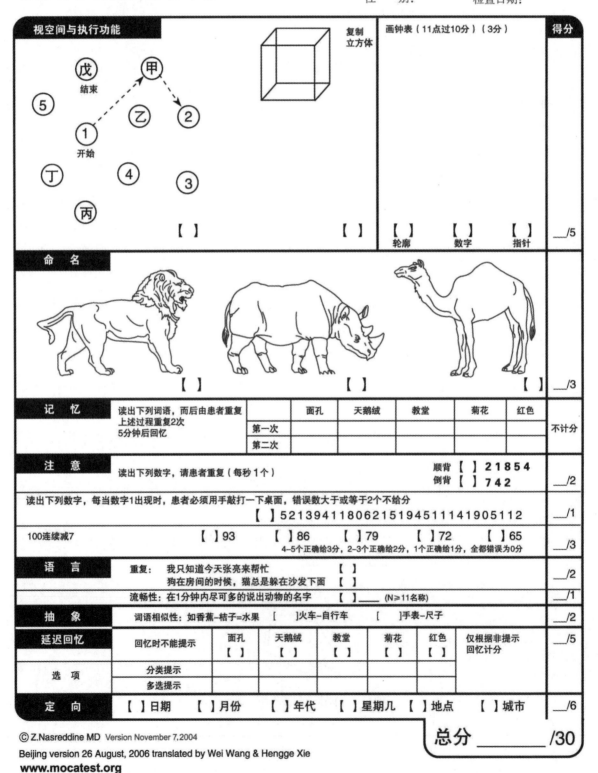

Montreal Cognitive Assessment (MoCA) Beijing Version

蒙特利尔认知评估北京版

出生日期：
教育水平：　　　　　姓名：
性　　别：　　　检查日期：

© Z.Nasreddine MD Version November 7, 2004
Beijing version 26 August, 2006 translated by Wei Wang & Hengge Xie
www.mocatest.org

词语抽象概括能力（2分）、计算能力和注意力（6分）、语言能力（5分）、时间和地点定向力功能（6分），总分30分，英文版MoCA≥26分为认知功能正常，受教育年限≤12年的加1分。英文原版量表应用结果表明，轻度认知功能障碍（MCI）的评分为19.0～25.2分，痴呆的评分为11.4～21.0分。

MoCA和MMSE一样，特异性较差，用来作为患者的认知障碍的入组评价。但MoCA更加强调了对执行功能和注意力方面的认知功能评定，对执行功能和注意力损害较突出的认知功能障碍相关疾病的敏感性更高。

（三）认知功能筛查量表

认知功能筛查量表（CCSE）与MMSE量表类似，检查内容包括定向、注意、心算、瞬时记忆、短时记忆、结构模仿、语言（命名、理解、书写）、概念判断等，检查时间为15～20分钟，总分30分，小于或等于20分为异常，见表12-4。

表12-4　认知功能筛查量表（CCSE）

序号	项目	分数
1	今天是星期几	1
2	今天是几号	1
3	现在是哪一个月份	1
4	今年是哪一年	1
5	这儿是什么地方	1
6	请说出872这三个数字	1
7	请倒数刚才的数字	1
8	请说出6371这四个数字	1
9	请听以下数字：694，然后从1数到10，再重复694	1
10	请听以下数字：8143，然后从1数到10，再重复8143	1
11	从星期天倒数至星期一	1
12	9＋3=	1
13	再加＋6=（接12题）	1
14	再一5=（接13题）跟我重复这几个词，稍后我会再问你：帽子，汽车，树，26	1
15	快的反义词是慢，上的反义词是	1
16	大的反义词是	1
17	硬的反义词是	1
18	橘子和香蕉属于水果，那么红色和蓝色属于	1
19	5分和2分属于	1
20	我刚才要你记住的第一个词是什么	1
21	第二个	1
22	第三个	1
23	第四个	1
24	100－7=	1
25	再－7=	1
26	再－7=	1

续表

序号	项目	分数
27	再—7=	1
28	再—7=	1
29	再—7=	1
30	再—7=	1
总分		

除以上量表，认知能力筛查量表（CASI）、神经行为认知状况测试（NCSE）等也常用于认知障碍的筛查中。

四、定向力的评定

定向力是个体对时间、地点、人等的自我觉察能力。定向力障碍表现为对时间和地点等方面的信息混淆不清，比如患者可能不知道自己身在医院。

定向力评定的最常用方法是询问患者关于时间、地点、人及人物关系的问题。关于时间的问题包括年、季节、月、星期、日等，比如"今年是哪一年？""现在是什么季节？""今天是星期几？"等。关于地点的问题包括"你住在哪个城市？""我们现在在哪个医院？""我们现在在几楼？"等。关于人的问题包括询问患者是否认识自己，同家属的关系等，比如"你叫什么名字？""你多大年纪？"等。

标准化的定向力测验包括盖尔维斯顿定向力测验（GOAT）、本顿时间定向力测验（BTOT）。一些认知筛查评定量表也包含了对定向力的测验，如简易精神状态检查量表（MMSE）、蒙特利尔认知评价量表（MoCA）等。

五、注意的评定

（一）注意的概念

注意是心理活动指向一个符合当前活动需要的特定刺激，并同时忽略或抑制无关刺激的能力。注意代表的是在指定时间内关注某种特定信息的能力，是对事物的一种选择性反映。注意在人类认知活动中是选择者和放大器，是认知资源的分配者和认知活动的指南针，决定着注入认知过程的信息来源。

（二）注意的分类

1. 根据注意是否由意识支配分类

（1）无意注意：是指无意识地注意到周围事物，由外界刺激被动引起的指向活动。产生无意注意的原因分为两类：第一类是客观刺激物本身的特点，第二类是人的主体状态。也即某客观刺激物的特点能够引起特定人群的兴趣是无意注意的重要源泉。除此之外，人的心境对无意注意也起着很大的作用。

（2）有意注意：是心理活动的主动集中，由主观努力决定，是自觉的、有预定目的的注意。有意注意在有无外界干扰的情况下均可发生，有时需要通过一定的努力消除或减少外界无关刺激物的影响，使注意力集中和保持在某种事物或某种任务上。

2. 根据注意的水平分类

（1）集中注意：指对特殊感觉信息的反应能力，在遇到刺激时做出适当的反应。

（2）持续注意：也称注意维持，指对单一信息源在连续一段时间内的注意保持。如在高速公路上开车时，持续保持注意力于路况信息。

（3）选择性注意：指专注于某一种刺激而忽视另外的刺激。如在嘈杂的环境中看书。

（4）交替注意：指在两种活动中灵活转换注意的对象。如正在写作业时，手机铃响了，暂停写作业接电话，然后又恢复到写作业的状态中。

（5）分配注意：指进行两组或两种以上活动时同时注意不同的对象，又称同时注意。

（三）注意的基本特征及其影响因素

1. 注意的范围　为注意的范围特征，指一个人在同一时间内能清楚地把握注意对象的数量。正常成年人可以同时注意8～9个黑色圆点，4～6个毫无关系的字母，3～4个几何图形。

2. 注意的紧张度　为注意的强度特征，是指心理活动对一定对象的高度集中程度，与个体的兴趣和爱好、身心状态有关。

3. 注意的持久性　为注意的时间特征，也称为注意的稳定性，指注意在某一对象上所保持时间的长短。在一定范围内，注意对象的复杂程度越高，注意的持久性会提高。但若注意对象过于复杂，注意力也容易分散。

4. 注意的转移性　指根据需求，主动、及时地将注意从一个对象转移到另一个对象。对原来注意对象的注意紧张度越高，转移就会越难和慢，反之则容易和迅速。

5. 注意的分配性　是指在进行两种或两种以上活动时能够同时注意不同的对象，如"一心二用""一心多用"。但是注意的分配有其前提条件，一般需要对其中一种活动较为熟练，个体就可以更多关注比较生疏的活动，或者集中活动之间具有关联性并形成固定的反应系统。

（四）注意障碍的特征和分类

根据 Sohlberg 和 Mateer 提出的临床模型，脑损伤后注意障碍可分为以下类型。

1. 觉醒状态低下　患者对痛觉、触觉、视觉、听觉及言语等刺激反应不能迅速、正确地做出反应，表现为注意迟钝、缓慢。

2. 注意范围缩小　患者的主动注意减弱，当患者集中注意于某一事物时，其他容易唤起注意的事物并不能引起患者的注意，注意范围显著缩小。

3. 保持注意障碍　指患者注意的持久性下降。患者在进行持续性和重复性的活动时，缺乏持久性，注意力不集中，易受到干扰。

4. 选择注意障碍　患者难以进行有目的地选择需要的信息及剔除无关信息。患者容易受到自身或外部环境的影响，注意力不集中。

5. 转移注意障碍　患者不能根据需要及时、主动地从当前的注意对象中脱离出来，将注意转移到新的对象中，因而不能跟踪事件发展。

6. 分配注意障碍　患者不能在同一时间内利用多种信息，即不能同时做两件事。如患者不能一边同别人交流一边进行步态的训练。

（五）注意的评定方法

1. 反应时评定　指刺激作用于机体到机体做出明显反应所需的时间。一般采用视觉或听觉中的一项进行测试，并告知被检者要接受的刺激及刺激后做出相应的反应，记录从刺激到反应的时间。如检查者在被检者身后呼其姓名，当听到名字后转过头，记录从呼名到转头的时间。

2. 注意广度评定　数字广度测试方法是检查注意广度的常用方法，包括顺向数字广度测试和逆向数字广度测试。在顺向数字广度测试中，检查者要求患者复述一系列不断增加长度的数字（表12-5）。通常从2个数字开始，检查者以1位数/秒的速度说出一组数字，每一水平最多允许2次检测（2次数字不同），通过一次即可晋级下一水平测试，两次测试均没通过，即结束测试。如8-3，患者复述8-3，正确后，晋级3位数，4-2-9，患者复述6-2-9。

逆向数字广度测试的方法与顺向的完全相同，只是要求患者按倒叙复述。正常人正数数字广度为7±2，逆向数字广度为6±2，但数字广度还与患者的年龄和文化水平有关，因此对于老年人或智能水平相对较差的人群，正常数字广度水平相对降低。数字广度为3时，提示患者为临界状态，数字广度为2时，可确诊为异常。

表12-5　数字广度测试表

顺向复述	分值	逆向复述	分值
4-8	2	4-7	2
7-2	2	7-1	2
6-8-1	3	5-8-2	3
4-1-3	3	6-3-8	3
4-7-3-1	4	7-3-9-2	4
8-4-6-3	4	4-9-3-6	4
9-3-6-4-7	5	5-2-8-4-9	5
5-3-8-1-4	5	7-3-5-9-1	5
5-7-3-8-1-2	6	8-4-2-7-5-6	6
9-2-6-2-7-3	6	3-4-8-9-5-1	6
6-1-7-3-7-1-8	7	6-8-2-4-7-9-4	7
2-4-6-1-6-8-3	7	7-4-2-4-8-9-1	7
6-1-8-4-2-8-9-4	8	4-7-3-6-5-7-4-3	8
9-4-7-8-5-2-2-7-9	8	8-3-4-7-1-7-9-5	8
7-4-5-3-8-6-1-2-9	9		
6-3-7-8-2-4-9-5-1	9		
得分		得分	

3. 注意持久性评定

（1）划消实验：有数字划消、字母划消、符号划消等类型。要求患者在专用的划消表中将指定的数字或字母、符号划去。如字母划消，在若干行随机排列的英文字母中，要求患者以最快的速度把其中的"A"和"F"划掉。患者划消结束后，统计正确划消数、错误划消数、划消时间。根据公式计算患者的注意持久性指数：注意的持久性指数＝总查阅数/划消时间×（正确划消数－错误划消数）/应划消数。

（2）连续减去7或月份倒叙测试、一周日期倒叙测试：让患者连续计算100减去7，递减5次，或倒数一年的十二个月、倒数一周的每一天。

4. 注意选择性评定

（1）声识认测试：给患者播放各种声音的录音，如嗡嗡声、电话铃声、钟表声、号角声等。要求患者在听到号角声时举手示意，号角声出现5次，若举手少于5次为不正常。

（2）听认字母测试：在60秒内以1字/秒的速度将无规则排列的字母念给患者，其中有10个为指定的同一字母，要求患者听到该字母时举手示意，举手10次为正常。

（3）斯特鲁普色词测验（Stroop试验）：有英文单词和文字两字形式，一般有四页，第一页是用黑体字书写的文字，第二页是不同颜色的色块，第三页和第四页是使用不同于字义颜色所书写的关于颜色含义的文字，呈现的刺激包含着两种信息（字义和书写它的颜色）。第一页和第三页分别要求患者尽快读出该页的文字，第二页要求患者读出色块的颜色，第四页的任务则是要求患者尽快读出书写文字所用的颜色，记录读取的时间。第二页是在无字意干扰的状况下测定对颜色的识别速度，第四页是在有字意干扰的状况下测定对颜色的识别速度。当颜色和文字相互冲突时，大脑必须努力过滤掉相互竞争的信号，阅读本身是一项自动的任务，大脑需要积极抑制它，引导注意力到指定的对象上。当颜色和单词匹配时，或者当单词是中性的时，大脑就不必过滤出相互冲突的信息。

5. 注意转移评定　评定方法为按一定的规则做题。

（1）上下排列2个数，相加后将和的个位数写在右上角，再将上面的数移到右下方，如此反复下去。

（2）开始的上下2个数与第一题相同，将和的个位数写在右下方，把下面的数移到上方，如此反复下去。

评定者每隔半分钟发出"变"的指令，患者在听到指令后换做另一道题，比较转换总数和转换错误数，并记录完成时间。

6. 注意分配评定　对患者同时进行两种及以上的刺激或任务规定，评价患者同时利用多种信息的能力。如采用声光刺激同时呈现，要求患者对刺激做出判断和反应。或让患者同时做两件事情，如边写字边唱歌，有注意分配障碍者，不能同时完成两件事。

六、记忆的评定

（一）记忆概述

1. 记忆的概念　记忆是过去经历过的事物在头脑中的反映，是人脑对所输入的信息进行编码、存储及提取的过程，是人们必不可少的一种认知功能。由于具备记忆功能，使得人们能够利用以往的经验学习新的知识。记忆随着年龄的增长会有所减退，由于一些原因导致记忆相关的结构出现损伤时可造成永久性的记忆障碍。

2. 记忆的过程　记忆是一个过程，包括编码、存储和提取三个环节，又称为识记、保持和回忆。编码是对外界信息的最初加工，是对事物的认识并记住事物的过程。信息编码包括对信息反复的感知、思考、体验和操作。存储是将编码后的信息保存在人们的脑中。提取是将脑中的信息再输出的缓解，即从记忆中查找已有信息的过程。

3. 记忆的分类　根据记忆编码方式的不同和保持时间不同，可将记忆分为瞬时记忆、短时记忆和长时记忆。记忆的具体分类见图12-2。

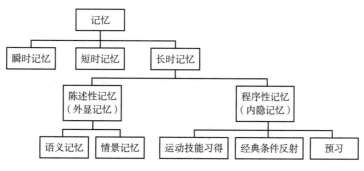

图 12-2 记忆的分类

（1）瞬时记忆：信息保留的时间以毫秒计，最长1～2分钟，又称感觉记忆。

（2）短时记忆：信息保留时间在1分钟以内，又称工作记忆。

（3）长时记忆：信息保留时间在1分钟以上，包括数日、数年直至终生。

根据提取过程中是否有意识的参与，可将长时记忆分为程序性记忆（内隐记忆）和陈述性记忆（外显记忆）。其中：①程序性记忆又称内隐记忆，为自动地、无意识地提取信息的记忆类型，如运动技能习得、经典条件反射、预习；②陈述性记忆又称外显记忆，是有意识地提取信息的记忆类型，对于信息的回忆依赖于意识或认知过程。

陈述性记忆又分语义记忆和情景记忆，语义记忆的内容包括词汇、概念、物体和面孔信息等，不具有时间和背景环境的特异性；情景记忆的内容为个人经历的情景与事件，具有事件和背景环境的特异性。如回忆昨天开会的细节或者去年去北京旅游时的一次用餐，这些均为情景记忆。而知道北京是中国的首都，"开会"代表的是什么意思，这些属于语义记忆。

（二）记忆的分类评定

1. 瞬时记忆

（1）数字广度测试：同注意广度一节的数字广度测试方法，一次重复的数字长度为7±2为正常，低于5为瞬时记忆障碍。

（2）词语复述测试：检查者说出4个不相关的词，如足球、太阳、大厦、凉水等，速度为1词/秒，要求患者立即复述。正常时能复述3～4个词，复述5遍仍未正确者，为瞬时记忆障碍。

（3）视觉图形记忆测试：出示4个图形卡片（简单图形），要求患者注视2秒后，将卡片收起或遮盖，要求患者根据记忆画出图形，如绘出图形不完整或位置错误为异常。

2. 短时记忆 检查方法和瞬时记忆相同，但要求患者注视或停顿30秒后，再回忆出相应内容。

3. 长时记忆 长时记忆的评定依据其分类分别评定，分为语义记忆和情景记忆、程序性记忆的评定。

（1）语义记忆

1）常识测试：询问患者一些常识性问题，如"一周有几天？""足球是什么形状的？"。

2）词汇测试：要求患者对词汇进行词义的解释，如"医生""夏天"。

3）分类流畅性测试：要求患者对物品进行分类，如水果类、交通工具类。

4）物品命名测试：对物品命名。

5）单词-图片匹配测试：根据所说的物品名称指出对应的图片。

（2）情景记忆：情景记忆的评定分顺行性情景记忆测试和逆行性情景记忆测试。

1）顺行性情景记忆测试：测试方法见表12-6。

表12-6 顺行性情景记忆测试

	测试内容
言语方面	1. 对复杂言语信息的回忆。例如，复述评定者所讲的故事情节，可参考韦氏记忆测试中的逻辑记忆部分
	2. 词汇表的学习。准备2张分别有15个词的表，评定者以1词/秒的速度读第一张表，要求患者复述，重复5遍后，评定者再念第二张表，要求评定者复述1遍第二张卡的内容后，立即复述第一张卡的内容
	3. 词汇再认，如Warrington's recognition memory test中针对词汇的再认。测试由20～50个测验词和20～50个干扰词组成，并制成卡片，每张卡片只有一个词，每个词呈现3秒，然后将干扰词与测验词放在一起，让患者挑出刚才出现过的词
非言语方面	1. 对几何图形的回忆，如Rey-Osterrieth图形测试、韦氏记忆测试的视觉复制和图形记忆
	2. 对新学习的面孔的再认，如Warrington's recognition memory test中针对面孔的测试。测试由20～50个测验照片和20～50个干扰照片组成，每个照片呈现3秒，然后将干扰照片与测验照片放在一起，让患者挑出刚才出现过的照片
	3. 空间定位回忆测试，如CANTAB测试中的成对关联学习测试（paired associate learning test，PALT）

2）逆行性情景记忆测试：是对以往信息记忆的测试，包括个人经历记忆、社会事件记忆和著名人物记忆等，可采用问卷式提问。个人经历记忆主要是对患者成长的不同时期直至发病前的个人经历过的事件进行提问，其准确性需要患者亲属或知情者证实；社会事件记忆是根据患者的年龄和文化水平，对重大社会事件发生的时间、地点及事件的主要内容进行提问；著名人物记忆是请患者通过照片辨认著名人物，包括姓名、身份及相关的历史年代。

（3）程序性记忆：一般难以用语言描述，如骑自行车、打羽毛球等。存在程序性记忆障碍的患者，可以从基础学习这些技能。此项测试不要求患者有意识地回忆，只要求患者完成指定操作，如开启罐头、订书、按照给出的图画填充颜色等。

（三）记忆的成套评定

1. 韦氏记忆量表（Wechsler memory scales） 是国际公认的成套记忆测验方法。龚耀先等（1980年）修订了本测验，并制订了中国的标准化量表，测试内容共10项，其中长时记忆测试3项：包含个人经历、时间空间记忆（定向）、数字顺序关系；短时记忆测试6项：包含视觉再生、视觉再认、图片回忆、联想学习、触摸测验、理解记忆；瞬时记忆测试1项：包含顺背和倒背数字。

2. Rivermead行为记忆测试（RBMT） RBMT在量表中设置了一些与日常生活关系密切的项目。此量表共包括12个分项目：记住姓名、记住被藏物、记约定、图片再认、路径及时回忆、路径延迟回忆、信封、定向、日期、照片再认、故事即时回忆、故事延迟回忆。

3. 临床记忆量表（CMS） 是中国科学院心理研究所许淑莲等（1984）根据我国的实际情况主持编制的一套记忆量表。临床记忆量表是评定持续数分钟以内的一次性记忆或学习能力。量表包括5个分测验。

（1）联想学习：包括各6对容易（存在逻辑联系）和困难（无内在逻辑联系）成对词，测试中评定者以不同顺序呈现和测试3遍，用以检查患者学习记忆不同成对词的能力。

（2）指向记忆：用录音机播放24个词，其中包括了分属于一种类别的名词，但还额外混入了12个不需要识记的干扰词类（如水果类混入常见副食名词），患者需要按引导语识记其中同属于某一类的12个词。

（3）图像自由回忆：两组，每组有15张刺激图片，由电脑自动以序列方式呈现，内容为日杂用品类物品。

（4）无意义图形再认：由电脑向患者呈现五种形式的无意义图形刺激，即曲线封闭、直线封闭、曲线直线、曲线不封闭和直线不封闭。每种图形各4张，均呈现1秒、间隔1秒，之后混入同类型的图片20张，目标刺激和混入刺激合计共40张，以电脑程序随机呈现，要求患者再次确认。

（5）人像特点联系回忆：采用勾画人面像6张，呈现时间9秒/张，每2张时间间隔3秒，呈现的同时评定者说出这个人的姓名、工作和喜好，重复说2遍，6张依次呈现，然后按另一顺序要求患者在看到每张人像时说出其姓名、工作和喜好。

本量表根据记忆商评价患者的记忆水平，并按"有文化部分"和"无文化部分"制订了两组换算用表，同时制订了年龄量表分，可作为评定患者的单项成绩之用。通过计算和"总量表分的等值记忆商（MQ）表"可得到患者的MQ。MQ分级标准与韦氏记忆量表的分级相同。

七、执行功能的评定

（一）执行功能的概念

执行功能是指人独立完成有目的、控制自我的行为所必需的一组技能，包括计划、判断、决策、不适当行为的抑制、有目的的行为的启动与控制、反应转移、动作行为的序列分析、问题解决等心智操作。是人类特有的启动、计划及组织能力。这一能力包括设定与实现目标，同时避免干扰，并灵活应对各种变化的偶发事件。但由于不同个体的基础执行功能具有差异，因此在评价时需以患者自身的正常水平为基准。

（二）执行功能障碍的临床表现

基于与执行功能相关的解剖结构特点，不同区域的脑损伤具有特征性的临床表现。额叶区损伤的患者不能抑制不恰当的行为、情绪及人格障碍。背外侧额叶损伤的患者表现为注意、短时记忆障碍、计划、决策障碍，启动障碍，持续状态、抽象概念形成障碍，以及问题解决能力障碍等。

1. 计划障碍 计划障碍患者常常制订出不切实际的目标，低估完成任务所需的时间。

2. 决策障碍 指不考虑后果而做出错误的决策。

3. 启动障碍 指不能在需要时开始动作，缺乏兴趣和主观努力，行为被动，反应迟钝。

4. 持续状态 在进行功能性活动时，不断地重复同一种动作或运动，如洗脸时反复洗一个部位。

5. 问题解决能力的障碍　问题解决能力的丧失或下降是执行功能障碍的重要特征，表现为不能认识存在的问题、不能计划和实施所选择的问题、不能检验解决问题的方法是否令人满意。

（三）执行功能的评定

1. 启动能力测试　常用"词语流畅性测试"。

（1）第一类是要求患者在1分钟内尽可能多地列举以某一个字开头的词。比如1分钟内尽可能多地列举以"大"开头的词，人名、地点和衍生词不允许使用。高中毕业文化水平以上的正常人1分钟之内可以说出至少8个词。

（2）第二类为词语分类流畅性测试，要求患者尽可能多地说出某一个类别的词，如动物、水果、蔬菜等。

2. 解决问题及制订决策测试

（1）谚语解释：此项测试患者的抽象能力。需要选择与患者文化水平相当的谚语，让患者解释该谚语，如"过河拆桥""以牙还牙"。若患者只是做字面解释为0分；能用通俗的话反映较为深刻道理的为1分；能正确解释其寓意的为2分。0分说明患者的抽象能力存在障碍。

（2）类比测试：此项测试分相似性测验和差异性测验两种。相似性测验中，给出成对的词，是要求患者说出这组词代表的事物的相似之处，如"苹果"和"香蕉"的相似之处为两者都属于水果。差异性测试中则是指出两者的不同之处。

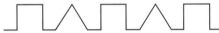

图12-3　交替序列测试图形

3. 推理测试　考察患者通过推理找出规律的能力。

（1）言语推理：如已知"小明比小红大，小亮比小红小，小军比小亮大，小亮比小丽大"，则下列哪项是正确的：①小明比小亮小；②小红比小丽大；③小军比小丽小。

（2）非言语推理：可为数字、图形、字母的推理。如数字推理：1，3，5，7……

4. 反应抑制和定势转换测试　此项测试从一种认知模式转换至另一种认知模式的能力，以及抑制不恰当反应的能力。

（1）威斯康星卡片分类测试：要求患者对一些印有不同几何图形（数目、形状、颜色有所不同）的卡片进行分类，随后被要求改变分类标准继续分类，如此重复几次。无法改变分类标准者为异常。

（2）交替序列测试：交替序列测试中，评定者出示一个由方波和三角波交替并连续组成的图形（图12-3），患者照图画出图形，一直到纸张的边缘。只画一个图形而不是交替变化者为异常。

（3）反应-不反应测试：此项用于检测患者的反应抑制能力。要求患者将手放在桌子时，评定者敲击一次桌面时，患者敲击一次桌面；评定者连续敲击两次时，患者保持不动，即不反应。为避免视觉提示，评定者应在桌子下方敲击。在给出不反应的信号后，若患者不能抑制抬起手和敲击的动作为异常。

（4）轨迹连线测试：此项测试评定思维、注意力转换及抑制能力。测试的第一部分，要求患者将随机排列的数字按照从小到大的顺序连线，第二部分中混合了数字与字母，要求患者按照递增的顺序将数字与字母连线，如1-A-2-B-3-C。此项测试受智力及年龄的影响，因此需参考不同年龄段的正常值。

（5）运动序列测试：包括Luria三步测试即手部轮替运动测试。①在Luria三步测试中，评定者首先向患者重复演示5次一系列的手部动作，即握拳-侧手-拍掌（图12-4），不加语言提示，然后要求患者重复动作。功能障碍者无法重复动作，在语言提示下也无法完成。②在手部轮替运动测试中，评定者首先同时完成一手握拳另一只手五指伸展的动作，然后将两手的动作颠倒（图12-5），要求患者完成该交替动作。

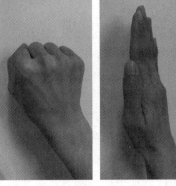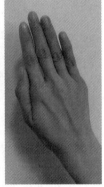

图12-4　Luria三步测试

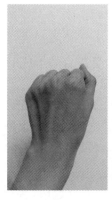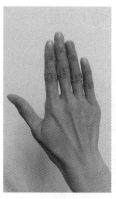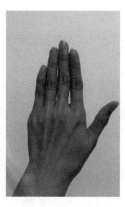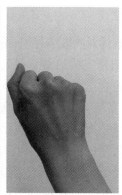

图 12-5 手部轮替运动测试

第 2 节 知觉功能障碍的评定

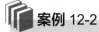 **案例** 12-2

　　王某,男,65岁,退休高级工程师,因右侧脑出血后身体功能障碍入院就诊,在临床诊疗过程中,发现患者除左侧肢体运动功能障碍与言语功能障碍外,患者在穿衣、辨认家属等方面也出现障碍。

　　问题: 1. 该患者可能还出现了哪些功能障碍?

　　　　　　2. 可以应用哪些评定方法来对患者进行检查?

一、知觉障碍的概述

(一) 知觉功能的基本概念

　　感觉是人脑对当前直接作用于感觉器官的客观事物的个别属性的反应。知觉以感觉为基础,但不是感觉的简单相加,而是对各种感觉刺激分析与综合的结果。知觉的形成是当前感觉刺激与以往经验和知识整合的结果。

　　知觉是人脑将当前作用于感觉器官的客观事物的各种属性(感觉)综合起来以整体的形式进行反应,即将感觉组织起来成为有意义的含义时,被称为知觉。知觉是人对客观事物各部分或属性的整体反应,是对事物的整体认识或综合属性的判别。知觉过程是接收感觉输入并将其转化为具有心理含义的过程,因此知觉是高于感觉的感知觉水平,是纯心理性的大脑皮质的高级活动。

(二) 知觉障碍的分类

　　知觉通常是由五种感觉整合而得到的:视觉、嗅觉、味觉、听觉和触觉。知觉功能中最重要的是视觉,识别事物的特征及各特征之间的相互关系。通过感觉可知事物的属性,而通过知觉才能够对事物有完整的印象。

　　知觉障碍是指在感觉传导系统完整的情况下,大脑皮质联合区特定区域对感觉刺激的认识和整合障碍。损伤部位和损伤程度不同,知觉障碍的表现亦不相同。临床常见的主要障碍有躯体构图障碍、视空间关系障碍、失认症、失用症等。其更具体的分类见表12-7。

表 12-7 知觉障碍的分类

躯体构图障碍	视空间关系障碍	失认症	失用症
单侧忽略	图形-背景分辨障碍	视觉失认	运动性失用
左右分辨障碍	空间定位障碍	触觉失认	意念性失用
躯体失认	空间关系障碍	听觉失认	意念运动性失用
疾病失认	地形定向障碍		结构性失用
手指失认	物体形状恒常性识别障碍		穿衣失用
	距离与深度知觉障碍		

二、知觉障碍的评定

（一）躯体构图障碍的评定

躯体构图指本体感觉、触觉、视觉、肌肉运动知觉及前庭觉传入信息整合后形成的神经性姿势模型，其中包含了对身体各部分及其相互间关系及人体与环境关系的认识（即自身在空间中的定位特征）。对身体各部分及其相互间关系的认识是一切运动的基础，身体的哪一部分移动、向哪里移动及如何移动均有赖于对身体各部分及其关系的正确认识。认识身体及其各部分之间的关系也是理解人与物之间的空间关系的前提。认识自己身体和他人身体的能力是人类认知的重要方面。正常的躯体知觉是保证任何情况下无意识地自由移动的必要条件。

1. 单侧忽略　又称单侧不注意、单侧空间忽略、单侧空间失认，患者的各种初级感觉完好无损，却不能对大脑损伤灶对侧身体或空间呈现的刺激（视觉、躯体感觉、听觉及运动觉刺激）做出反应。表现为以体轴为中心，离体轴越远越容易忽略。

单侧忽略评定方法如下。

（1）Schenkenberg二等分线段测验法：在一张26cm×20cm的白纸上画三组平行线段，每组6条，其长度分别为10cm、12cm、14cm、16cm、18cm，在最上边及下边各画一条15cm长的线段作为示范（图12-6）。嘱咐患者用笔在每条线段的中点做一标记（每条线段只能画一个标记），其中最上端和最下端各一条线段用来做示范，不统计在内。被检者画完后，通过粗略目测即可发现所画"中点"是否均偏向一侧，或漏掉标注线段中点。还可通过较精细的测量和计算来判断所画"中点"普遍偏向哪侧，偏离程度如何。

测量和计算方法如下：测量一条线段的全长，算出其中点位置，测量被检者所画"中点"距离线段一侧的距离，较真正中点偏左×cm记为"–×cm"，偏右×cm记为"+×cm"。对所有线段进行测量后，计算总和的偏离百分数。

切分点偏移距离超出全长的10%或与正常组对照而偏移大于3个标准差者为异常。如图12-7所示，为左侧忽略表现。

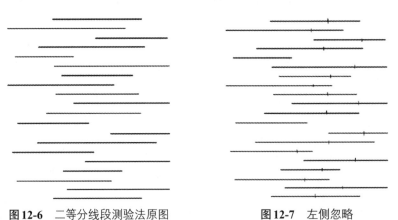

图12-6　二等分线段测验法原图　　　　图12-7　左侧忽略

（2）Albert线段划消测验：在一张26cm×20cm的白纸上画有40条线段，每条线段长2.5cm，分为7个纵行，中间一行为4条线段，其他6行有6条线段。要求患者划消每一个线段，最后分析遗漏的线段数及偏向。也可以划消字母、数字、相同的汉字或符号等（图12-8）。而同样一左侧忽略患者的表现可能为图12-9。

（3）临摹测验：检查者将画好的表盘或房子等大致左右对称的画出示给患者，让患者临摹，也可以要求受检者在画好的圆圈内填写表盘上的数字和指针，要求指向固定的时间。如果患者只画一半，或明显偏向一侧，提示存在单侧忽略（图12-10）。

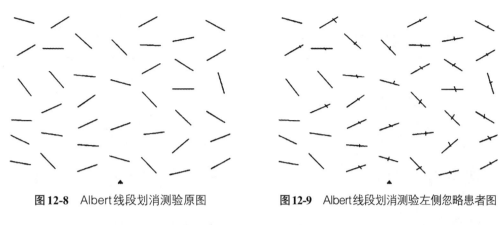

图12-8　Albert线段划消测验原图　　　　　图12-9　Albert线段划消测验左侧忽略患者图

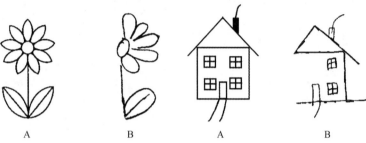

A　　　　　B　　　　　A　　　　　B

图12-10　临摹测试：左图临摹花瓣 右图临摹房子

A. 为需临摹原图；B. 为左侧忽略患者可能表现图

（4）双侧同时刺激检查：首先给患者进行单侧感觉检查，如视觉、听觉、触觉刺激，然后对双侧同时刺激，观察患者的反应。严重的单侧忽略患者，即使只刺激一侧，对来自其忽略侧的刺激也毫无反应，而轻型患者可表现为反应迟钝，或只有刺激双侧时，才忽略一侧。

（5）功能检查：将实物放在患者视野中线内，让患者按指令去做，"将牙刷放在刷牙缸中""用毛巾擦擦嘴"等，此时，患者会出现"无法将牙刷放入忽略侧的牙缸内，或无法找到忽略侧的牙缸""不擦忽略侧的嘴"的反应。

2. 左右分辨障碍　是指理解、区别和利用左右概念的能力，包括理解自身的左与右或对面检查者的左与右。左右分辨障碍是指不能理解和应用左右的概念，不能命名或指出自身、他人及环境的左右侧。右脑损伤表现为不能分辨物体或空间的左右，如认路、穿衣时左右不分；不能分辨对面检查者的左右；不能准确模仿他人动作；左脑损伤表现为不能执行"左-右"口令。

左右分辨障碍评定方法如下。

（1）指令完成能力检查：检查者发出指令，被检者完成。如"伸出你的右手，去摸你的左耳"。可以使用左右定向检查表，见表12-8，进行检查。满分20分，17～20分为正常，小于17分存在左右分辨障碍。

表12-8　左右定向检查表

检查项目	得分
伸出你的左手	1
指你的右眼	1
触摸你的左耳朵	1
伸出你的右手	1
用你的左手触摸你的左耳	1
用你的左手触摸你的右眼	1

检查项目	得分
用你的右手触摸你的右膝	1
用你的左手触摸你的左眼	1
用你的左手触摸你的右耳	1
用你的右手触摸你的左膝	1
用你的右手触摸你的左耳	1
用你的右手触摸你的左眼	1
指我的眼睛	1
指我的左腿	1
指我的左耳	1
指我的右手	1
用你的右手摸我的左耳	1
用你的左手摸我的左眼	1
把你的左手放在我的右肩上	1
用你的右手摸我的右眼	1
总分	20

（2）动作模仿能力检查：检查者做一个动作，要求患者模仿。如检查者将左手放在右侧大腿前面，观察患者是否存在镜像模仿。

3. 躯体失认　身体部位识别是指识别自己和他人身体各部位的能力，缺乏这种能力称为躯体失认。

躯体失认的患者缺乏人体结构的概念。不能区别自己和检查者身体各部位及各部位间的关系；不能执行需要区别身体部位的指令；在进行转移动作训练时不能执行动作口令，如"以右脚为轴心转动你的身体"或"将手放在轮椅的扶手上"；不能模仿他人的动作。有的患者也可以出现穿衣障碍。

躯体失认的评定方法如下。

（1）观察：观察患者如何摆放偏瘫的肢体，如何看待自己的偏瘫肢体，譬如是否表示自己的肢体是属于其他人的，是否认识到自己偏瘫肢体的功能丧失。

（2）按指令指出身体部位的检查：要求在合理的时间内准确说出身体部位的名称，如"指出你的嘴巴（下颏、鼻子、头发、肘、肩、膝、脚、后背等）"，不要用"左"或"右"这样的词语。需要指出的是躯体失认的患者可以表现为左右分辨障碍，而左右分辨障碍的患者可以辨别身体部位。

（3）模仿动作检查：能够模仿他人的动作，如果为镜像动作，也属于正常。

（4）画人体部位图：准备好纸和笔，让患者画一张人体结构图，包括10个部位，头、躯干、双臂、双手、双腿和双脚，每个部位1分，共10分。10分为正常，6～9分为轻度障碍，不足5分为重度障碍。

4. 疾病失认　也称疾病感缺失，是一种严重的躯体构图障碍。患者否认、忽视或不知道瘫痪侧肢体的存在及其程度，表现为对瘫痪侧肢体漠不关心或完全否认。

疾病失认的评定方法如下。

（1）躯体感觉检查：系统的躯体感觉检查有助于诊断是否存在疾病失认。

（2）行为观察：观察患者是否意识到瘫痪的存在；对于瘫痪的主观感觉（是否漠不关心）；如何解释胳膊为什么不能动。如果患者否认肢体瘫痪的存在或者编造各种理由来解释肢体为何不能正常活动时，均提示存在疾病失认。

5. 手指失认　是指在感觉存在的情况下不能按照指令识别自己和他人的手指，包括不能命名或指出被触及的手指。

手指失认的评定方法如下。

（1）手指图辨认检查：向被检者出示一张手指图，嘱其手掌向下放在桌子上，检查者触及其某一手指，让其在图中指出被触及的手指，睁眼和闭眼情况下分别指5次，然后进行比较。

（2）命名手指：检查者说出手指的名称，要求被检者从自己、检查者及手指图上分别指认，共10次。

（3）动作模仿：检查者做指关节弯曲和对指动作，要求被检者模仿。

（4）绘图：嘱被检者描绘一张手指图，观察各手指排列及分布。

（二）视空间关系障碍的评定

空间知觉是物体的空间特性如形状、大小、远近、方位在人脑中的反映。主要包括形状知觉、大小知觉、深度知觉、方位知觉。其中深度知觉又包括绝对距离知觉（距离知觉）和相对距离知觉（立体知觉）。空间知觉后天习得，它是由视觉、触觉、动觉等多种感觉系统协同活动的结果，其中视觉起重要作用。组织并解释所看到的信息并赋予其一定意义的信息加工能力称为视知觉技能。

视空间分析技能包括图形背景分辨、物体形状恒常性、空间关系、空间定位、视觉性闭合、视觉记忆、视觉形象化等。当这些技能因脑损伤而受到损害时，会产生视空间关系障碍。

视空间关系障碍包含多种症状，其共同之处在于观察两者之间或自己与两个或两个以上物体之间的空间位置关系上表现出障碍。视空间损害患者不能或难于确定处在二维和三维空间的物品定位，即便用手接触和用眼睛看能够了解物品本身的信息，但仍有判断方向、角度和距离等方面的困难。

根据视知觉技能的损害特征及与日常生活能力的密切关系，将视空间关系障碍分为图形-背景分辨障碍、空间定位和空间关系障碍、地形定向障碍、物体形状恒常性识别障碍及距离与深度知觉障碍等。

1. 图形-背景分辨障碍　图形背景知觉指从背景中区别前景或不同形状的能力。图形-背景分辨障碍指不能忽略无关的视觉刺激和选择必要的对象，故不能从背景中区分出不同的形状，不能从视觉上将图形与背景分开。

图形-背景分辨障碍的评定方法如下。

（1）Ayres图形-背景测试：给患者出示一张将三种物品重叠在一起的图片，然后要求患者用手指点或者说出所见物品的名称，限1分钟完成辨认，如图12-11所示。

（2）功能检测法：可选择在卧室里，从白床单上拿起白色的浴巾或洗脸毛巾；穿衣时，找袖子、扣子、扣眼儿及衬衫的下部；在厨房里，从橱柜里找出一件用具；或从未按分类摆放的物品中找出勺子；或将衬衣按袖子的长短分开摆放。

2. 空间定位障碍　空间定位知觉即方位知觉，指对物体的方位概念如上、下、左、右、前、后、内、外、东、南、西、北等的认识。空间定位障碍不能理解和判断物体与物体之间的方位关系。

空间定位障碍的评定方法：空间定位测试基本不需要特殊材料，可以在床边进行简短的测验，所以是各种成套测验（如LOTCA等）的组成部分。

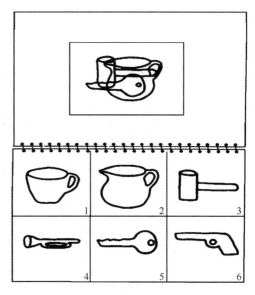

图 12-11　Ayres图形-背景测试图

（1）绘图：将一张画有一个盒子的纸放在患者面前，令患者在盒子的某个方向上画一个圈。如"请在这个盒子的上方画一个圈"。被检者需要观察盒子，判断"盒子的上方"在哪里，然后画一个圈完成测试。

（2）图片测试法：将几张印制有同样物体但摆放位置不同的图片放在被检者面前，要求其描述图片中物体的位置。被检者需要观察物品的方位，并用语言描述出物品的方位。

（3）功能检测法：将生活中常用的物品摆放在被检者面前，要求被检者按照指令完成相应的动作。指令需包括空间的方位如"将牙刷放在口杯中""将筷子放在碟子上"等。

3. 空间关系障碍　空间关系知觉指对两个或两个以上的物体之间及其他物体之间的相互位置关系的认识。不能判断两物体间的空间位置关系及物体与自身之间的位置关系时称为空间关系障碍。

空间关系障碍的评定方法如下。

（1）点式图连接测试：将一张画有左右相同的点式图纸出示给被检者，左边通过各点的连接形成一个图案，要求被检者按照左侧图的形状，将右侧的点连接成与左侧一样的图案。

（2）十字标测试：在示范卡片的不同位置画上十字标，要求被检者按照示范卡的样子，将十字标准确无误地画在另一个卡片上。如果被检者不理解指令，检查者给予示范。

（3）结构性运用测试：准备好碗碟、筷子、汤勺、杯具等餐具，令被检者摆放在餐桌的合适位置上，观察其是否能够合理摆放。

（4）ADL检查：在穿衣、梳洗、转移、进食等活动中观察患者取、放物品，身体的相应位置的变化等。

4. 地形定向障碍　地形定向是指判断两地之间的关系的能力。地形定向障碍是指不能理解和记住两地之间的关系，在形成空间地图并规划到达目的地的路线或解决有关地形问题上出现障碍。

地形定向障碍的评定方法如下。

（1）了解日常情况：询问被检者家属，被检者是否日常生活中有迷路的情况。并让被检者描述其非常熟悉的环境的特征，或画出线路图，测试其是否理解和记住两地之间的关系。

（2）地图理解测试：不能根据地图确定目的地的线路，也不能描述或画出过去熟悉环境的线路图者为地形定向障碍。

5. 物体形状恒常性识别障碍　物体形状恒常性识别是指识别具有相似形状但大小和位置不同的物体的能力。我们需要保持稳定的知觉能力，根据观看角度、光照度变化和不同场景来识别物体。同时，也要理解感知到的物体变化也可能反映真实物体的变化。物体识别不仅必须支持物体的一般恒常性，也必须能够区分出相同类别的不同状态或者不同类别物体的些微差别。物体形状恒常性识别障碍是指不能观察或注意到物品形状上的细微变异，不能鉴别形状相似的物体，或者不能识别放置于非常规角度的物品。

物体形状恒常性识别障碍的评定方法如下。

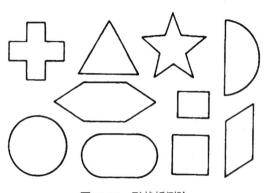

图12-12　形状板测验

（1）形状板测验：不同形状的木板，让被检者识别并辨认。如图12-12所示的常见形状板。

（2）功能评测：将物品非常规摆放，如反放手表，或将形状相似、大小不同的几种物品混放在一起，要求患者一一辨认。如一组物品为铅笔、钢笔、吸管、牙刷、手表，另一组物品为钥匙、曲别针、硬币、戒指，每组物品毫无规律地混放在一起，每一个物品从不同的角度呈现给被检者（上下、正反颠倒），令其辨认。

6. 距离与深度知觉障碍　是指对物体的距离及深度的判断出现错误。

距离与深度知觉障碍的评定方法如下。

（1）距离知觉的检查：将物品摆放在桌子上，让被检者伸手抓取，正常时可以准确抓取到。将一物体悬吊在患者前面，让被检者抓取，正常时可以抓到。

（2）深度知觉的检查：让被检者上下阶梯，正常时无不安全感。让被检者倒一杯水，观察水是否从杯中溢出。

（三）失认症的评定

失认的意思是提取知识或再认失败。失认症是指在特定感觉正常的情况下，由于大脑损伤，患者不能通过相应的感官感受和认识以往熟悉的事物，但仍可以利用其他感觉途径对其识别的一类症状。也就是说，失认症并非由于感觉障碍、智力衰退、意识模糊、注意力不集中等情况所致，而是由于大脑皮质特定区域的损伤导致感觉信息向概念化水平的传输和整合过程受到破坏的结果。

根据感觉方式的不同，与视、听、触觉有关的不同大脑皮质区域受损将导致不同类型的失认症，如视觉失认、触觉失认、听觉失认等。

1. 视觉失认　是指在没有语言障碍、智力障碍、视觉障碍等情况下，仅不能通过视觉这一通道来熟悉物品的质、形和名称。即在"能看见"的情况下，患者对所见的颜色、物体、图形等不能分辨其名称和作用。比如视觉失认症患者可能不能识别一把叉子，但当把物品放在他们手中时，他们能立刻认出它。

视觉失认与大脑左右半球颞-顶-枕叶联合区损伤有关，该区负责整合与记忆有关的视觉刺激，表现为物体失认、面容失认、同时失认及颜色失认。

（1）物体失认：指在视力和视野正常的情况下，不能通过视觉识别常用物品，但可通过其他感觉如触、听觉来识别，是失认症中最常见的症状。

物体失认的评定方法如下。

1）物品命名或辨认：是指对日常用品的实物或照片进行命名，对物品的特征用途进行描述。检查者说出名称，由被检者在实物或照片中指出。如果看后不能说，但触摸后可正确回答，提示物体失认。

2）提示性视觉分辨：将一些常用的东西，如梳子、眼镜、钥匙、铅笔、硬币、牙刷等物品摆放在被检者面前，根据检查者的描述，由被检者挑选出来，如"用来打开锁的东西""用来写字的东西"等。

3）复制图形并命名：复制并命名常见物品的线条图形，物体失认者表现为可以复制图形，但不能命名。

（2）面容失认：指视力保留，能识别面孔，也能分辨不同的面部表情，但在仅通过视觉通道进行识别熟悉的或不熟悉的人有困难，却能通过声音、步态、服装或发型等识别。面容失认的本质是在同一种类中不能区别不同项目。

面容失认的评定方法如下。

1）面部识别和命名：出示患者本人、亲人、朋友或著名人物的照片，或让患者照镜子，要求患者说出人物的名字和面部特征；将相同的照片混杂在诸多照片中，要求其挑选出相同的。以上情况不能完成者判定存在面容失认。

2）利用其他感觉特征识别：面容失认患者可以利用声音、步态、服装等进行识别。

（3）同时失认：指不能一次感知一个以上的事物。虽然每一部分的视知觉都正常，却不能把握部分和部分之间的关系，因而不能了解物品的整体意义，是视觉信息的整合障碍。

同时失认的评定方法如下。

1）数点测验：要求患者对一张整版印有印刷符号如小圆点的作业纸数点，如果仅注意版面的某一部分，应考虑存在同时失认。

2）描述或复制图画：要求患者描述或复制一幅通俗的情景画，如果仅描述情景画的具体细节而不能做整体描述者，应考虑存在同时失认。

（4）颜色失认：指能通过视觉区别各种颜色的不同，但不能辨认颜色的种类。颜色失认是后天性皮质病变引起的色彩认知障碍，常与面容失认或其他视觉失认并存，通常为优势半球损伤的结果。左侧偏盲、失读症及颜色失认同时出现被称为枕叶综合征。

颜色失认的评定方法如下。

1）颜色命名与辨认：将不同颜色的物品或卡片放在被检者面前，令被检者说出物品或卡片的颜色；或检查者说出某种颜色，要求被检者指出来。颜色失认者均不能完成。

2）颜色辨别：将两种不同颜色的卡片放在一起，要求被检者回答是否相同，颜色失认者不可以辨别不同颜色。

3）颜色分类匹配：检查者制订一种颜色，要求被检者从色卡或物品中挑出制订颜色，或在许多色卡中匹配相同颜色。颜色失认者不能按指令对颜色进行分类匹配，但可以对同种颜色进行配对。

4）颜色知识（非颜色视觉检查）及应用检查：向被检者提问，如香蕉是什么颜色的？树叶是什么颜色？然后，给被检者出示常见的水果或植物的无色图案，让被检者用彩笔涂上相应的颜色，如西红柿、香蕉、苹果、橘子等。颜色失认者能非视觉性回答物品颜色，但无法给轮廓图填充涂色。

2. 触觉失认 指触觉、温度觉、本体感觉及注意力均正常，却不能通过触摸识别原已熟悉的物品，不能说出物品的名称，也不能说明和演示物品的功能、用途等。

触觉失认评定方法如下。

（1）辨质觉辨认测验：闭眼，触摸粗砂纸、细砂纸、布料、绸缎等，然后进行辨认。

（2）形态觉辨认测验：闭眼，触摸一块塑料几何图形进行辨认，然后睁眼从中寻找出与刚才触摸的相同图形。

（3）实体觉辨认测验：在桌上放球、铅笔、硬币、曲别针、纽扣、积木、剪刀等，患者闭目，用手触摸其中一件，然后放回桌上，说出触摸物品的名称。让患者睁开眼睛，从中挑出刚才触摸过的物品。

（4）语义相关性检查：闭眼，用手触摸三种物品（如短小的铅笔、橡皮、牙签），从中选出两个语义相关的物品（铅笔和橡皮），左、右手分别测试。

3. 听觉失认 指没有听力下降或丧失，能判断声音的存在，但不能识别和肯定原本熟悉的声音的意义。

（1）非言语性声音失认：是狭义的听觉失认。指患者不能将一种物体和它所发出的声音联系在一起，表现为不能分辨各种声音的性质，如患者无法分辨钟表声、门铃声、电话铃声、流水声、汽笛声。

（2）言语性声音失认：又称纯词聋，指仅不能识别言语声音的意义，而言语声音以外的所有的听觉认识包括非言语声音的理解都正常保留。患者仅听理解破坏，其他语言功能如阅读理解、书写和自发语均正常。由于言语声音的理解受到损害而使纯词聋患者不能复述和听写。

听觉失认的评定方法：确认患者听力测试的成绩在正常范围内，但在听觉通道中无法识别各种声音。如不能识别流水声这样的环境声音，但患者必须能识别瀑布的图片。

1）非言语性听觉测试：检查者在被检者背后发出不同声音，如关门、踩脚、鼓掌等，然后询问被检者是什么声音。

2）言语性听觉测试：检查者朗读一段话，或播放提前准备好的录音，让被检者复述或听写。

（四）失用症的评定

失用症是指在无运动和感觉障碍的情况下，由于大脑皮质的损害，患者不能正确地运用后天习得的运动技能进行有目的的运动的运用障碍。失用症并非由于肌力下降、肌张力异常、运动协调性障碍、感觉缺失、视空间障碍、语言理解障碍、注意力差或不合作等情况所致。是一组反映运动系统在皮质功能水平上的障碍的综合征（躯体运动中枢除外），是大脑运动皮质联合区损伤，导致了动作意念的形成、运动程序的计划和编排、运动执行的调节和控制的障碍。

根据症状表现和产生机制不同，失用症可分为运动性失用、意念性失用、意念运动性失用、结构性失用、穿衣失用、步行失用、发音失用、口颜面失用等。

运动记忆的丧失可导致运动性失用。储存视运动记忆的顶叶与额叶运动区联系中断，使计划和编排运动出现障碍时则出现意念运动性失用。动作意念和概念的形成过程出现障碍可导致意念性失用。结构性失用、穿衣失用均为顶后叶或顶-枕叶病变引起涉及视空间功能的运用技巧障碍。此类障碍也可以归属于视空间功能障碍。

1. 运动性失用　是对运动记忆的丧失，是指在无麻痹、共济失调、感觉障碍、异常反射等运动功能障碍的情况下，不能按要求进行有目的的运动。

运动性失用评定方法如下。

（1）手指或足尖敲击试验：令患者用一只手的手指快速连续敲击桌面，或用一只足的足尖快速连续敲击地面。

（2）手指模仿试验：检查者用手演示日常生活常用的动作，如拧瓶盖、洗手等，要求患者模仿。

（3）手指轮替试验：患者快速地进行前臂的旋前旋后动作。

（4）手指屈曲试验：患者快速进行示指屈曲动作。

（5）手指屈伸速度测试：患者快速进行手指的屈曲和伸展抓握运动。

2. 意念性失用　是动作意念或概念的形成障碍。动作意念或概念的形成包含了对物品功能的理解、对动作的理解和对动作顺序的理解。因此，意念性失用是动作的构思过程受到破坏，复杂动作的概念性组织出现困难，导致运动程序概念的形成出现异常、基本动作的逻辑顺序出现紊乱的一种动作运用障碍。

意念性失用的评定方法如下。

（1）系列动作测试：让患者进行沏茶、刷牙、寄信、点燃蜡烛等系列动作。有意念性失用者动作顺序错乱，只能完成系列活动中简单、孤立的某些部分。

（2）工具使用测试：在餐桌上摆放筷子、铅笔、牙刷，让患者进餐，观察是否选择和使用正确的工具。有意念性失用者会出现选择和使用工具错误，表现为会选择铅笔或牙刷吃饭。

3. 意念运动性失用　是动作概念与行动之间中断，是储存运动记忆的左半球顶下小叶与负责制订运动计划的运动前皮质之间联系中断导致动作的计划、编排和输出障碍。

患者可以理解指令，却不能把指令传达到动作执行器官，即不能按指令完成动作，但由于保留了肌肉等运动记忆，患者仍能在适当的时间与地点下意识地完成那些从前熟练的技能动作。

意念运动性失用的评定采用Goodglass失用测验法，该法可同时评定和鉴别运动性失用、意念性失用、意念运动性失用三类失用症。

Goodglass失用测验法如下。

（1）Goodglass法评定流程：先让患者按指令完成动作；如不能完成，再模仿治疗师做动作；若仍不能完成，再提供实物。

1）执行动作口令测试：要求患者根据口令在无实物的情况下用手势演示一个及物动作，或根据口令演示使用工具的动作，如"做一个刷牙动作"。

2）动作模仿测试：采用视觉呈现的方式进行，检查者示范手的操作、身体运动或各种姿势，要求患者模仿。

3）实物操作测试：将实物交给患者，观察患者使用实物完成动作的情况。

（2）Goodglass法评定动作：包括颜面部动作、肢体动作和全身动作，不同部位的动作检查可以帮助判断失用症所累及的身体的部位。

1）颜面部动作：咳嗽、用鼻用力吸气或嗅、吹火柴、用吸管吸饮料、鼓腮。

2）肢体动作：刷牙、刮胡须、敬礼、手指放唇上作嘘声、"再见"、"过来"、"停止"、钉钉子、锯木板、用螺丝刀。

3）全身动作：拳击、打高尔夫球、正步走、铲雪动作、立正，向后转，再向后转，再坐下。

（3）结果分析

1）运动性失用患者执行动作口令、动作模仿、实物操作均不能完成，表现为动作笨拙、缓慢、低下。

2）意念性失用患者执行动作口令时不能完成动作，实物操作可表现为动作顺序错乱或工具挑选和使用错误，但可以很好地模仿各种简单动作。

3）意念运动性失用患者执行动作口令、动作模仿不能完成，但在给予实物时，可下意识完成动作，动作的准确性明显提高。

4.结构性失用 是组合和构成活动障碍，指不能将各个不同的部件按正常空间关系组合成为一体化的结构，不能将物体各个部分连贯成一个整体，是以空间失认为基础的一种失用症。表现为对三维空间结构的感知觉和运动程序之间的障碍。虽然患者有形状知觉，也有辨别觉和定位觉，但患者不能模仿拼出立体结构，即患者的视觉和动觉过程之间发生分离。

结构性失用的评定方法如下。

（1）复制几何图形：要求被检者复制二维的平面几何图形，如相互交叉的五边形，或三维几何图形，如立方体等。

（2）复制图画：要求被检者按照给出的图画进行模仿绘画，内容包括表盘、菊花、大象、空心十字、立方体和房子等。

（3）复制模型：根据积木、火柴棒或木钉盘模型设计进行复制。

（4）拼图：出示拼图图案，要求被检者拼图，图案不宜过于复杂。

（5）功能活动：要求被检者进行实物组装及部分日常生活活动，如组装家具、穿衣、做饭等，观察其功能活动是否受到影响。

5.穿衣失用 是指丧失了习惯而熟悉的穿衣操作能力，不能自己穿衣服。其原因不是由于肢体功能障碍引起，而是由视空间关系障碍引起。躯体构图障碍或单侧忽略也可以造成穿衣失用。由于原因不同，临床表现也不同。

穿衣失用评定方法：让患者给自己或布娃娃穿脱衣服，观察其表现，符合上述临床表现的可确定为穿衣失用。

自 测 题

单选题

1.关于认知障碍的评定，下列说法正确的是（ ）
　A.应保证患者有家属陪护，给予帮助
　B.为使患者更好地做出回答，应全程给予提示
　C.应在患者意识清楚的状况下进行
　D.医院工作人员均可以进行认知的评定
　E.评定过程中无须记录细节，只需记录最终得分

2.关于记忆的评定，说法错误的是（ ）
　A.记忆分长时记忆、短时记忆、瞬时记忆
　B.陈述性记忆即内隐记忆，是无意识的记忆类型
　C.经典条件反射属于程序性记忆
　D.陈述性记忆分情景记忆和语义记忆
　E.数字广度测试可用于测试瞬时记忆

3.关于注意的评定，下列说法正确的是（ ）
　A.在顺向数字广度测试中，检测者要求患者复述一系列不断减小长度的数字
　B.听认字母测试中，当有10个为指定的同一字母时，患者举手7次以上即为正常
　C.对患者同时进行两种及以上的刺激或任务规定，可评定患者的注意持久性
　D.Stroop试验可评定患者的注意广度

E.在患者身后呼其姓名，当听到名字后转过头，记录从呼名到转头的时间，此种方法为测试反应时

4.关于执行功能的评定，下列说法错误的是（ ）
　A."词语流畅性测试"可用于评定启动能力
　B.在谚语解释中，若患者能用通俗的话反映较为深刻的道理记为2分
　C.交替序列测试可用于评定反应抑制和定势转换测试
　D.推理测试分为言语推理和非言语推理
　E.在手部轮替运动测试中，评定者首先同时完成一手握拳另一只手五指伸展的动作，然后将两手的动作颠倒，要求患者完成该交替动作

5.下列说法错误的是（ ）
　A.MMSE量表评定中，根据我国群众受教育程度，中学及以上得分≤24分，考虑存在认知功能障碍
　B.MoCA量表评定中，英文版MoCA≥26分为认知功能正常，受教育年限≤12年的加1分
　C.MoCA和MMSE可具体评定出患者的认知障碍类型
　D.CCSE与MMSE量表类似，检查内容包括定向、注意、心算、瞬时记忆、短时记忆、结构模仿、语言等
　E.定向力是个体对时间、地点、人等的自我觉察能力

6.单侧忽略的评定下列哪项不适宜（ ）
　A.二等分线段法　　　　　　　B.模仿动作

C. 临摹房屋测验   D. 划消测验

E. 临摹表盘

7. 下列哪一项检查口令不是躯体构图障碍检查的内容
（　　）

A. 请伸出你的左手，去摸你的左耳

B. 请摸一下你的嘴巴

C. 请伸出你的一只手，并告诉我哪一根手指是示指

D. 请在屋内的物品中找到桌子

E. 请告诉我为什么你的左胳膊不如右胳膊一样灵活

8. 下列不属于常见视觉辨别功能障碍的是（　　）

A. 图形背景分辨困难

B. 物体形态恒常性识别障碍

C. 地形定向障碍

D. 单侧忽略

E. 空间定位障碍

9. 视觉失认的常见类型不包括（　　）

A. 物体失认   B. 同时失认

C. 颜色失认   D. 手指失认

E. 面容失认

10. Goodglass 评定可以同时分辨哪些失用症（　　）

A. 运动性失用、意念性失用、意念运动性失用

B. 运动性失用、结构性失用、意念运动性失用

C. 结构性失用、穿衣失用、意念性失用

D. 穿衣失用、意念性失用、意念运动性失用

E. 穿衣失用、运动性失用、意念性失用

（秦　爽　卢　茜）

第13章
神经反射发育评定

第1节 概　　述

案例 13-1

　　王某，男，56岁，因"颈肩部疼痛伴右上肢麻痛6个月，加重1周"来诊。右手拎重物后会出现右上肢闪电样疼痛，2个月前曾在社区医院诊断为颈椎病，查MRI示"颈5～6椎间隙变窄并椎间盘向右后突出约4mm"。

　　问题： 1. 结合案例，应该为该患者进行哪些神经反射评定？

　　　　　　2. 根据MRI结果患者哪项深反射检查会出现异常？

一、概　　念

　　1. 反射（reflex）　指在中枢神经系统参与下，机体对内外环境刺激所作的规律性应答。神经反射由反射弧完成，而反射弧包括感受器、传入神经、中枢、传出神经、效应器。在正常发育过程中，原始的脊和脑反射会逐渐被抑制，替代的是较高水平的调整和平衡反应。

　　2. 发育性反射　环境刺激的方式有很多种，不同环境对人体的刺激可能会有不同的应答反应，而同一种刺激也可能会出现不同的应答反应。如声音刺激听觉器官后，人体的应答反应可能是口语反应，也可能是肢体运动反应。临床上一般将脊髓水平与脑干水平的反射称为发育性反射，属于低水平反射，即意识参与度比较低。

　　3. 发育性反应　临床上一般将中脑水平和大脑水平反射称为发育性反应，属于高水平反射，即有意识的参与。

二、反射的分类

　　临床上按照刺激部位将反射分为浅反射、深反射和病理反射。检查反射时需要进行健患侧对比，当反射出现不对称（一侧增强、减弱或消失）时通常提示神经系统损害。

（一）浅反射

　　浅反射指刺激皮肤、黏膜或角膜等引起的反应。反射弧任何部分损害均可引起反射减弱或消失，即上运动神经元瘫痪或下运动神经元瘫痪均可出现浅反射减弱或消失。昏迷、麻醉、深睡、1岁内婴儿的浅反射也可消失。

　　常见的浅反射有角膜反射、咽反射、腹壁反射、提睾反射、跖反射、肛门反射等。

　　1. 角膜反射　嘱被检者睁眼向内侧注视，医师用捻成细束的棉絮从患者视野外接近并轻触外侧角膜，避免触及睫毛。正常反应为被刺激侧迅速闭眼，称为直接角膜反射；若对侧也出现眼睑闭合反应，称为间接角膜反射。直接与间接角膜反射均消失见于三叉神经病变（传入障碍）；直接反射消失，间接反射存在，见于患侧面神经瘫痪（传出障碍）。

　　2. 咽反射　用压舌板轻触左侧或右侧咽喉壁，正常者出现咽肌收缩和舌后缩，并伴有恶心反应。

有神经损害者会出现患侧反应迟钝或消失。

3. 腹壁反射　患者取卧位、屈膝，使腹壁放松。检查者用钝头竹签分别沿肋缘下、脐水平、腹股沟上三个方向，自外向内轻划两侧腹壁皮肤，正常反应为对应局部腹肌收缩，分别称为上、中、下腹壁反射。反射消失分别见于不同平面的胸髓病损，即肋缘下为胸髓7～8平面、脐水平为胸髓9～10平面、腹股沟上为胸髓11～12平面。肥胖者、老年人、经产妇等腹壁过于松弛者可能出现腹壁反射减弱或消失现象。

4. 提睾反射　检查者持竹签由下而上轻划股内侧上方皮肤，正常反应为同侧提睾肌收缩、睾丸上提。双侧提睾反射消失为腰髓1～2平面病损；一侧反射减弱或消失见于锥体束损害。腹股沟疝、阴囊水肿等局部病变也可影响提睾反射。

5. 跖反射　被检者取仰卧、下肢伸直，检查者手持患者踝部，用钝头竹签划足底外侧，由足跟向前至近小趾跖关节处再转向蹞趾侧，正常反应为各足趾跖屈曲（即巴宾斯基征阴性）。反射消失为骶髓1～2平面病损。

6. 肛门反射　用大头针轻划肛门周围皮肤，可引起肛门外括约肌收缩。反射障碍为骶髓4～5平面或肛尾神经病损。

（二）深反射

检查者用叩诊锤刺激骨膜、肌腱后，经深部感受器完成的反射称为深反射，又称腱反射。被检者应保持肢体肌肉放松，检查者叩击力量尽量均等，做到两侧对比。

反射强度可分为：①－，反射消失。②＋，反射减弱，即出现肌肉收缩，但无对应关节活动。③＋＋，反射正常，即肌肉收缩并导致对应关节活动。④＋＋＋，反射增强，属于正常或病理表现。⑤＋＋＋＋，反射亢进并伴有阵挛，为病理状态。

1. 肱二头肌反射　被检者取坐位或仰卧位，前臂屈曲，检查者将左手拇指置于被检者肱二头肌肌腱处，右手用叩诊锤叩击左手拇指，引起肱二头肌收缩、前臂屈曲。反射中枢为颈髓5～6平面。

2. 肱三头肌反射　被检者取坐位或仰卧位，前臂屈曲，检查者用左手托住被检者前臂，右手用叩诊锤直接轻叩击鹰嘴上方的肱三头肌腱，引起肱三头肌收缩、前臂伸展。反射中枢为颈髓6～7平面。

3. 桡骨膜反射　被检者取坐位或仰卧位，前臂屈曲中立位，检查者用左手托住被检者前臂，使腕关节自然下垂，右手用叩诊锤轻叩桡骨茎突，引起肱桡肌收缩、屈肘和前臂旋前动作。反射中枢为颈髓5～6平面。

4. 膝反射　被检者取坐位，小腿自然伸出垂于诊疗床外，或患者取仰卧位，检查者左手托起被检者膝关节使之屈曲约120°。右手用叩诊锤轻扣膝关节髌骨下方股四头肌肌腱，引起伸膝动作。反射中枢为腰髓2～4平面。

5. 跟腱反射　又称踝反射。患者取仰卧位，屈髋屈膝，下肢呈外旋外展位。检查者左手将被检者足背屈成直角，右手用叩诊锤轻叩击跟腱，引起腓肠肌收缩、足跖屈。反射中枢为骶髓1～2平面。

（三）病理反射

病理反射是锥体束病变时，大脑失去对脑干和脊髓的抑制作用而出现的异常反射。1岁半以内的婴幼儿由于神经系统发育未完善，也可能出现病理反射，属于正常反应。

1. 巴宾斯基（Babinski）征　被检者取仰卧位、下肢伸直，检查者手持患者踝部，用钝头竹签划足底外侧，由足跟向前至近小趾跖关节处再转向蹞趾侧，阳性反应为蹞趾背伸，余四趾呈扇形展开。

2. 奥本海姆（Oppenheim）征　检查者用拇指及示指沿被检者胫骨前缘用力自上而下滑动，阳性表现同 Babinski 征。

3. 戈登（Gordon）征　检查者用手以一定力量捏压被检者腓肠肌，阳性表现同 Babinski 征。

以上三种体征临床意义相同，其中 Babinski 征是最典型的病理反射。

4. 霍夫曼（Hoffmann）征　检查者握住被检者前臂远端，右手中指勾住被检者中指并稍向上提，使被检者手腕处于轻度过伸位，用拇指迅速弹刮被检者中指指甲，阳性反应为其余四指出现掌屈反应。

三、发育性反射与反应评定目的

1. 找出功能障碍点。
2. 评定各个功能障碍的程度与分布。
3. 制订精准的康复计划。
4. 评价康复训练的效果。

第 2 节 发育性反射与反应评定

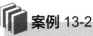 **案例 13-2**

杨某，男，2 岁 4 个月，脑性瘫痪，妈妈是个吸烟者，每天 5 支，40 周生产；出生时用呼吸机，吸氧 7 天；9 个月时 CT 显示左脑萎缩、左脑损伤；10 个月大可以翻身到侧卧位，12 个月时能坐但是不稳，18 个月能扶站；肌张力评定：前臂旋前肌、腕屈肌、指屈肌、小腿三头肌肌力 2 级；腘绳肌肌力 3 级；右侧跟腱挛缩。

问题： 1. 该患儿可能残存哪些原始反射？
2. 请演示该患儿痉挛与挛缩的康复治疗方法。

发育性反射与反应与中枢神经系统的功能有关。任何反射与反应的亢进、减弱、消失、残存都提示可能是中枢神经系统病变。通过详细地评定判断功能障碍的程度与分布，为康复治疗计划与实施提供依据。

一、脊髓水平反射

脊髓水平反射是指脊髓水平固有的反射，由于此时大脑皮质功能还没有充分发育，故其反射弧并不经过大脑。是新生儿为了维持自己的生存而早期出现的反射。

1. **觅食反射** 正常足月新生儿脸颊部接触到母亲乳房或其他部位时，即可出现"寻找"乳头的动作（图 13-1）。

（1）检查体位：婴儿取仰卧位。
（2）刺激方法：用手指轻轻触摸婴儿的一侧口角的皮肤。
（3）反应：婴儿颈髓神经兴奋控制颈部肌肉将头转向刺激侧，出现张口的动作。
（4）持续时间：出生第 0～4 个月。

2. **吸吮反射** 此反射在出生后即出现，逐渐被主动的进食动作所代替。但在睡眠和其他一些场合，婴儿仍会在一段时期内表现出自发的吸吮动作（图 13-2）。

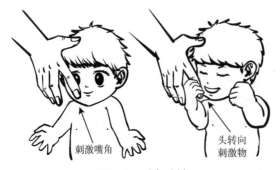

图13-1 觅食反射

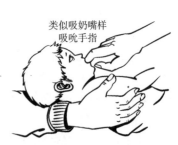

类似吸奶嘴样吸吮手指

图13-2 吸吮反射

（1）检查体位：婴儿取仰卧位。
（2）刺激方法：用手指触摸婴儿的口唇或放入婴儿口中。

（3）反应：婴儿出现吸吮动作。

（4）持续时间：出生第0～4个月。

3. 拥抱反射

（1）检查体位：婴儿取仰卧位。

（2）刺激方法：有五种刺激方法。①声法：敲打床边发出声音。②落法：抬高婴儿头部15cm，然后放下（图13-3）。③弹足法：用手指轻弹婴儿足底。④拉手法：拉住婴儿双手上提，使其头后仰但不离开床面，当婴儿肩部离开床面2～3cm时，检查者突然放开双手。

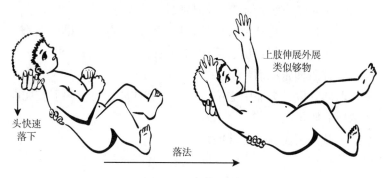

图13-3 拥抱反射

（3）反应：婴儿双上肢对称性伸展外展，下肢伸直，躯干后伸，双手张开，紧接着双上肢向胸前屈曲内收，类似拥抱动作。

（4）持续时间：出生第0～4个月。

4. 握持反射

（1）检查体位：婴儿取仰卧位（图13-4）。

（2）刺激方法：将手指或其他物品从婴儿手掌的尺侧放入并稍加压迫。

（3）反应：婴儿尺侧手指屈曲并紧握检查者手指或物品。

（4）持续时间：出生第0～4个月。

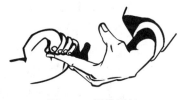

图13-4 握持反射

5. 放置反射

（1）检查体位：扶持婴儿腋下使其呈直立位（图13-5）。

（2）刺激方法：将婴儿一侧手背或足背接触桌面边缘。

（3）反应：可见婴儿将该手或足抬到桌面上。

（4）持续时间：出生第0～2个月。

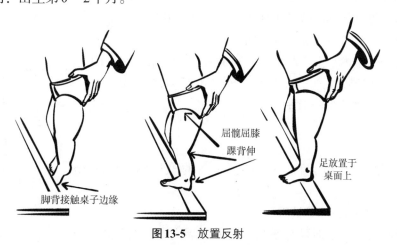

图13-5 放置反射

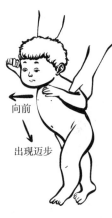

图13-6 踏步反射

向前

出现迈步

6. 踏步反射

（1）检查体位：扶持婴儿腋下使其双足接触桌面（图13-6）。

（2）刺激方法：使婴儿的身体向前倾斜。

（3）反应：可见下肢屈曲后伸直、抬起，类似摆动动作。

（4）持续时间：出生第0～3个月。

7. 屈肌收缩反射

（1）检查体位：婴儿取仰卧位，头部中立位，双下肢伸展。

（2）刺激方法：刺激一侧足底。

（3）反应：受到刺激的下肢失去控制而屈曲，屈髋，屈膝，踝背屈，足趾展开。

（4）持续时间：出生第0～2个月。

8. 伸肌伸张反射

（1）检查体位：婴儿取仰卧位，头部中立位，一侧下肢伸展，另一侧下肢屈曲。

（2）刺激方法：刺激屈曲侧足底。

（3）反应：被刺激的下肢失去控制地呈伸展位。

（4）持续时间：出生第0～2个月。

9. 交叉性伸展反射

（1）屈伸体位法

1）检查体位：婴儿取仰卧位，头部中立位，一侧下肢屈曲，另一侧下肢伸展。

2）刺激方法：使伸展位的下肢做屈曲动作。

3）反应：伸展位的下肢一屈曲，屈曲位的下肢立即伸展。

4）持续时间：出生第0～2个月。

（2）伸展体位法

1）检查体位：婴儿取仰卧位，头部中立位，两下肢伸展。

2）刺激方法：在一侧下肢大腿内侧给予轻轻叩打刺激。

3）反应：对侧下肢表现出内收，内旋，踝关节跖屈（典型的剪刀状体位）。

4）持续时间：出生第0～2个月。

二、脑干水平的反射

随着婴幼儿各种功能的发育，粗大运动功能继续沿着脊髓向上发育到脑干，即四肢逐渐出现的对称性运动功能、协调性运动功能的发育。

1. 非对称性紧张性颈反射

（1）检查体位：婴儿取仰卧位，头部中立位，上、下肢伸展。

（2）刺激方法：检查者将婴儿头部转向一侧。

（3）反应：头部转向侧的上、下肢伸展，或伸肌肌张力增高；另一侧的上、下肢屈曲，或屈肌张力增高，犹如"拉弓射箭"或"击剑"姿势（图13-7）。

（4）持续时间：出生第0～6个月。

2. 对称性紧张性颈反射

（1）屈颈法

1）检查体位：婴儿取膝手卧位，或趴在检查者的腿上（检查者取坐位）（图13-8）。

2）刺激方法：使婴儿头部尽量前屈。

3）反应：上肢屈曲或屈肌肌张力增高，两下肢伸展或伸肌肌张力增高。

4）持续时间：出生第0～6个月。

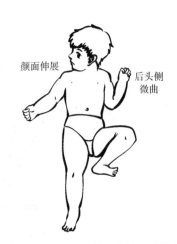

颜面伸展

后头侧微曲

图13-7 非对称性紧张性颈反射

（2）伸颈法

1）检查体位：婴儿取膝手卧位，或趴在检查者的腿上（图13-8）。

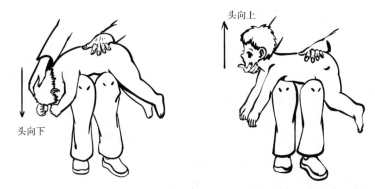

头向下

头向上

图13-8　对称性紧张性颈反射

2）刺激方法：使婴儿头部尽量后伸。

3）反应：两上肢伸展或伸肌肌张力增高，两下肢屈曲或屈肌肌张力增高。

4）持续时间：出生第0～6个月。

3. 紧张性迷路反射

（1）仰卧位法

1）检查体位：婴儿取仰卧位，头部中立位，双侧上、下肢伸展（图13-9）。

2）刺激方法：将仰卧位作为刺激。

3）反应：身体呈过度伸展，头后仰。

4）持续时间：出生第0～4个月。

（2）俯卧位法

1）检查体位：婴儿取俯卧位，头部中立位，双侧上、下肢屈曲（图13-9）。

2）刺激方法：将俯卧位作为刺激。

3）反应：身体以屈曲方式为主，头前屈，臀部突出。

4）持续时间：出生第0～4个月。

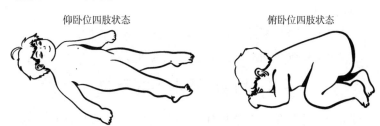

仰卧位四肢状态

俯卧位四肢状态

图13-9　紧张性迷路反射

4. 阳性支撑反射

（1）检查体位：使婴儿保持站立位（图13-10）。

（2）刺激方法：让其前脚掌着地数次。

（3）反应：下肢伸肌肌张力增高，甚至引起膝反张，踝关节跖屈。

（4）持续时间：出生第0～6个月。

5. 联合反应　是指当身体某一部位进行抗阻力运动或主动用力时，诱发患侧肌群不自主的肌张力增高（图13-11）。

（1）检查体位：婴儿取仰卧位。

（2）刺激方法：身体任何部位的抗阻力随意运动。

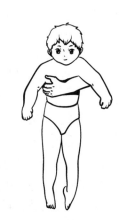

图13-10　阳性支撑反射

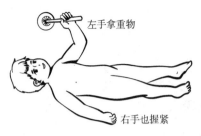

图13-11 联合反应

（3）反应：对侧的肢体出现同样的动作或身体的其他部位肌张力明显增高。

（4）持续时间：出生第0～9个月。

三、中脑水平的反应

沿着脑干继续发育到中脑，特别是视觉功能、迷路功能对运动功能发育的影响。

1. 颈翻正反应

（1）检查体位：婴儿取仰卧位，头部中立位，双侧上、下肢伸展。

（2）刺激方法：婴儿头部主动或被动向一侧旋转。

（3）反应：整个身体随着头部的旋转而向相同方向旋转。

（4）持续时间：出生第0～6个月。

2. 躯干翻正反应

（1）检查体位：婴幼儿取仰卧位，头部中立位，上、下肢伸展。

（2）刺激方法：将婴幼儿的头部主动或被动地向一侧旋转。

（3）反应：头部先旋转，接着两肩旋转，最后骨盆旋转。

（4）持续时间：出生第4～18个月。

3. 迷路翻正反应

（1）检查体位：将婴儿的眼睛蒙上，检查体位可以呈俯卧位、仰卧位、垂直位（图13-12）。

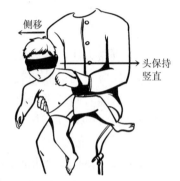

图13-12 迷路翻正反应

（2）刺激方法：俯卧位或仰卧位即为诱发刺激，垂直位时需将躯体向一侧倾斜。

（3）反应：婴儿主动地将头部保持垂直位。

（4）持续时间：出生第0～2个月。

4. 视觉翻正反应

（1）检查体位：婴幼儿睁眼，呈俯卧位、仰卧位、垂直位（图13-13）。

（2）刺激方法：检查者用双手将婴幼儿托起或将其向前、后、左、右侧各个方向倾斜。

（3）反应：婴幼儿主动地将头部保持垂直位。

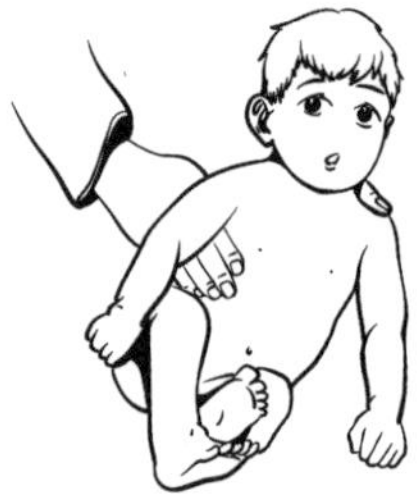

图13-13 视觉翻正反应

（4）持续时间：出生即存在且终身存在。

四、大脑皮质水平的反应

随着四肢与躯干协调动作的发育，大脑皮质对下位神经的调节功能也在逐渐发育，在各种姿势和运动功能发育过程中，对人体保护性的肌张力调节的反应得到发育，即各种体位和姿势动作的平衡反应。

1. 平衡反应

（1）仰卧位倾斜反应

1）检查体位：婴幼儿于倾斜板上取仰卧位，双侧上、下肢伸展。

2）刺激方法：倾斜板向一侧倾斜。

3）反应：婴幼儿头部挺直的同时，倾斜板抬高一侧的上、下肢外展，再进一步伸展，倾斜板下降一侧的上、下肢可见保护性支撑样伸展动作。

4）持续时间：出生第6个月至终生。

（2）俯卧位倾斜反应

1）检查体位：婴幼儿于倾斜板上取俯卧位，双侧上、下肢伸展（图13-14）。

2）刺激方法：倾斜板向一侧倾斜。

3）反应：婴幼儿头部挺直的同时，倾斜板抬高一侧的上、下肢外展，再进一步伸展，倾斜板下降一侧的上、下肢可见保护性支撑样伸展动作。

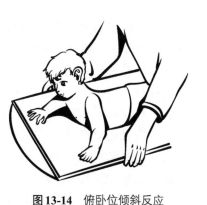

图13-14　俯卧位倾斜反应

4）持续时间：出生第6个月至终生。

（3）坐位平衡反应

1）检查体位：婴幼儿取坐位。

2）刺激方法：检查者用手分别向前方、侧方和后方快速轻推至45°。

3）反应：婴幼儿手臂伸出，手掌张开，出现支撑现象。

4）持续时间：①前方坐位平衡反应，出生第6个月至终生；②侧方坐位平衡反应，出生第7个月至终生（图13-15）；③后方坐位平衡反应，出生第10个月至终生。

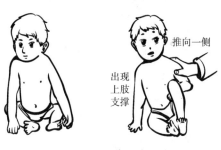

图13-15　坐位平衡反应

（4）跪位平衡反应

1）检查体位：膝手跪位或双膝跪位。

2）刺激方法：通过向一侧倾斜或牵拉婴幼儿的一侧上肢，使之倾斜。

3）反应：婴幼儿头部和胸部出现调整，被牵拉侧上下肢伸展、外展，对侧肢体出现保护性外展反应。

4）持续时间：①膝手跪位平衡反应，出生第8个月至终生；②双膝跪位平衡反应，出生第15个月至终生。

（5）立位平衡反应

1）检查体位：婴幼儿取站立位。

2）刺激方法：检查者用手分别向前方、侧方、后方快速轻推婴幼儿，使其身体倾斜。

3）反应：婴幼儿为了维持平衡，出现头部和胸部直立反应，上肢伸展的同时，脚向前方、侧方、后方迈出一步。

4）持续时间：①前方立位平衡反应，出生第12个月至终生；②侧方立位平衡反应，出生第18个月至终生；③后方立位平衡反应，出生第24个月至终生。

2. 保护性伸展反应　检查时注意观察婴幼儿两侧上肢是否对称，如果一侧上肢没有出现支撑动作，提示臂丛神经损伤或偏瘫；如果此反射延迟出现或没有，提示脑瘫或脑损伤。

（1）检查体位：检查者双手托住婴幼儿胸腹部，呈俯悬卧位。

（2）刺激方法：检查者突然将婴幼儿头部向前下方俯冲运动。

（3）反应：肩关节屈曲，肘关节伸展，手指张开，类似防止下跌的保护性支撑动作。

（4）持续时间：出生第6个月至终生。

第3节　中枢运动控制障碍评定

一、中枢运动控制障碍概述

（一）正常运动控制

人体运动控制指肢体精确完成特定活动的能力。狭义指上运动神经元体系对肢体运动的协调控制，涉及大脑皮质、小脑、脑干网状结构、前庭等。广义还包括下运动神经元病变、骨关节病变和神经-肌肉病变的参与。运动控制的基本要素包括力量、速度、精确和稳定。

1. 新生儿运动控制　新生儿是指出生后28天内的婴儿。这个时间段的婴儿没有随意的运动控制，所有的动作都是为了满足自身的生理需求而自发发生的。常见的新生儿运动控制是四肢呈屈曲位，缺乏抗重的动作与随意控制的运动。

2. 婴幼儿运动控制　随着婴幼儿各个器官组织生理功能的发育，中枢神经系统逐渐建立对运动系统的控制，婴幼儿逐渐学会了抬头、翻身、坐、爬行、走、跑、跳、日常生活功能、娱乐活动等运动功能，并且每种功能都在不断的协调化、精细化、功能化。

3. 成人运动控制　正常人体的运动控制比较复杂，人体某一个环节完成一个动作的过程需要大脑的指令，根据完成的具体任务的位置不同，身体的环节会出现向前、向后、向上、向下、向左、向右、加速、减速、多关节、单关节、静态动作、动态动作等的运动控制过程。

（二）中枢运动控制障碍

1. 运动控制障碍　特指具有一定的肌力和运动条件，但是无法控制动作的精确性和靶向性的临床现象。上运动神经元病变往往导致下运动神经元失控，由于肌肉痉挛或过度活跃、肌肉与关节挛缩、肌肉无力或麻痹、骨关节畸形，致使运动功能失衡，或运动控制障碍，影响患者活动。

（1）大脑皮质命令形成和传递障碍。

（2）小脑、基底神经节和脑干网状结构功能障碍。

（3）脊髓中枢对运动控制：过度兴奋和中间神经元功能紊乱。

（4）中枢神经功能障碍导致的外周神经障碍。

（5）情绪、心理和认知功能障碍。

（6）神经-肌肉功能障碍。

（7）长期运动障碍导致的骨关节障碍。

2. 常见中枢神经损伤后的异常姿势　上运动神经元损伤的主要表现是肌张力异常，常见于各种姿势下的痉挛模式，如上肢屈肌痉挛模式、上肢伸肌痉挛模式、下肢伸肌痉挛模式等（表13-1）。不同上运动神经元损伤患者在不同体位下又会出现异常姿势，情况如下。

（1）卧位：常见的中枢神经损伤包括脑卒中、脑性瘫痪、脊髓损伤、帕金森病等。常见的异常卧位姿势往往由于肌张力异常增高、挛缩畸形引起。

脑卒中常见异常卧位姿势有头偏向患侧、转向健侧、上肢屈肌痉挛模式、下肢伸肌痉挛模式。脑性瘫痪患者常见的卧位姿势有躯干反弓姿势、上肢反射性痉挛伸展或屈曲模式、下肢反射性痉挛模式或挛缩模式等。

（2）坐位：中枢神经损伤患者常见的坐位姿势有脑卒中患者头偏向患侧、转向健侧、躯干弯向患侧、上肢屈肌痉挛模式、下肢伸肌痉挛模式。完全性脊髓损伤（四肢瘫）患者无法独立完成坐位控制，截瘫患者可以独立完成坐位下的功能活动。脑性瘫痪儿童根据发育年龄，可以出现坐位下头部控制障碍、上肢痉挛或挛缩模式、躯干很难控制直立等。

（3）站位：偏瘫患者站立位常见重心偏健侧、患侧下肢可能出现过伸、踝关节内翻、躯干弯向健侧、上肢屈肌痉挛模式等。脊髓损伤患者站立位一般需要辅助器具情况下有条件的站立，常见上肢使用拐杖、挺胸托腹站姿等。帕金森病患者由于平衡与协调障碍，站立位会出现晃动范围变大。

表13-1　典型痉挛模式

部位	痉挛模式
头部	头部旋转、向患侧屈曲，面朝向健侧
上肢	肩胛骨内收，肩带下降，肩关节内收、内旋 肘关节屈曲伴前臂旋前（也可见旋后） 腕关节屈曲并向尺侧偏斜 手指屈曲、内收 拇指屈曲、内收
躯干	躯干向患侧屈并旋后

续表

部位	痉挛模式
下肢	患侧骨盆旋后、上提
	髋关节伸展、内收、内旋
	膝关节伸展
	足跖屈、内翻
	足趾屈曲、内收（偶有大趾表现出明显的巴宾斯基征）

3. 常见中枢神经损伤后的异常动作　共同运动、联合反应（表13-2）、姿势反射、手足徐动、静止性震颤、运动的平衡、协调障碍、运动计划障碍、功能性活动障碍等（表13-3）。

表13-2　联合反应

联合反应		诱发方法	反应
对侧联合反应	上肢	健侧肘关节抗阻力屈曲、伸展	患侧上肢屈肌、伸肌张力增高或出现屈肌、伸肌联带运动
		健侧肩关节抗阻力内收或外展、抗阻力紧握拳	可触及患侧肩关节内收或外展肌收缩或出现相同运动，患侧抓握反应
	下肢	健侧髋关节抗阻力内收或外展	可触及患侧髋关节内收或外展肌收缩或出现相同运动
		健侧下肢抗阻力屈曲、伸展	患侧下肢出现伸肌或屈肌联带运动
同侧联合反应		患侧上肢上抬	患侧手指外展、伸展
		患侧下肢抗阻力屈曲	患侧上肢屈肌收缩或肌张力增高

表13-3　异常运动模式

模式	上肢	下肢
屈肌共同运动	肩胛带上抬、后撤	髋关节屈曲、外展、外旋
	肩关节屈曲、外展、外旋	膝关节屈曲
	肘关节屈曲	踝关节背屈、内翻（或外翻）
	前臂旋后	足趾伸展
	腕关节掌屈、尺偏	
	手指屈曲	
伸肌共同运动	肩胛带前突	髋关节伸展、内收、内旋
	肩关节伸展、内收、内旋	膝关节伸展
	肘关节伸展	踝关节跖屈、内翻
	前臂旋前	足趾屈曲
	腕关节背伸	
	手指伸展	

（三）中枢运动控制障碍评定的目的

1. 肢体运动功能水平。

2. 反射异常对运动控制的影响。

3. 肌张力异常存在程度及分布。

4. 功能性活动关键成分的缺失、过多或时空错误。

二、常用中枢运动控制障碍的评定方法

（一）评定思路

通过布伦斯特伦（Brunnstrom）评定法对患者运动功能的评定，可以判断患者的运动功能状态及其分布。更重要的是通过评定明确上肢、下肢的功能状态，然后设计科学的康复方案。

（二）Brunnstrom偏瘫运动功能评定分级与内容（表13-4）

表13-4　Brunnstrom偏瘫运动功能评定分级与内容

	上肢（除手外）	手	下肢
I	弛缓，无任何运动	弛缓，无任何运动	弛缓，无任何运动
II	出现痉挛 出现联合反应，不引起关节运动的随意肌收缩	出现轻微屈指动作	出现痉挛 出现联合反应，不引起关节运动的随意肌收缩
III	痉挛加剧，可随意引起共同运动或其成分	能全指屈曲，钩状抓握，但不能伸展，有时可由反射引起伸展	痉挛加剧 1.随意引起共同运动或其成分 2.坐位和立位时髋、膝可屈曲
IV	痉挛模式开始减弱，出现一些脱离共同运动模式的运动 1.手指置于腰后 2.上肢前屈90°（肘伸展） 3.肩0°，屈肘90°，前臂能旋前、旋后	能侧方抓握及拇指带动松开，手指能半随意、小范围伸展	痉挛开始减弱，开始脱离共同运动出现分离运动 1.坐位，足跟着地，踝能背屈 2.坐位，足可向后滑动，使其背屈大于0°
V	痉挛减弱，共同运动进一步减弱，分离运动增强 1.上肢外展90°（肘伸展，前臂旋前） 2.上肢前平举并上举过头（肘伸展） 3.肘呈伸展位，前臂能旋前、旋后	用手掌抓握，能握圆柱状及球形物，但不熟练，能随意全指伸开，但范围大小不等	痉挛减弱，共同运动进一步减弱，分离运动增强 1.立位，髋伸展位能屈膝 2.立位，膝伸直，足稍向前踏出，踝能背屈
VI	痉挛基本消失，协调运动大致正常，V级动作的运动速度达到健侧2/3以上	能进行各种抓握 全范围的伸指 可进行单指活动，单比健侧稍差	协调运动大致正常。下述运动达到健侧2/3以上 1.立位，伸膝位髋外展 2.坐位，髋交替地内外旋，并伴有踝内外翻

（三）Fugl-Meyer运动功能评定

1. 评定思路　Fugl-Meyer评定用于评定脑卒中后运动功能情况。它适用于临床和研究，以确定功能障碍的严重程度，描述运动功能恢复程度，并指导制订康复治疗计划。

（1）运动功能（上下肢）：0（偏瘫）～100分（正常运动表现）；上肢66分，下肢34分。

（2）感觉功能（评定手臂和腿部两个表面轻触，8个关节的位置感觉）：范围0～24分；分为轻触觉8分和位置感16分。

（3）平衡（包括7次测试，3次坐姿和4次站立）：0～14分，分为坐6分及站立8分。

（4）关节活动功能（8个关节）：0～44分。

（5）关节疼痛：0～44分。

2. Fugl-Meyer运动功能评定分级与内容（表13-5）、临床意义（表13-6）

表13-5　Fugl-Meyer运动功能评定分级与内容

简化Fugl-Meyer运动功能评定量表				
姓名	住院号	病区	床号	评价时间
	0分	1分	2分	
I 上肢				
坐位或仰卧位				
1. 有无反射活动				
（1）肱二头肌	不引起反射活动		能引起反射活动	
（2）肱三头肌	同上		同上	
2. 屈肌协同运动				

续表

简化Fugl-Meyer运动功能评定量表					
姓名	住院号		病区	床号	评价时间
	0分		1分		2分
（3）肩上提	完全不能进行		部分完成		无停顿地充分完成
（4）肩后缩	同上		同上		同上
（5）肩外展≥90°	同上		同上		同上
（6）肩外旋	同上		同上		同上
（7）肘屈曲	同上		同上		同上
（8）前臂旋后	同上		同上		同上
3. 伸肌协同运动					
（9）肩内收、内旋	同上		同上		同上
（10）肘伸展	同上		同上		同上
（11）前臂旋前	同上		同上		同上
4. 伴有协同运动的活动					
（12）手触腰椎	没有明显活动		手仅可向后越过髂前上棘		能顺利进行
（13）肩关节屈曲90°，肘关节伸直	开始时手臂立即外展或肘关节屈曲		在接近规定位置时肩关节外展或肘关节屈曲		能顺利充分完成
（14）肩0°，肘屈90°，前臂旋前、旋后	不能屈肘或前臂不能旋前		肩、肘位正确，基本上能旋前、旋后		顺利完成
5. 脱离协同运动的活动					
（15）肩关节外展90°，肘伸直，前臂旋前	开始时肘就屈曲，前臂偏离方向，不能旋前		可部分完成此动作或在活动时肘关节屈曲或前臂不能旋前		顺利完成
（16）肩关节前屈举臂过头，肘伸直，前臂中立位	开始时肘关节屈曲或肩关节发生外展		肩屈曲、肘关节屈曲、肩关节外展		顺利完成
（17）肩屈曲30°～90°，肘伸直，前臂旋前、旋后	前臂旋前、旋后完全不能进行或肩肘位不正确		肩、肘位置正确，基本上能完成旋前、旋后		顺利完成
6. 反射亢进					
（18）检查肱二头肌、肱三头肌和指屈肌三种反射	至少2个反射明显亢进		1个反射明显亢进或至少2个反射活跃		活跃反射≤1个，且无反射亢进
7. 腕稳定性					
（19）肩0°，肘屈90°时，腕背屈	不能背屈腕关节达15°		可完成腕背屈，但不能抗拒阻力		施加轻微阻力仍可保持腕背屈
（20）肩0°，肘屈90°，腕屈伸	不能随意屈伸		不能在全关节范围内主动活动腕关节		能平滑地不停顿地进行
8. 肘伸直，肩前屈30°时					
（21）腕背屈	不能背屈腕关节达15°		可完成腕背屈，但不能抗拒阻力		施加轻微阻力仍可保持腕背屈
（22）腕屈伸	不能随意屈伸		不能在全关节范围内主动活动腕关节		能平滑地不停顿地进行
（23）腕环形运动	不能进行		活动费力或不完全		正常完成
9. 手指					
（24）集团屈曲	不能屈曲		能屈曲但不充分		能完全主动屈曲
（25）集团伸展	不能伸展		能放松主动屈曲的手指		能完全主动伸展
（26）钩状抓握	不能保持要求位置		握力微弱		能够抵抗相当大的阻力
（27）侧捏	不能进行		能用拇指捏住一张纸，但不能抵抗拉力		可牢牢捏住纸

续表

简化Fugl-Meyer运动功能评定量表				
姓名	住院号	病区	床号	评价时间
	0分	1分	2分	

	0分	1分	2分
（28）对捏（拇示指可挟住一根铅笔）	完全不能	捏力微弱	能抵抗相当的阻力
（29）圆柱状抓握	同（26）	同（26）	同（26）
（30）球形抓握	同上	同上	同上
10. 协调能力与速度（手指指鼻试验连续5次）			
（31）震颤	明显震颤	轻度震颤	无震颤
（32）辨距障碍	明显的或不规则的辨距障碍	轻度的或规则的辨距障碍	无辨距障碍
（33）速度	较健侧长6秒	较健侧长2～5秒	两侧差别＜2秒
II 下肢			
仰卧位			
1. 有无反射活动			
（1）跟腱反射	无反射活动		有反射活动
（2）膝腱反射	同上		同上
2. 屈肌协同运动			
（3）髋关节屈曲	不能进行	部分进行	充分进行
（4）膝关节屈曲	同上	同上	同上
（5）踝关节背屈	同上	同上	同上
3. 伸肌协同运动			
（6）髋关节伸展	没有运动	微弱运动	几乎与对侧相同
（7）髋关节内收	同上	同上	同上
（8）膝关节伸展	同上	同上	同上
（9）踝关节跖屈	同上	同上	同上
坐位			
4. 伴有协同运动的活动			
（10）膝关节屈曲	无主动运动	膝关节能从微伸位屈曲，但屈曲＜90°	屈曲＞90°
（11）踝关节背屈	不能主动背屈	主动背屈不完全	正常背屈
站位			
5. 脱离协同运动的活动			
（12）膝关节屈曲	在髋关节伸展位时不能屈膝	髋关节0°时膝关节能屈曲，但＜90°，或进行时髋关节屈曲	能自如运动
（13）踝关节背屈	不能主动活动	能部分背屈	能充分背屈
6. 反射亢进			
（14）查跟腱、膝和膝屈肌三种反射	2～3个明显亢进	1个反射亢进或至少2个反射活跃	活跃的反射≤1个且无反射亢进
7. 协调能力和速度（跟-膝-胫试验，快速连续作5次）			
（15）震颤	明显震颤	轻度震颤	无震颤
（16）辨距障碍	明显不规则的辨距障碍	轻度规则的辨距障碍	无辨距障碍
（17）速度	比健侧长6秒	比健侧长2～5秒	比健侧长2秒

续表

简化Fugl-Meyer运动功能评定量表					
姓名	住院号	病区		床号	评价时间
	0分	1分		2分	
总分					
评价者签名					

表13-6 运动功能分级与临床意义

运动积分	分级	临床意义
＜50分	I	患肢严重运动障碍
50～80分	II	患肢明显运动障碍
81～95分	III	患肢中度运动障碍
96～99分	IV	患肢轻度运动障碍

（四）上田敏运动功能评定

1. 评定思路 上田敏认为Brunnstrom偏瘫运动功能评定正确地把握了脑卒中偏瘫的恢复过程，判定标准基本正确，但是分级比较粗，应将其细分以便更加敏感。为此，上田敏以Brunnstrom偏瘫运动功能评定法为基础设计了十二级评定法。Brunnstrom偏瘫运动功能评定I、II、III、IV、V、VI级分别相当于上田敏十二级评定法的0、（1、2）、（3、4、5、6）、（7、8）、（9、10、11）、12级，因此上田敏十二级分级法和Brunnstrom评定法没有本质上的差别。

2. 上田敏运动功能评定分级与内容（表13-7、表13-8）

表13-7 偏瘫上肢功能评价记录表（上田敏式）

姓名			性别		年龄		病历号					
科室			病房／床			临床诊断						
序号	体位	项目	开始肢位及检查动作		判定				/	/	/	/	/
1	仰卧位	联合反应（胸大肌）	开始肢位：患肢的指尖放于近耳处（屈肌联带运动型）。检查动作：使健肢从屈肘位伸展，以对抗徒手阻力，此时，触知患侧胸大肌是否收缩	不充分（无）								
				充分（有）								
2		随意收缩（胸大肌）	开始肢位：同1。检查动作：口令"将患侧手伸到对侧腰部"，触知胸大肌收缩	不充分（无）								
				充分（有）								
3		伸肌联带运动	开始肢位：同1。检查动作：用与2相同的动作，观察手指尖移动到的部位（伸肌联带运动）	不可能								
				可能	不充分	耳—乳头						
						乳头—脐						
					充分	脐以下						
						完全伸展						
4	坐位	屈肌联带运动	开始肢位：将手放于健侧腰部（使肘尽量伸展，前臂旋前，伸肌联带运动型）。检查动作：口令"将患侧手拿到耳边"，观察指尖到达的部位	不可能								
				可能	不充分	0—脐						
						脐—乳头						
					充分	乳头以上						
						与耳同高						
5	坐位	部分分离运动	将手转于背后，观察手是否达到背部脊柱正中线附近5cm以内，注意躯干不要有大的移动	不可能								
				可能	不充分	达到体侧						
						过体侧但不充分						
					充分	距脊柱5cm以内						

续表

姓名			性别			年龄			病历号					
科室			病房／床				临床诊断							
序号	体位	项目	开始肢位及检查动作		判定			/	/	/	/	/		
6	坐位	部分分离运动	上肢向前方水平上举（注意屈肘不超过20°肩关节的水平内收，外展保持在±10°以内）		不可能									
					可能	不充分	5°～25°							
							30°～55°							
						充分	60°～90°							
7	坐位	部分分离运动	屈肘，前臂旋前（手掌向下），将肘紧靠体侧不要离开（靠不上者不合格），肘屈曲保持在90°±10°的范围内		不充分	肘不靠体侧								
						靠体侧但前臂旋前								
						前臂可保持中立位								
					充分	可旋前5°～45°								
						旋前50°～85°								
						旋前90°								
8	坐位	分离运动	伸肘位，将上肢向侧方水平外展。注意上肢水平屈曲不得超出20°，屈肘不超出20°		不可能									
					不充分	5°～25°								
						30°～55°								
					充分	60°～85°								
						90°								
9	坐位	分离运动	上肢上举，肘弯曲不超过20°，尽量从前方上举，上肢向侧方外展不超过30°		不充分	0～85°								
					充分	90°～125°								
						130°～155°								
						160°～175°								
						180°								
10	坐位	分离运动	肘伸展位，肩屈曲，前臂旋后（手掌向上），肘弯曲不超过20°，肩关节屈曲超过60°		不充分	不能向前方上提								
					充分	能上提但前臂旋前								
						能保持中立位								
						旋后5°～45°								
						旋后50°～85°								
						旋后90°								
11	坐位	速度检查	指尖触肩做快速上举动作，测量反复10次所需时间。上举时，屈肘不超过20°，肩关节屈曲130°以上（先测量健侧）。判定：患侧所需时间为健侧的2倍以下为充分		需要时间	健侧								
					不充分	患侧								
						健侧2倍以上								
					充分	健侧2倍								
						健侧2倍以下								

表13-8 偏瘫下肢功能评价记录表（上田敏式）

姓名			性别				年龄			病案号					
科室			病房/床						临床诊断						
序号	体位	项目	开始肢位及检查动作		判定			/	/	/	/	/			
1	仰卧位	联合反应	将健侧下肢稍外展，对抗徒手阻力将使下肢内收。观察患侧下肢有无内收动作或内收肌群收缩（Raimiste现象）		不充分（无）										
					充分（有）										
2	仰卧位	随意收缩	令患侧下肢内收，触知内收肌群的收缩		不充分（无）										
					充分（有）										

姓名			性别			年龄		病案号	
科室			病房/床				临床诊断		
序号	体位	项目	开始肢位及检查动作	判定			/	/	/ / /
3	仰卧位	伸肌联带运动	开始肢位：屈膝90° 检查动作：令"伸患侧腿"，观察有无随意动作及伸膝程度	不可能					
				可能	不充分	90°～50°			
						45°～25°			
					充分	20°～5°			
						0°			
4	仰卧位	屈肌联带运动	开始肢位：髋伸展（0°～20°） 检查动作：令"屈患侧腿"，观察有无随意动作及其程度	不可能					
				可能	不充分	5°～40°			
						45°～85°			
					充分	90°			
5	仰卧位	部分分离运动	在膝关节伸展状态下髋屈曲，观察髋关节屈曲角度。膝关节屈曲不得超过20°	不可能					
				不充分		5°～25°			
						30°～45°			
				充分		50°			
6	坐位	部分分离运动	开始肢位：坐位屈膝90° 检查动作：使脚在地板上滑动，同时屈膝100°以上，要使髋关节保持屈曲60°～90°，足跟不得离开地面	不可能（不充分）					
				可能（充分）					
7	坐位	部分分离运动	足跟着地使踝关节背屈，背屈5°以上为充分	不可能（不充分）					
				可能（充分）					
8	仰卧位	分离运动	取髋、膝伸展位做踝关节背屈的动作	不可能					
				不充分	可能，但在跖屈范围内				
				充分	背屈5°以上				
9	坐位	分离运动	观察踝关节有无背屈动作及其程度，髋关节屈曲60°～90°，膝屈曲不超过20°	不可能					
				不充分	可能，但在跖屈范围内				
				充分	背屈5°以上				
10	坐位	分离运动	取屈膝位，观察髋关节内旋角度，髋关节屈曲60°～90°，使大腿保持水平，屈膝90°±10°	不可能					
				不充分	内旋5°～15°				
				充分	内旋20°				
11	坐位	速度测定	检查同10的动作，取屈膝位，髋关节从中间位内旋10次，记录所需时间（内旋要在20°以上，其他条件与检查10相同），先测健侧	需时间	健侧				
					患侧				
				不充分	健侧的2倍以上				
					健侧的2倍				
				充分	健侧的2倍以下				

自 测 题

单选题

1. 以下不属于浅反射的是（　　　）
　A. 肛门反射　　　　　B. 跖反射
　C. 踝反射　　　　　　D. 腹壁反射
　E. 角膜反射

2. 以下属于病理征的是（　　　）

　A. 巴宾斯基征　　　　B. 跖反射
　C. 咽反射　　　　　　D. 膝反射
　E. 提睾反射

3. 平衡反应属于什么水平（　　　）
　A. 脊髓　　　　B. 延髓　　　　C. 脑干
　D. 中脑　　　　E. 大脑皮质

4.下面有关原始反射与反应的说法正确的是（　　）

    A. 所有的原始反射与反应残存是正常的

    B. 所有的原始反射与反应减弱是正常的

    C. 所有的原始反射与反应消失是正常的

    D. 所有的原始反射与反应亢进是正常的

    E. 所有的原始反射与反应存在是有意义的

5.肌张力最高阶段在Brunnstrom评定的哪个分期（　　）

    A. Ⅴ期　　　　B. Ⅰ期　　　　C. Ⅱ期

    D. Ⅲ期　　　　E. Ⅳ期

6.Fugl-Meyer运动功能评定得分40分说明（　　）

    A. 患肢严重运动障碍　　B. 患肢明显运动障碍

    C. 患肢中度运动障碍　　D. 患肢轻度运动障碍

    E. 患肢无运动障碍

（颜益红）

第14章
神经电生理检查

第 1 节 概 述

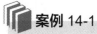 **案例 14-1**

　　刘某，女，50岁，5年来无明显诱因出现右耳耳鸣，间断性出现，阵发性加重，呈轰鸣，还伴有听力下降，近2个月患者症状加重，特来我院就诊。

　　问题：1. 该患者可能出现了什么问题？

　　　　　　2. 为了协助诊断，该选用哪种神经电生理检查？

一、基本概念

　　神经电生理学（eletroneurophysiology）是研究神经系统和肌肉电活动并协助诊断临床相关疾病的科学。

　　神经电生理检查主要是利用神经及肌肉的电生理特性，以电流刺激神经记录其运动和感觉的反应波来评定其功能状态。神经系统的信息传递都是通过动作电位传导实现的，各种信息通过神经信息通路进行高速传输。对于运动神经来说，动作电位的产生是由于刺激了运动神经纤维，冲动又通过神经肌肉接头到达肌肉，从而产生肌肉复合动作电位。对于感觉神经来说，电位是通过刺激感觉神经产生，并且沿着神经干传导。肌电图通过用针电极记录肌肉的电生理活动，分析静息状态或随意收缩时骨骼肌的电生理变化，可以辅助诊断神经肌肉疾患。神经电生理检查记录和分析各种状态下的生物电活动情况，可以对神经病变进行定位。

二、神经电生理内容

　　神经电生理检查在诊断及评定神经和肌肉病变时，起着非常关键的作用。肌电图可以判断肌肉处于正常支配、部分支配，还是完全失去支配；确诊神经病变或肌肉病变；判断有无传导速度减慢等。神经传导速度主要用于协助诊断周围神经病变的存在及发生部位。脑电波检查可以判断被检测者的脑电波是否正常，并协助癫痫诊断及帮助确定癫痫发生的部位等。各种诱发电位除了辅助诊断外，还可以用于术中神经监测，用来监测各种神经通路有无受损，以便于及时发现术中神经损伤，及时处理，防止手术后出现严重的神经损伤如下肢瘫痪等，从而保护患者的手术安全。

三、仪器与设备

　　神经电生理检查设备主要包括计算机和相关的硬件及软件。

（一）软件

　　各种电生理检查设备装有不同的软件，主要功能包括进行肌电图（electromyogram，EMG）和神经传导检查，进行诱发电位检查，进行脑电图检查等。

（二）硬件

1. 记录电极　主要包括表面电极和针电极。表面电极主要用于常规神经传导速度的监测，主要有盘状电极、环状电极等。针电极主要应用于肌电图的检查，又可分为单极、双极或同心圆针等。

2. 放大器　是肌电图仪较为复杂的部分，它的作用主要是放大信号以便屏幕显示，放大的功能由集成电路或芯片完成。

3. 滤波器　滤波器会过滤掉高频、低频电噪声信号。所有波形代表波的不同波幅、潜伏期和频率的总和。每一个在神经传导速度测定（NCS）和肌电图上的信号通过低频和高频滤波后才显示出来。低频滤波器被称高通，因为低频滤波器让高频信号通过，滤过低频信号的范围取决于设置情况。同样，高频滤波器被称为低通，因为高频滤波器让低频信号通过。使用滤波器主要权衡高低频滤过的程度，以及所需信号存在的程度改变。

4. 显示系统　神经电生理检查的显示系统是一个带视窗的电脑屏幕。在显示系统上有2个设置，操作者必须熟悉该系统的扫描速度和灵敏度（有时也被称为增益），调整它们使屏幕上显示的信号呈最佳状态。水平轴是扫描速度，其单位是毫秒（ms），垂直轴是灵敏度，反映的是波幅大小，单位是毫伏（mV）。

四、检查方法

常用的神经电生理检查方法包括肌电图检查、神经传导速度测定、特殊检查、诱发电位（EP）、低频电诊断、强度-时间曲线检查、脑电图检查等。

神经电生理检查可应用多种电极，最常用的是同轴单心或双心针电极、表面电极等。

（一）神经电生理检查的基本要求

1. 详细了解患者的病史，确定检查项目、检查部位，并确定患者有无禁忌证。

2. 向患者解释检查目的、检查过程、有无疼痛，并告知患者配合动作。

3. 实验室要求噪声低，光线柔和，安静舒适。

4. 在检查前，注意调试仪器，使测得的结果准确性高。

5. 房间要远离电源，肌电图机器电源插头最好用单一的插座。

6. 检查室的室温最好保持在28～30℃，患者的肢体温度最好保持在32℃以上，以保证检查结果的准确性。

7. 检查时可根据受试者具体情况，适当调整检查内容。

8. 针极肌电图为有创检查，检查时注意用物的消毒隔离，注意保护自身和患者，防止交叉感染。

（二）主要步骤

1. 检查时，要求患者要放松，取舒适体位，充分暴露检查部位。

2. 患者取平卧位，检查部位皮肤常规消毒。

3. 将电极插入或粘贴在被检部位。

4. 观察被检部位的电活动并记录。

5. 分析报告。

五、临床应用

1. 适应证

（1）患者有以下症状如肢体麻木感、感觉异常、肌萎缩、疲乏感、跛行等症状时，可以考虑神经电生理检查，以协助诊断。

（2）神经损伤患者治疗后的复查，以判断病情及推断预后。

（3）颅脑手术及脊柱手术患者的术中神经监测，以便及时发现手术中的神经损伤，及时处理。

2. 禁忌证

（1）检查部位皮肤有皮炎等病变。

（2）凝血功能异常或正在抗凝血治疗。

（3）不合作或拒绝合作的患者。

（4）近期发生的心肌梗死。

（5）有经血液传染性疾病如乙肝、丙肝、艾滋病、克-雅病等。

（6）对刺激高度敏感的患者。

（7）佩戴心脏起搏器或其他植入性医疗器械。

六、神经电生理检查的注意事项

（1）注意自我保护：行针极肌电图检查时，检查者需佩戴乳胶手套，并做好眼睛的防护。

（2）为了取得患者的配合，需在治疗前告诉患者检查过程及如何配合检查，检查时可用口令指导患者放松或用力，以最大限度地保证检查结果的准确性。

（3）在分析检查结果时，需鉴别各种原因导致的伪迹。

（4）肌电图检查后6小时血肌酸磷酸激酶（CPK）可有升高，但在48小时后可恢复正常。

第2节 神经肌电图检查

一、针极肌电图

肌电图（EMG）是将针电极插入肌肉，记录电位变化的一种电生理检查。通过观察肌细胞在各种功能状态下（放松、轻度收缩、最大收缩时）的电活动，了解下运动神经元，即脊髓前角细胞、周围神经（根、丛、干、支）、神经肌肉接头和肌肉本身的功能状态，同时还可以结合躯体的运动神经及感觉神经诱发电位的检查分析，了解运动和感觉神经纤维通路及病变部位，对神经肌肉做出定性定位的诊断和功能评定。

（一）肌电图检查用物

主要有肌电图机、针电极、皮肤消毒剂、打印机等。

（二）操作流程

1. 准备用物，调试仪器。

2. 向患者解释，要求患者要放松，取舒适体位，充分暴露检查部位。

3. 患者取平卧位，检查部位皮肤常规消毒。

4. 将电极插入或粘贴在被检部位。

5. 观察被检部位在肌肉放松时、轻度收缩时、最大收缩时的电活动并记录。

6. 处理用物，做好消毒隔离。

7. 分析报告。

（三）检查内容

肌电图主要用于检查肌肉放松时、轻度收缩时、大力收缩时的电位有无形态及波幅异常。主要观察以下几种电位。

1. 自发电位 肌肉放松时，针电极所记录到的电位称自发电位。

2. 插入电位 插入或移动针电极时所记录到的电位称插入电位。

3. 轻收缩时电位 当肌肉随意收缩时所记录到的电位称运动单位电位（MUAP）。运动单位是由一个运动神经元与所支配的全部肌纤维共同组成的，是肌肉随意收缩时的最小功能单位。

4. 大力收缩时电位 是指用最大力量进行肌肉收缩时所记录到的电位，主要观察运动单位电位募集类型。

（四）正常肌电图

每检查一块肌肉，均需要分四个步骤进行，即先后检查插入电位、放松时、轻收缩时、大力收缩时的电位变化。

1.插入电活动

（1）插入电位：在针电极插入肌肉或在肌肉内移动时，因针的机械刺激导致肌纤维去极化而产生的短促电活动，即为插入电位。正常的插入电位持续时间短暂，不超过300毫秒。

（2）终板噪声：针电极插到肌肉运动终板附近时，可出现不规则电位，波幅10～40μV，发放频率为每秒20～40Hz，并听到海啸样声音，为终极噪声，患者诉说进针处疼痛，将针稍退出疼痛即消失。

2.电静息　肌肉完全放松时，不出现肌电活动，显示器上呈一条平线。

3.轻收缩时肌电图　在实际肌电图检查时，除了观察放松时异常自发电位存在与否外，还可在轻收缩时观察运动单位电位变化特征，并根据其特征来判断病变性质、病程等。

肌肉轻收缩时可记录到运动单位电位，运动单位电位是由针电极周围同一个运动单位内大约7个单个肌纤维所产生的电活动的总和形成。由于运动单位本身结构空间排列和兴奋程序不同，可记录到不同形状、时限及不同波幅的电位。运动单位电位的分析主要有3个参数：时限、波幅、位相，此外还有稳定性和发放频率。

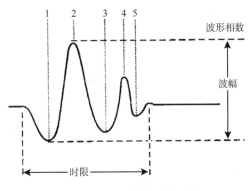

图14-1　运动单位电位的分析

（1）时限测量：这是最有诊断价值的指标，是指从电位偏离基线到回归基线的一个时间过程。它代表长度、传导速度、膜兴奋性及不同肌纤维同步化兴奋的程度。它是运动单位变化的总时间，通常以毫秒为代表，不同部位肌肉和不同年龄的运动单位时限差别很大，一般为5～15毫秒，不超过15毫秒（图14-1）。

（2）电位波幅测量：波幅又名振幅，代表肌纤维兴奋时所产生的动作电位活动的大小，一般指波顶到波底间的垂直高度，通常测定其峰值，单位为μV。运动单位电位的波幅变异甚大，主要取决于电极与运动单位的距离及活动纤维的密度，用μV表示。

（3）位相测量：是检测运动单位不同肌纤维放电的同步性。测量运动单位的位相时，一般是由电位跨越基线次数再加1而得到。正常的运动单位电位为双相或三相，四相及以上称多相电位，正常多相电位占5%～10%，但不同的肌肉差异较大。

4.运动单位电位募集和发放类型

（1）单纯相：轻度用力时，只有几个运动单位参加收缩，肌电图上表现为孤立的单个电位。

（2）混合相：中度用力收缩时，募集的运动单位增多，有些运动单位电位互相密集不可区分，有些区域仍可见到单个运动单位电位。

（3）干扰相：最大用力收缩时，肌纤维募集更多，放电频率增高，致使运动单位电位重叠在一起，根本无法分辨单个电位。

（五）异常肌电图

肌电图异常包括插入电位延长或消失；静息时肌肉出现的自发电活动如纤颤电位、正锐波、复杂重复放电等；主动轻度收缩时运动单位电位的时限、波幅、位相和发放频率有异常；大力收缩时运动单位电位有异常的募集。

1.插入电位改变　常见的有插入电位延长，即针电极插入时电活动持续时间超过300毫秒，则为插入延长。插入电位延长多见于神经源性疾病，在多发性肌炎也可见到，但肌肉纤维化后，插入电位可减少或消失。

2. 纤颤电位　为肌肉放松时肌纤维自发收缩产生的电位，多代表神经源性损害。它是一种起始为正相波而后为负相波的双相波，时程为1～5毫秒，波幅为20～200μV，发放频率比较规则，多为每秒0.5～10Hz，有时高达30Hz。在肌电图检查时，同时听到像雨点落到屋顶瓦片上的声音。一块肌肉上出现两处以上的纤颤电位，就应该考虑是病理性的。

3. 正锐波（正尖波）　是一个起始部为正相，继之伴随出现一个时限较宽、波幅较低的负相波。其波幅变化范围较大，为10～100μV，有时可达3mV，在肌电图检查时，可发出比较钝的爆米花声，其意义与纤颤电位相同（图14-2）。

4. 束颤电位　是指一个运动单位里全部或部分肌纤维的不随意自发放电，频率低，常为2～3Hz，节律不规则。束颤电位的出现常见于前角细胞病变。

5. 复杂重复放电　是一组失神经纤维的循环放电，通常提示病变已经进入慢性期。

6. 肌强直电位　指针电极插入或移动时瞬间激发的高频放电。检查时，可以听到典型的飞机俯冲样声音，多见于肌强直性疾病、少数神经源性损害和肌源性损害病变。

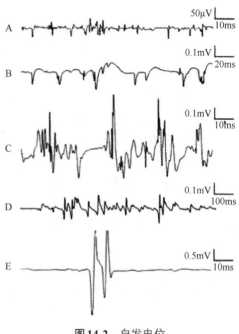

图14-2　自发电位

7. 轻度收缩时的异常肌电图

（1）运动单位的时限和波幅改变。①巨大电位：时限延长、波幅增高，见于前角细胞病变和陈旧性周围神经损伤；②时限缩短、波幅降低，又称小电位，见于肌源性损害的病变。

（2）多相电位增多：相电位数量增多。按波形特点可分为两类。①新生电位：短棘波多相电位，时限短（＜3毫秒），波幅不等（＜300～500μV），见于肌源性损害的病变及神经再生早期，又称新生电位；②复合电位：肌电图表现为多相，位相多，波幅高，时限可达30毫秒，又称复合电位，意义与巨大电位相同。

8. 大力收缩时的异常肌电图　主要表现为募集减少及早期募集现象。①募集减少：在大力收缩时，可以很清楚地看到每个单个运动单位电位，多见于神经源性损害的病变；②早期募集现象：轻收缩即可出现由短时限、低波幅运动单位电位组成的相互重叠的募集现象，称早期募集现象或病理干扰相。多见于肌源性损害的病变。

（六）临床应用

临床上肌电图可以用来鉴别病变为神经源性或肌源性损害。

1. 周围神经病变及损伤　常见的类型有急性轴索损害和慢性轴索损害。①急性轴索损害：主要表现为插入电位延长；肌肉放松时，可见大量正尖纤颤电位；轻收缩时，可见运动单位电位形态保持正常；当大力收缩时，出现运动单位电位募集相减少。②慢性轴索损害：主要表现为插入电位延长、正尖纤颤电位明显减少或消失、受试者出现复杂重复放电；主动轻度收缩时出现巨大电位；大力收缩时募集相减少。③以脱髓鞘为主的周围神经病变：插入电位不延长、无自发电位、运动单位形态正常、但募集相减少。

2. 脊髓前角细胞病变　常见束颤电位，轻收缩时，可见运动单位电位时限增宽，波幅高，常有巨大电位，多相波多；大力收缩时运动单位数量减少，呈高频发放的单纯相。

3. 肌源性损害病变　主要包括急性肌源性损害和慢性肌源性损害。急性肌源性损害的肌电图表现为可有自发电位，轻收缩时运动单位电位时限缩短，波幅减少，多相电位增多；大力收缩时，可有早期募集现象。慢性肌源性损害的肌电图表现为可有小的纤颤电位，有长时限、高波幅多相电位与短时限、低波幅多相运动单位电位同时存在；大力收缩时，可有早期募集现象。

二、表面肌电图

（一）定义

表面肌电图（sEMG），是采用贴于皮肤表面的电极对整块肌肉（1个或数个）中许多的运动单位的整体肌电活动的定量观察，包括在运动时间及运动空间上的综合计算。

表面肌电图的优点是记录大面积范围的肌电信号，能对所查肌肉工作情况、工作效率进行量化，从而指导患者进行神经、肌肉功能训练，是一种安全、简单、无创的检查方法。表面肌电图不但能记录静止状态的肌肉活动，还能在运动过程中持续观察肌肉活动，其缺点是不能够记录深部肌肉的电活动，不能保证所记录的一定是电极下肌肉的活动，无法直接量化肌肉收缩所产生的力量大小。

（二）表面肌电图的原理

表面肌电图仪是由表面电极、传输导线、放大器、数据记忆卡、2～16通道肌电信号处理器、电脑及专门的分析软件组成。浅层肌肉兴奋时所产生的电变化，通过表面电极加以引导、放大、记录后所得的肌电信号，通过表面肌电图系统中先进的肌电信号软件，对采集的肌电信号进行自动分析，并在显示器上显示。它是众多运动单位的生物电活动在时间和空间的总和。

（三）临床作用

1. 肌电生物反馈治疗　训练时，将表面电极粘贴于目标肌肉表面，表面肌电图信号采集系统可将肌电信号引出放大，可通过显示器及声音喇叭将图像信号及声音信号反馈给患者，患者可通过显示器看到自己静息时、轻收缩时、最大收缩时的肌电值及图形变化，通过可视化的训练来控制肌肉的收缩与放松。因此，此方法可用于肌肉松弛性训练如治疗肌肉痉挛、偏头痛及失眠症等；也可用于肌肉兴奋性反馈训练，提高肌力，用于治疗肌肉瘫痪及肌肉萎缩等相关疾病如偏瘫、尿失禁、子宫脱垂等。

2. 疲劳的评定　肌肉疲劳的评定在康复医学及体育科研上都具有重要意义。肌肉运动时会有微小的生物电变化，表面肌电图作为一种无创的检测方法来检测这种生物电变化。积分肌电值是指把所得肌电信号经整流滤波后求单位时间内曲线下面积的总和。积分肌电值的大小反映肌肉运动单位消耗能量的多少，通常其幅值越大，疲劳程度越重，是评价肌肉疲劳重要的指标。

3. 神经肌肉功能评定及指导康复训练　表面肌电图又称为动态肌电图，能在一定程度上定量反映肌肉各种状态及变化情况。因表面电极测定的肌电图积分值与肌力及肌张力呈正相关，故检测肌电图积分值已成为研究神经肌肉功能的理想指标。肌张力大小与神经肌肉的募集量相关，肌肉收缩时参与的肌纤维越多，激活的运动单元放电总量也越大，痉挛也越明显，因此，表面肌电图可以用来评定痉挛的程度、肌力的大小，可用于指导康复训练。通过表面肌电图，可了解肢体的运动力学特征及其与之相关的运动控制神经系统的生理过程，因此多用于对运动障碍及相应的治疗和康复效果的分析。

4. 用于步态分析及平衡功能评定　表面肌电图与步态分析设备结合，可以记录大面积的肌电信号，可以确定步态异常的性质及程度，分析步态异常的原因，制订治疗方案，还可用于评价步态训练效果。表面肌电图与平衡测试仪系统配合，可以更加精确地进行平衡功能评定。

三、神经传导速度的测定

神经传导速度的测定可以定义为在周围神经的某一部位诱发可传播的动作电位，并在远距离记录沿该周围神经传导的电冲动。它是一种客观的定量检查，当神经受电刺激后能产生兴奋性及传导性，运动神经纤维可以将兴奋冲动传向远端肌肉，即离心传导；感觉神经纤维将冲动传向中枢，即向心传导。利用此特征我们应用脉冲电流刺激运动或感觉神经，计算神经冲动在某一段神经的传导速度，主要用于协助诊断周围神经病变的存在及发生部位。神经传导速度测定包括运动神经传导速度测定和感觉神经传导速度测定。

（一）运动神经传导速度测定

运动神经传导速度研究的是运动单位的功能和整合性。通过对运动神经传导速度的研究，可以评定运动神经轴索、神经和肌肉接头及肌肉的功能状态。

1. 检查用物　主要有肌电图机、表面电极、皮肤消毒剂、打印机等。

2. 操作流程

（1）准备用物，调节室温在28～30℃，并调试好仪器。

（2）向患者解释，要求患者要放松，取舒适体位，充分暴露检查部位。

（3）患者取平卧位，检查部位皮肤常规消毒。

（4）将记录电极、刺激电极、地线粘贴在被检部位，刺激电极通常粘贴于肌腹。以正中神经为例，记录电极位于拇短展肌，分别在肘部及腕部予以刺激。

（5）在刺激电极予以超强刺激，记录被检肌肉的电活动并记录，并测量两个刺激点之间的距离，可算出传导速度。

（6）处理用物，做好消毒隔离。

3. 检查内容　一般上肢常检查正中神经、尺神经和桡神经，下肢检查腓总神经、胫神经和腓肠神经。由于常规的神经传导主要是测量相对远端的神经阶段，对于神经近端的功能，需要特殊的检查，包括F波、H反射、瞬目反射等。

4. 结果分析　通过对神经干上远近两点超强刺激后在该神经所支配的远端肌肉上可以记录到诱发出的混合肌肉动作电位（CMAP），通过对此动作电位波幅潜伏时和时限分析，来判断运动神经的传导功能。根据以下公式可以算出传导速度（图14-3）。

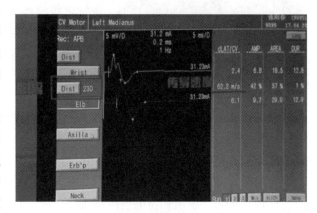

图14-3　运动传导速度的测量

运动神经传导速度（m/s）=两刺激点间距离（mm）/该段神经传导时间（ms）

以正中神经为例：记录电极为拇短展肌，在正中神经腕部刺激，CMAP潜伏时为3.6毫秒。肘部刺激，CMAP潜伏时为7.8毫秒，测出两刺激点距离为250mm，则正中神经腕-肘的运动神经传导速度为250/（7.8-3.6）=59.52m/s。正常人上肢运动神经传导速度大于50m/s，下肢传导速度大于40m/s。

（二）感觉神经传导速度测定

感觉神经传导速度测定是在感觉神经的一端予以刺激，产生神经冲动，神经冲动沿神经干传导，在感觉神经的另一端记录。此种形式产生的电位即为感觉神经电位（SNAP）。

1. 检查用物　主要有肌电图机、表面电极、皮肤消毒剂、打印机等。

2. 操作流程

（1）准备用物，调节室温在28～30℃，并调试好仪器。

（2）向患者解释，要求患者要放松，取舒适体位，充分暴露检查部位。

（3）患者取平卧位，检查部位皮肤常规消毒。

（4）将电极粘贴在被检部位，记录电极放在需要记录的肌肉或神经上。参考电极通常放在肌肉肌腱上，记录电极的间距为3～4cm。记录电极靠近刺激器，地线放在刺激电极和记录电极之间，以减少刺激伪迹。

（5）传导速度测定有顺向法和逆向法，顺向法是在神经远端刺激，在近端记录神经的感觉电位；逆向法是在近端刺激神经干，在远端记录神经的感觉电位。在刺激电极予以刺激，记录电极予以记录感觉神经电位，注意刺激量不要太大，防止肌肉收缩产生肌电干扰。

（6）可用平均叠加技术记录感觉电位，并测量两个刺激点之间的距离，即可算出传导速度。

（7）处理用物，做好消毒隔离。

3. 结果分析　通过测量刺激点到记录点之间的距离和潜伏时可以计算出感觉神经传导速度。具体

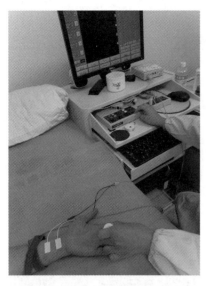

图14-4　正中神经感觉传导的测量

的公式为：

感觉神经传导速度（m/s）= 刺激点与记录点之间的距离（mm）/诱发电位的潜伏时（ms）

以正中神经为例：示指刺激，腕部正中神经记录的SNAP潜伏时为2.6毫秒，测量刺激点与记录点之间的距离为150mm，则正中神经示指-腕的感觉神经传导速度为150/2.6 =57.69m/s（图14-4）。

（三）神经传导的影响因素

影响神经传导的因素很多，与神经纤维的类型、温度、年龄及技术因素有关。

1. 神经纤维的类型　不同的神经纤维，其传导兴奋的速度也不同，一般来说，直径大、有髓鞘的神经纤维比直径小、无髓鞘的神经纤维传导速度快。

2. 温度　温度对传导速度有明显的影响。室内温度下降时，可引起患者皮肤温度降低，传导速度减慢，潜伏时延长，故检查时需调节室温在28～30℃，防止温度对结果造成影响。

3. 年龄　年龄不同，其传导速度也不同。此外，不同神经及同神经不同部位的传导速度不同。上肢神经的运动神经传导速度比下肢快，近端神经传导速度比远端感觉神经传导速度快，这与神经纤维的直径及神经类型有关。

（四）常见的异常神经传导类型

常见的异常神经传导类型包括轴索损害、髓鞘脱失和传导阻滞。

1. 轴索损害　肌肉动作电位波幅明显下降，神经传导速度和末端潜伏时正常或轻度异常。

2. 髓鞘脱失　神经传导速度减慢，波形离散或传导阻滞，末端潜伏时明显延长，但肌肉动作电位波幅下降不明显。

3. 传导阻滞　运动神经近端刺激时引出的混合肌肉动作电位波幅和面积较远端下降大于50%时，并且近端刺激出现波形离散，此种现象被称为传导阻滞。

轴索损害主要表现为CMAP振幅减低，神经传导速度和末端潜伏时正常或轻度异常。髓鞘脱失主要表现为神经传导速度减慢，波形离散或传导阻滞，末端潜伏时明显延长，但CMAP振幅下降不明显。传导阻滞（即传导速度减慢）表现为运动神经近端刺激引出的动作电位波幅及远端下降大于50%，并出现波形离散。

（五）特殊检查

由于常规的神经传导主要是测量相对远端的神经节段，对于神经近端的功能，需要特殊的检查。特殊检查包括F波、H反射（又称迟发反应）、瞬目反射等。

1. F波（F-wave）　是神经干在超强刺激下，肌肉动作电位M波后出现的一个小的动作电位。给四肢电刺激，当刺激点向近端移动时，M波的潜伏时逐渐延长，而F波的潜伏时却逐渐缩短，这提示了F波的兴奋是先离开肌肉记录电极而朝向脊髓，然后再由前角细胞返回到远端记录电极。F波几乎可以在所有的运动神经上引出。

（1）检查方法：刺激电极置于神经某端点，阴极朝向记录电极，用表面电极在相应支配肌肉处记录，超强刺激10～20次。

（2）结果分析：F波，通常观察最短潜伏时、平均潜伏时、波幅及出现率和传导速度，正常情况F波出现率平均为79%，波幅为M波的5%～10%。

（3）临床应用：临床常用于了解该神经近髓段神经传导状况及神经元池的兴奋性。

2. H反射（H reflex）　H反射测定的是感觉和运动纤维往返传导的速度，也是周围神经病变的参考指标之一，主要反映周围神经近髓段的功能状态。电刺激胫后神经直接引起其支配腓肠肌的诱发电位成为 M 波（直接刺激运动神经纤维的反应），此后经过一段潜伏期又出现第二个诱发电位称 H 波（刺激 I A 类传入纤维，冲动进入脊髓后逆向激发运动神经的兴奋产生的反射性肌肉收缩）。

（1）检查方法：患者取俯卧位，两腿伸直，使小腿充分放松，记录电极放在腓肠肌内侧头和外侧头之间，参考电极放在距记录电极远端 3～4cm 处，地线放在记录电极和刺激电极之间。在腘窝处刺激胫神经，阴极朝向近端，从较小的刺激强度开始，逐渐增加刺激量。

（2）结果分析：H 反射为低阈值反射，因为 I A 传入纤维是最粗也是兴奋性最高的纤维，故用弱电流刺激胫后神经时，先出现 H 波，刺激量逐渐增强，H 波波幅逐渐增大，达一定水平后再增加刺激量，H 波波幅开始减低而 M 波逐渐增大，达超强刺激时 H 波消失，M 波波幅达到最高。H 反射正常值与身高相关，但潜伏时一般不超过 35ms，通常需两侧对比，检查时两侧刺激点到记录点的距离要相等。

（3）临床应用：①周围神经病变如坐骨神经病、腰骶神经丛病、骶 1 神经根病变时，都可以出现 H 反射潜伏时延长或消失；②感觉神经有损害时，H 反射消失，可用于糖尿病周围神经病的评定；③通过观察 H/M，可用于评定痉挛程度。

3. 瞬目反射（blink reflex，BR）　是眼轮匝肌的反射性收缩活动，反射弧由三叉神经的（第一分支）眶上神经传入，经脑干整合，由面神经的运动分支传出，该反射起着保护眼球的重要作用。

（1）检查方法：患者取仰卧位，眼睛睁开或轻微关闭。记录电极放在双侧眼轮匝肌下缘瞳孔下方，参考电极置于外眦，地线放在前额中央，刺激电极置于一侧眶上切迹处，刺激该侧眶上神经，刺激强度不要太大，以免引起刺激伪迹。一般重复刺激几次，选择波形稳定，重复性好的波形来测量早发反应 R1、迟发反应 R2 最短潜伏时。

（2）结果分析：瞬目反射包含两个成分，即 R1 和 R2。在刺激同侧三叉神经第一分支眶上神经时，仅在刺激侧眼可以记录到 R1 波，而 R2 波在双眼都可记录到（对侧眼记录到的 R2 波也称为 R2'）。主要观察 R1 波及 R2 波的波幅和潜伏时，正常值 R1 在 13ms 以内，左右侧间差为 1～1.2ms；R2 在 40ms 以内，两侧间差不超过 5ms。

（3）临床应用：主要用于协助诊断三叉神经、面神经的病变，还可协助诊断脑干病变和以脱髓鞘为主的多发周围神经病变。

第 3 节　诱 发 电 位

诱发电位指在神经系统特定部位给予适宜的刺激，记录中枢神经系统在感受内在或外部刺激过程中产生的电位变化。各种诱发电位都有特定的神经感觉传导通路，并具有一定的反应形式。诱发电位的出现与刺激之间有确定的时间关系，即有较固定的潜伏时。临床上常用的诱发电位主要有躯体感觉诱发电位（SEP）、运动诱发电位（MEP）、脑干听觉诱发电位（BAEP）、视觉诱发电位（VEP）等。诱发电位通过检查各种感觉通路，从而判断感觉通路有无异常，不但用于疾病诊断，还可用于术中神经监测，以便在术中及时发现早期神经损伤，及时处理。

> **链接**
>
> ## 术中神经监测为什么能为手术保驾护航？
>
> 　　手术是一种充满风险的治疗手段，尤其是开颅手术及脊柱脊髓手术，由于手术操作常会涉及神经组织的损伤，一旦发生，后果严重。近年来，神经电生理监测技术为术中保护神经组织提供了很好的方法。在手术中，通过持续监测运动诱发电位、感觉诱发电位，脑干听觉诱发电位及肌电图等，通过了解体内各种感觉及运动通路有无异常，可以间接推测该通路所经过的神经组织有无功能障碍。一旦手术中发现有波幅下降或消失、潜伏时间延长等报警信号，监测人员就会立即报告手术医生，及时处理，从而为手术保驾护航，保护患者安全。

一、躯体感觉诱发电位

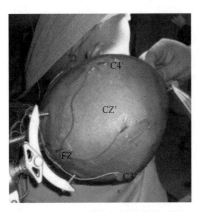

图14-5 SEP的头部记录电极放置

躯体感觉诱发电位（SEP）是指给予皮肤或末梢神经刺激，神经冲动沿传入神经传至脊髓感觉通路经丘脑至大脑皮质感觉区（中央后回），在刺激的对侧头皮上所记录到的大脑皮质电位活动，主要反映躯体感觉通路的功能状态，其特点是在四肢给予电刺激，在中枢记录电位（图14-5）。

1. 检查用物　肌电诱发电位仪、打印机、针电极或表面电极，75%酒精。

2. 检查方法　将表面电极置于周围神经干，在感觉传入通路的不同水平即头皮相应的投射部位记录其诱发电位（图14-6）。刺激电极：上肢刺激腕部（正中神经或尺神经），下肢一般在下肢内踝部（胫后神经）刺激。

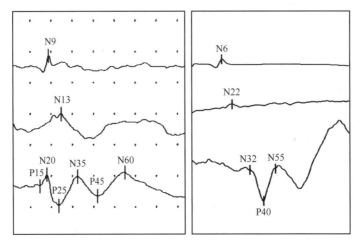

图14-6 躯体感觉诱发电位图

（1）上肢SEP（正中神经）：记录电极放于大脑表面C3′、C4′处，参考电极位于FZ，上肢记录部位是Erb点、颈7棘突及头部相应的感觉区。刺激量以拇指收缩（上肢）为宜，通常为感觉阈值的3～4倍，刺激频率为1～5Hz，叠加次数50～200次，直至波形稳定光滑为止。

（2）下肢SEP（胫后神经）：记录电极放于脑电图CZ处，参考电极位于FZ处，地线位于肢体，下肢的记录部位是腘窝点、胸12及头部相应的感觉区，一般在下肢内踝部（胫后神经）予以电刺激，刺激量以小趾肌初见收缩为宜，通常为感觉阈值的3～4倍，刺激频率为1～5Hz，叠加次数50～200次，直至波形稳定光滑为止。

3. 检查内容　上肢SEP主要检查Erb点、颈7棘突及头部相应的感觉区各电位的潜伏时及波幅；下肢SEP检查点腘窝点、胸12及头部相应的感觉区各电位的潜伏时及波幅。

4. 结果分析　上肢SEP（正中神经）记录的主要电位有N9、N13、N20，正常值范围通常在均值+2.5～3SD以内。下肢SEP（胫后神经）采用胫神经刺激，记录的主要电位有N17、N21、P40。正常值范围通常在均值+2.5～3SD以内。

异常标准主要表现为：①波形消失或低平；②各波潜伏时和峰间期延长；③两侧潜伏时差明显增大。

5. SEP的临床应用

（1）周围神经病：①臂丛神经损伤的鉴别诊断；②协助颈或腰骶神经根病的诊断；③间断测算出病损周围神经的感觉传导速度。

（2）昏迷预后的评定及脑死亡诊断。

（3）用于脑干、丘脑和大脑半球病变，协助中枢脱髓鞘病的诊断。

（4）用于脊柱和脊髓部位手术术中神经监测，颅后窝手术监测。

（5）脊髓病变：可协助诊断脊髓外伤的损伤程度及范围，预测其康复的可能性。

二、运动诱发电位

运动诱发电位（MEP）是用电或磁刺激皮质运动区或脊髓，在相应肌肉表面记录到电活动，主要反映中枢运动神经通路-锥体束的功能状态，可用于脊髓型颈椎病的协助诊断，运动神经元病的诊断，脑损伤后运动功能的评定及预后的判断。

1.检查用物　肌电诱发电位仪或经颅磁刺激仪、打印机、电极。

2.检查方法　运动诱发电位是指应用电或磁刺激皮质运动区或脊髓，产生兴奋，通过下行传导径路，使脊髓前角细胞或周围神经运动纤维兴奋，记录电极位于拇短展肌、胫前肌等肌肉表面。其特点是在中枢予以刺激，在外周接收电位。

上肢磁刺激部位通常是大脑皮质相应运动区、颈7棘突、Erb点，常用的记录部位为拇短展肌；下肢磁刺激部位为大脑皮质运动区及腰4；常用的记录部位为胫前肌。临床上一般采用磁刺激器，为圆形刺激线圈。皮质刺激强度为最大输出的80%～90%，神经根刺激强度为70%～80%。

3.检查内容　主要是观察混合肌肉动作电位的起始潜伏时和波幅两项主要测量指标。将刺激大脑皮质的反应潜伏时减去刺激颈或腰部的反应潜伏时，差值称为中枢运动传导时（CMCT），代表上、下肢皮质脊髓束（锥体束）的传导时间。

4.结果分析　正常时各段潜伏时及中枢运动传导时的正常值范围是均值+2.5SD（图14-7）。运动诱发电位异常主要表现在：①反应波缺失或反应阈值增高；②各波潜伏时明显延长，伴有或不伴有波形离散；③中枢运动传导时延长；④双侧潜伏时侧间差延长；⑤双侧波幅比值有明显差异。

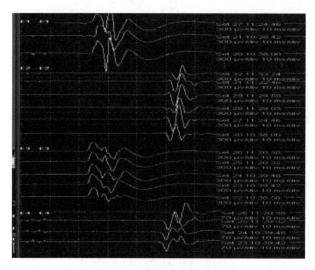

图14-7　运动诱发电位图

5. MEP的临床应用　MEP主要是检查中枢运动通路-锥体束的功能，所以临床上主要用于以下几方面。

（1）脑损伤后运动功能的评定及预后的判断。

（2）协助诊断多发性硬化及运动神经元病。

（3）用于颅脑手术、脊柱手术中进行术中神经监测，可在术中及时发现运动功能的损害，及时处理，防止发生术后瘫痪等严重后果。

（4）可客观评价脊髓型颈椎病的运动功能和锥体束损害程度。

三、脑干听觉诱发电位

脑干听觉诱发电位（BAEP）主要是利用短声刺激单耳或双耳，然后在头颅表面记录诱发电位，主要反映听神经和脑干部分的听传导功能。

1. 检查用物　肌电诱发电位仪、打印机、电极。

2. 检查方法　参考电极通常置于颅顶的CZ，记录电极置于耳垂或乳突，接地电极置于FPZ，一般使用盘形表面电极。通常采用短声（click）刺激，刺激强度为短声阈上50～60dBSL（分贝），刺激频率为10～15Hz，一般采用耳塞单侧耳给声，分析时间为10毫秒，叠加1000～2000次。虽然BAEP不易受麻醉药、镇静药、意识状态及睡眠等影响，但要求受试者要安静，全身放松，儿童或不能合作者，检查前可口服适量的10%水合氯醛镇静。

3. 检查内容　脑干听觉诱发电位主要观察诱发电位的各个波形是否有异常，潜伏时是否正常，两侧是否相等及波幅有无异常。正常的BAEP通常由5～7个波组成，依次以罗马数字命名为Ⅰ、Ⅱ、Ⅲ、Ⅲ、Ⅳ、Ⅴ、Ⅴ、Ⅵ、Ⅳ、Ⅶ。前5个波潜伏时稳定，波形清晰。BAEP的典型波形主要是Ⅰ～Ⅴ波，一般认为Ⅰ波源于听神经，Ⅱ波源于听神经，Ⅲ波源于脑桥上橄榄核，Ⅳ波源于外侧丘系，Ⅴ波源于四叠体下丘。Ⅰ波潜伏期代表听觉通路的周围性传导时间，Ⅰ～Ⅴ波间潜伏期系脑干段听觉中枢性传导时间。Ⅰ～Ⅲ波为脑干电位，其间隔代表听神经和延髓部听道的传导时间，Ⅲ～Ⅴ间隔代表脑桥前部和中脑部听道的传导时间。

4. 结果分析　正常BAEP：各波潜伏时的正常范围在均值+3SD以内，Ⅴ波波幅最高，Ⅴ/Ⅰ不能＜0.5。

异常标准：主要的判断标准是依据各波的分化程度及重复性、各波绝对潜伏时（PL）、峰间潜伏时（IPL）及波幅等。主要变化有：①波形异常：Ⅰ波、Ⅲ波和Ⅴ波缺失或波形分化差，难以辨认；②PL及IPL超过正常均值+3SD；③两耳潜伏时之差（PL和IPL）即侧间差（ILD）超过0.4毫秒；④波幅Ⅴ/Ⅰ＜0.5。

5. BAEP的临床应用　BAEP主要用于辅助以下疾病的诊断及听力检查。

（1）协助脑桥小脑角肿瘤的诊断：听神经瘤的BAEP异常率可达75%～92%，是诊断该病的重要辅助诊断手段。

（2）推断颅脑外伤患者预后：持续动态观察BAEP的电位变化，可预测患者的预后。

（3）中枢脱髓鞘性病：BAEP有助于多发性硬化的早期诊断，尤其是亚临床病灶的检出率可达40%以上。

（4）用于术中神经监测。

（5）临床听力的检测：BAEP作为一种客观检查方法，应用于临床听力学的检查，尤其是婴儿、癔症患者以及客观检查不配合的患者。

四、视觉诱发电位

视觉诱发电位（VEP）是通过光刺激单眼或双眼，在枕部记录诱发电位，主要反映视网膜神经通路和视皮质功能状态。临床主要用于视神经的潜在疾病及多发性硬化的诊断。

1. 检查用物　肌电诱发电位仪或经颅磁刺激仪、打印机、75%酒精、电极等。

2. 检查方法　在光线较暗的条件下检测，记录电极置于枕骨粗隆上5cm的中线0Z和此点向左右旁开5cm分别为01、02，参考电极置于前额FZ。测试时，要求受试者眼与屏幕距离70～100cm，一只眼用眼罩严密遮盖，另一只眼注视屏幕中心标记，两眼分别测试，刺激形式为黑白棋盘格模式翻转刺激，刺激每侧重复测定2次。刺激模式采用全视野、半视野、1/4视野黑白棋盘格翻转，刺激频率为2Hz，分析时间为300毫秒，叠加200次（图14-8）。

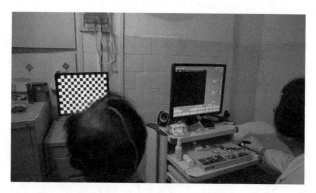

图14-8 视觉诱发电位的检查

3. 检查内容　检查时，重点观察视觉诱发电位中的P100潜伏时及波幅，两侧是否一致。

4. 结果分析　视觉诱发电位的主要波形成分有N75、P100和N145，简称NPN复合波，正常情况下部分N75难以辨认，N145潜伏时及波幅变异大，P100潜伏时最稳定而且波幅最高，是VEP唯一可靠的成分。潜伏时的正常值范围通常为均值+3SD以内。

异常标准主要变化有：①P100潜伏时延长＞均值+3SD；②两侧取潜伏时间差＞10毫秒以上；③波幅＜3μV或波形消失。

5. VEP的临床应用　VEP可及早发现视神经的潜在病灶，常见的视神经病变如视乳头炎和球后视神经炎，视觉诱发电位异常率可达89%。另外，也可以辅助多发性硬化的诊断。

第4节　低频电诊断

低频电诊断是应用低频脉冲电流刺激神经肌肉组织，观察其电兴奋性的改变，以了解神经、肌肉系统某些疾病并判断其预后的一种辅助诊断方法。低频电诊断设备简单，价格低廉，操作简单，可了解下运动神经元和肌肉的功能状态，判断下运动神经元疾病的程度、范围及恢复情况，并预测神经功能的恢复程度；对神经、肌肉疾病进行相对性定位，帮助确定康复治疗方案。其缺点是定性诊断，灵敏度低，不能发现早期的轻微病变。

低频电诊断方法很多，本章主要介绍直流-感应电检查和强度-时间曲线检查。

一、直流-感应电检查

使用直流电和感应电刺激神经、肌肉，根据肌肉反应量和质以判断神经肌肉功能称为直流-感应电诊断。

（一）临床应用

1. 适应证

（1）诊断周围神经损害。

（2）排除周围神经损害。

2. 禁忌证　主要有心肺功能衰竭、急性炎症、局部皮肤破损或炎症、出血倾向、高热、安装心脏起搏器、电极区皮下有金属物者。

（二）仪器设备

直流感应电治疗机（断续直流电的脉宽为100～1000ms，电压0～80V，单相方波脉冲，并有极性转换开关。感应电波宽为1ms左右，方波及三角波均可。需要两个电极，一个为直径约11m的刺激电极或主电极，用盐水纱布包裹；辅电极面积100cm²左右。

（三）操作程序

1. 测试前检查仪器各旋钮是否在正常的位置，并详细阅读"检查申请单"，了解检查目的与要求。患者取卧位或坐位，暴露检查部位，肌肉放松，患者刺激时被检查部位有麻刺抽动感。

2. 将参考电极置于躯干及待检肢体的无肌肉处。

3. 将刺激电极置于待查的神经干表浅处。

4. 主电极和辅电极的衬垫均用温水湿润。检查头面部和上肢时，将辅电极放置在肩胛区；检查下肢时，将辅电极放置在腰骶部。检查者一手握住手柄主电极，用手指按电极上的断续器，另一手缓慢调节电流的输出旋钮，同时主电极在欲测的神经干或肌肉上缓慢移动，观察肌肉收缩情况。先用感应电流刺激，电流强度由小到大，出现运动反应后，左右及上下移动刺激点，寻找最大反应点，即运动点。

5. 在运动点上降低刺激电流强度，直至刚刚可见的运动反应，此时的电流强度为阈电流强度，予以记录。

6. 在运动点上，改用直流电刺激，测出阈电流，并记录。直流电检查时先用阴极电刺激求得阈电流强度，在电流强度不变的情况下，转换电流方向用阳极刺激，比较阴极和阳极电流刺激时的肌肉收缩强度。

7. 检查程序为先检查健侧，后检查患侧；先检查神经，后检查肌肉。

8. 记录观察所见情况和电流数值，如对结果有怀疑，应重复检查。检查完毕将各旋钮复原，关闭电源，取下电极衬垫洗净晾干备用。对检查结果进行分析。

（四）观察指标及判断标准

1. 观察指标　主要有四个指标：①肌肉收缩速度，正常是闪电样快速收缩，变性时肌肉收缩缓慢；②极性法则的变化，以一定量的直流电刺激正常神经或肌肉时，正常是阴极（主极）通电刺激产生的收缩反应大于阳极通电产生的反应，又大于阳极断电产生的反应，再大于阴极断电反应，在神经肌肉变性时，极反应倒转的概率增多；③兴奋阈的变化，部分变性时阈值上升，完全变性时阈值消失。另外局部瘢痕、水肿、解剖关系异常、神经移位等也可导致阈值升高。④运动点的位置：神经损伤时，运动点远移，是神经损伤的明确标志。

2. 结果判定　直流感应电诊断的结果分为绝对变性反应、完全变性反应、部分变性反应、无变性反应四种。

（1）绝对变性反应：病理是神经完全变性，肌肉已完全纤维化。主要表现为神经对直流电无反应，对感应电也无反应。

（2）完全变性反应：神经支配某一肌肉的全部轴索完全变性、离断，或严重受压。主要表现为神经对直流电无反应，对感应电也无反应。

（3）部分变性反应：是支配该肌神经的轴索受损，多见于神经病变时，也可能是神经干的某一束完全受损，这时对于神经干是部分变性反应，对于该束是完全变性反应，多见于神经外伤。主要表现为神经对感应电刺激无反应或兴奋阈值增高，但对直流电有反应。

（4）无变性反应：主要诊断要点为神经和肌肉对感应电及直流电反应正常而兴奋阈略有变化。如果临床表现为瘫痪，可能是神经失用、上运动神经元损害、癔症、诈病、肌病等。

（五）注意事项

1. 仪器需放置在光线充足的地方，室内温度保持在25℃左右。

2. 检查者应熟悉神经、肌肉解剖和各运动点的位置，选点要正确。

3. 检查前了解被检查部位的皮肤是否适合接受检查，以及是否有感觉异常。

4. 手柄电极应保持湿润，发现电极变干时应及时蘸水。

5. 肉眼观察时尽量保证在每次刺激后产生肌肉最小收缩以求取阈值。

6. 电刺激引起患者不适时，可休息片刻再继续检查。如果检查时间长，患者已出现疲劳不适而又无肯定结果时，应终止检查，待2～3天后再查。

7. 全身或检查局部水肿、检查部位有瘢痕时，由于组织的含水量会影响导电性，分析结果时必须考虑这一问题，并注意健、患侧比较。

8. 操作完成后电流输出回零。避免再次开机电击患者。

9. 检查当日不做其他物理治疗及检查，空腹时不宜进行。

二、强度-时间曲线检查

以不同刺激强度的电流刺激组织，求取引起阈反应所必需的最短时间，将对应的强度和时间标记在直角坐标纸上，所绘成的曲线用来确定神经肌肉兴奋性以诊断疾病。

（一）临床应用

1. 适应证　同本节"直流-感应电检查"中的"适应证"。

2. 禁忌证　同本节"直流-感应电检查"中的"禁忌证"。

（二）仪器设备

需有恒流或恒压式输出方波的仪器，能在0.01～1000ms内很准确地调节波宽，有10～15档脉冲宽度，刺激频率可以手控或自控，输出频率为0.5～1Hz。刺激主电极直径为1cm，辅电极用100cm²直流电疗用的电极；导线2条；温水1杯。

（三）操作程序

1. 检查治疗各旋钮是否在"0"位，然后接通电源。

2. 患者取舒适体位，暴露检查部位。

3. 将刺激电极置于待检查的肌肉估计的运动点上，用最小的波宽档逐渐增加刺激电流，直至产生肉眼可见的肌肉收缩反应。

4. 电流强度调至最大时仍未引出收缩反应，则增加一档波宽再试。

5. 出现肌肉收缩反应时，在上下微调刺激点，寻找运动点。

6. 在运动点上依次用不同的波宽刺激，分别求取阈电流。

7. 将作用时间和相应基强度记录在对数坐标纸上，横轴表示脉冲时间，以对数分度表示；纵轴为基强度，恒流刺激用对数值标定，恒压刺激用真值标定，然后将各点连成曲线。根据曲线形态和位置基强度及肌肉收缩的特点对外周神经功能进行分析。

（四）判断标准

1. 观察指标　强度-时间曲线观察的指标有弯折、时值、最短反应时。

（1）弯折：正常的强度-时间曲线是一平滑连续的近似于等边双曲线，没有弯折。而当有神经变性时，出现弯折。曲线中出现弯折是有神经变性的突出特性。

（2）时值：在强度-时间曲线中，无论刺激波宽多长，阈强度不再继续下降，此最低强度为基强度。以2倍基强度刺激，引起肌肉最弱收缩所必需的最短时间称为时值。在强度-时间曲线中，以2倍基强度在曲线上截取的点所对应的波宽，即为该肌运动时值。

（3）最短反应时：仪器输出最大，正常的神经肌肉对波宽0.01ms的刺激能够反应，但有神经肌肉变性时，曲线右移，右移曲线最左端对应的时间称为最短反应时。

2. 结果判定　强度-时间曲线检查结果分为完全失神经曲线、部分失神经曲线、正常曲线，可分别对应于直流-感应电诊断时的完全变性反应、部分变性反应、无变性反应。它们的判定标准如下。

（1）正常曲线：最短反应时正常，时值小于1ms，曲线无弯折。其病理基础和临床意义同直流-感应电诊断的无变性反应。临床表现可能是神经失用症、上运动神经元病、癔症、诈病、肌病等。

（2）部分失神经曲线：最大的特征就是曲线有弯折，最短反应时有延长，时值可能不正常，但不大于10ms。其病理基础和临床意义同部分变性反应，表示支配该肌的轴索有变性。

（3）完全失神经曲线：曲线无弯折，但最短反应时明显延长，大于1ms，甚至可高达10ms，时值最高可达20～50ms，表示支配该肌的轴索完全损害。

（五）注意事项

1. 该检查一般在神经损伤后10～15天进行，因此时才能出现典型的病变曲线。

2. 检查时主电极与皮肤接触良好，压力适宜，观察肌肉收缩的标准要一致。

3. 操作完成后，电流输出回零，避免再次开机电击患者。

4. 空腹时不宜进行。

（六）在康复医学中的应用价值

强度-时间曲线检查的病理基础和临床意义，与直流-感应电检查基本相同，不同之处有下列几点。

1. 损伤程度判断　强度-时间曲线检查较直流-感应电检查敏感，在支配肌肉的神经纤维有10%～30%变性时即可检出异常。

2. 恢复程度的判断　神经恢复时，弯折的位置应当左移，最短反应时左移，都可作为神经恢复的可靠而灵敏的指标。

3. 损伤部位的判断　强度-时间曲线检查反映有无神经损伤，不能反映损伤的原因，损伤的部位需要根据损伤肌肉的分布确定。

4. 对康复治疗的指导意义　根据强度-时间曲线检查结果，可以初步决定患者需要手术治疗或保守治疗，定期重复此项检查，可以较早显示手术或保守治疗是否成功，是否应当改变治疗方案。

第5节　脑电图检查

脑电图是通过脑电图描记仪将脑自身微弱的生物电放大记录成为一种曲线图，以帮助诊断疾病的检查方法，是目前最敏感的监测脑功能的方法。脑电图对被检者没有任何创伤，主要用于癫痫、颅内占位性病变、颅脑外伤、脑血管疾病的检查。脑电图极易受各种因素干扰，应注意识别和排除。

一、脑电图的分类

目前头皮脑电图EEG监测的种类主要有常规脑电图、动态脑电图及视频脑电图三种类型。

1. 常规脑电图　由于癫痫样放电随机性很大，常规脑电图一般记录时间为20～40min，常常难以捕捉到癫痫样放电，所以目前使用率呈逐年下降趋势。

2. 动态脑电图　又称便携式脑电图，通常可连续记录24小时左右，因此又称24小时脑电图监测。由于没有录像设备，所以主要适用于发作频率相对稀少、短程脑电图记录不易捕捉到发作者；或癫痫发作已经控制，准备减停抗癫痫药物前或完全减停药物后复查脑电图（监测时间长且不需要剥夺睡眠）。

3. 视频脑电图　视频脑电图监测（VEEG）又称录像脑电图监测，是在脑电图设备基础上增加了同步视频设备，除了能记录脑电波外，还可以同步拍摄患者的临床情况。

二、检查用物

脑电图仪，表面电极，75%酒精，治疗车等。

三、检查步骤

脑电图的检查步骤包括检查前准备、脑电图仪准备、电极放置、脑电图的描记。目前电极的安放部位通常参照国际脑电图学会标定的10/20系统法。若脑电图描记结果与临床表现不符时，可采用某种刺激，使脑部原有潜在的异常电活动暴露出来或已有的异常脑电活动得到增强，即脑电图诱发试验。包括睁闭眼诱发试验、过度换气诱发试验、闪光刺激诱发试验、睡眠诱发试验、贝美格诱发试验。

（一）检查前准备

检查前一天向患者交代相关注意事项，如：①头发洗净，不要搽油，以免影响检查；②晚上要睡好觉（剥夺睡眠者除外）；③饱餐，以防低血糖影响结果；④检查前3天停用各种药物，不能停药者要说明药名、剂量和用法，以便医生参考；⑤检查时精神不要紧张，头皮上安放的是接收电极；⑥全身肌肉放松以免肌电受干扰；⑦按医生要求，安静闭目或过度呼吸。

（二）脑电图仪准备

检查前，需做好脑电图仪的预热及定标电压的测定与调整等工作。首先，需开机预热，放大器需预热10分钟以上，然后定标电压，一般在1.5cm/s的纸速下进行。定标电压测定后，将时间常数和定标电压数标记于记录纸上，时间常数一般为0.3s，定标电压为50μV/5mm，或者100μV/10mm。

（三）电极放置

1. 患者体位 取坐位或者仰卧位，向患者解释检查的注意事项。

2. 安放电极 目前安放电极多采用国际脑电图学会标定的10/20系统法，参考电极通常置于双耳垂或乳突，共放置21个电极，还可根据需要增减电极。此方法的电极位置用奇数表示左侧，偶数表示右侧（图14-9）。

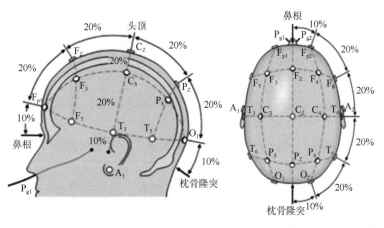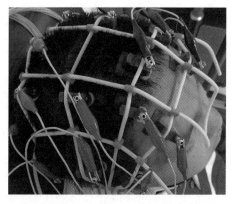

图14-9 脑电图电极的安放

（四）脑电图的描记

1. 脑电图相关参数的调节 送纸速度一般为3cm/s，增益的调节通常采用50μV/5mm的增益，描记脑电图时常选用0.3s的时间常数，在一般情况下最好不使用高频滤波。

2. 描记条件的记录 记录内容主要包括增益、滤波、时间常数、导联的组合，受试者的状态、诱发试验，以及周围环境变化等，分别在安静、闭目、觉醒或睡眠状态下进行脑电图的记录。

3. 诱发试验 脑电图诱发试验是在安静、闭目、清醒状态下所记录的脑电图未见异常时，给受试者以某种刺激，使脑部原有潜在的异常电活动暴露出来或已有的异常脑电活动得到增强，用诱发法所记录到的脑电图称为诱发脑电图。

脑电图常用的诱发方法有睁眼闭眼诱发试验、过度换气诱发试验、闪光刺激诱发试验、睡眠诱发试验及贝美格诱发试验等。

（1）睁眼闭眼诱发试验：又称对光反应，主要应用于癫痫患者的诱发及了解α波对光反应的情况。在描记中命令受试者睁眼，持续约5s后再令其安静闭眼。隔5～10s后可再重复，一般连续进行

2次或3次。

（2）过度换气诱发试验：多用于癫痫尤其是小发作者。受试者端坐（或仰卧位），安静闭目、连续不断地进行深呼吸，频率20～25次/分，整个试验持续3～5min。

（3）闪光刺激诱发试验：利用闪光刺激视网膜而引起脑电图改变，有助于癫痫的诊断。将闪光刺激器的闪光灯放置于受试者眼前20～30cm处进行诱发。

（4）睡眠诱发试验：通过自然睡眠及药物睡眠，以诱发脑电图的变化。

（5）贝美格诱发试验：利用贝美格（中枢神经兴奋剂）诱发异常脑波。用25%贝美格注射液作静脉注射。

四、结果解释

（一）正常脑电图

正常脑电图通常由α波、β波、θ波、δ波组成（图14-10）。

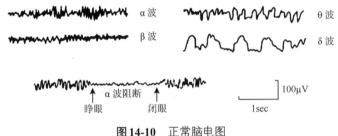

图14-10 正常脑电图

1.α波　频率为每秒8～13次，幅度为20～100μV，α波在枕部和顶枕部最显著，其波形近似正弦波。正常人在清醒、安静、闭目时，α波即可出现，其波幅呈现由小变大，然后由大变小，如此反复进行的周期性改变，形成所谓α波的"梭形"。

2.β波　频率为14～25Hz，波幅为5～30μV，在额、颞、中央区β活动最为明显；其指数约为25%。

3.θ波　频率为每秒4～7次，幅度为20～40μV，表示大脑处于灵感思维状态，是学龄前儿童的常见波形，θ波在枕叶和顶叶比较明显，在成人困倦时可以出现。

4.δ波　频率为每秒0.5～3次，幅度为20μV以下。正常成人在清醒状态下，几乎是没有δ波的，婴儿时期常可见到δ波。一般认为，高幅度的慢波（δ或θ波）可能是大脑皮质处于抑制状态时电活动的主要表现，在生理性慢波睡眠和病理性昏迷状态也会见到。

（二）异常脑电波

当脑组织发生病理及功能改变时，脑电图将会发生相应的改变，通过对脑电波的分析，从而为临床诊断、治疗、预后评价提供依据。常见的异常脑电波主要有癫痫的脑电波、意识障碍的脑电波。

1.癫痫样放电　癫痫是由多种原因所引起的大脑神经元突发性异常放电，导致短暂的大脑功能障碍的一种慢性疾病。临床表现为发作性的意识、运动、感觉、自主神经或精神障碍。癫痫患者的脑电图常有癫痫样放电，在分析脑电图时，既要分析异常波形，还要分析异常脑电波出现的区域。

癫痫样放电的常见波形有棘波、尖波、棘慢复合波、多棘慢波等（图14-11）。①棘波是癫痫样波形最具特征性的表现之一，为突发性的一过性脑电图变化，明显突出于背景波形，若在脑电图描记中出现棘波逐渐增多现象或形成棘节律，常预示即将出现癫痫的临床发作。②尖波为突发性一过性脑电图变化，是神经元同步放电的结果，其上升支与棘波相似，较陡直，而下降支较缓，为常见的癫痫样波的特征波形之一。可见于各型癫痫发作间期脑电图中。③棘慢复合波是在棘波之后紧随一个慢波，这个复合波就称作棘慢复合波。④多棘慢波是指复合波中棘波成分较多。脑电图表现为数个棘波和一个慢波组成，常成串连续出现或不规则出现。常预示有痉挛发作，是肌阵挛性癫痫最具特征的波形之一。

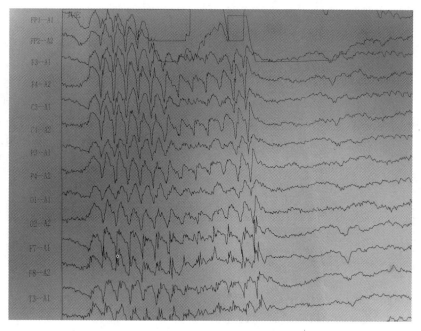

图 14-11　癫痫的脑电波

2. 弥漫性慢波　当上行网状激活系统和大脑皮质的广泛损害可导致不同程度觉醒水平的障碍，可引起意识障碍，主要表现为觉醒度的改变和意识内容改变。意识障碍的程度可轻可重，轻者嗜睡、重者昏迷。患者的脑电波主要表现为广泛性慢波，甚至 δ 昏迷。脑死亡的患者脑电波消失，呈病理性电静息状态，即等电位型脑电改变，脑电图记录 30min 呈平坦直线型图形。

3. 局灶性慢波　是局部脑实质功能障碍所致，常见于局灶性癫痫、单纯性疱疹性脑炎、局灶性硬膜下或硬膜外血肿等。

五、临床应用

脑电图检查临床上主要用于癫痫的诊断、分类和病灶的定位；还可辅助诊断颅内器质性病变，对意识障碍的评定有一定的意义，还可用于脑电生物反馈治疗。

1. 癫痫　由于癫痫在发作时脑电图可以准确地记录出散在性慢波、棘波或不规则棘波，主要用于诊断癫痫。脑电图检查十分准确，可以明确确定癫痫发作类型，确定发作起源部位、评定单次无诱因的癫痫发作后再次发作的风险性；指导抗癫痫药的停药等。

2. 精神性疾病　为了确诊精神分裂症、躁狂抑郁症、精神异常等，可做脑电图检查，排除包括癫痫在内的脑部其他疾患。

3. 其他疾病　脑电图所描记的脑部活动图形，不仅能说明脑部本身疾病，如癫痫、肿瘤、外伤及变性病等所造成的局限或弥散的病理表现，而且对脑外疾病如代谢和内分泌紊乱及中毒等所引起的中枢神经系统变化也有诊断价值。

4. 协助诊断脑死亡　脑电图表现为平直（没有 > 2.5μV 的电位），脑电图是诊断脑死亡的必要条件之一。

5. 用于脑电生物反馈治疗　此疗法主要通过脑电信号反馈进行治疗。常用于多动症、抑郁症、神经症、失眠、癫痫等的治疗。

自 测 题

单选题

1. 脑电图检查 α 波频率是（   ）

   A. 8～13Hz   B. 14～25Hz

   C. 4～7Hz   D. 0.5～3Hz

   E. 2～5Hz

2. 下列异常肌电图中，常见于脊髓前角细胞病变的是（   ）

   A. 纤颤电位   B. 正锐波

   C. 复杂重复放电   D. 新生电位

   E. 束颤电位

3. 神经电生理检查不包括（   ）

   A. 表面肌电图   B. 心电图

   C. 神经传导测定   D. H 反射检查

   E. 诱发电位

4. 插入电位延长，肌肉放松时，可见大量正尖纤颤电位，轻收缩时，可见运动单位电位形态保持正常，当大力收缩时，出现运动单位电位募集相减少的是（   ）

   A. 慢性轴索损害

   B. 急性轴索损害

   C. 脊髓前角细胞病变

   D. 以脱髓鞘为主的周围神经病变

   E. 传导阻滞

5. 神经传导检查时室内温度为（   ）

   A. 28～30℃   B. 12～30℃

   C. 28～36℃   D. 32～36℃

   E. 34～36℃

6. 正常人上肢运动神经传导速度应大于（   ）

   A. 50m/s   B. 40m/s   C. 35m/s

   D. 45m/s   E. 20m/s

7. 患者，男，65 岁，诉双足足趾麻木 1 年，既往有糖尿病病史 10 年。为了协助诊断，最合适的电生理监测方法是（   ）

   A. 肌电图   B. 神经传导速度测定

   C. 脑电图   D. 运动诱发电位

   E. H 反射

8. 异常肌电图不包括（   ）

   A. 插入电位的延长或消失

   B. 肌肉放松时见自发电位

   C. 多相波增多

   D. 干扰相

   E. 早期募集现象

9. 患者王某，因耳鸣伴听力下降一月余，为明确诊断，宜选用下列哪项检查（   ）

   A. 脑电图

   B. 脑干听觉诱发电位

   C. 肌电图

   D. 运动诱发电位

   E. 感觉诱发电位

10. 正常人下肢神经传导速度大于（   ）

   A. 50m/s   B. 40m/s   C. 35m/s

   D. 45m/s   E. 55m/s

（颜益红）

第15章
作业活动评定

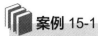

案例 15-1

王某，男，54岁，脑出血开颅术后2个月，现在左侧肢体活动受限，意识状态良好，对答确切，但独立生活受影响，大小便时能告知家属，但需要给予协助，洗澡时可以独立坐并用健侧肢体为自己擦洗身体，但需要他人协助穿衣及搀扶进浴室。

问题：1. 结合该案例分析该患者存在哪些日常生活活动方面的障碍？

2. 如何对患者的日常生活活动能力进行评定？

第1节　日常生活活动能力评定

一、概　　述

（一）概念

日常生活活动（activity of daily living，ADL）是人在独立生活中反复进行的、最必要的基本活动。这些活动对于健康人来说简单易行，但病、伤、残者在活动时就会面临不同程度的困难，为了了解他们的困难所在及造成的原因，我们有必要进行ADL能力的评定。

ADL能力评定是用科学的方法，全面而精准地了解患者的ADL功能状态，即功能障碍对日常活动的影响。ADL能力评定是确定是否能够独立生活及独立的程度、制订康复治疗计划、预估康复疗效及判断患者能否回归社会的重要依据。ADL评定是康复评定的一项重要内容。

（二）评定内容

狭义的ADL是指人们为了维持生存及适应生存环境而进行的一系列最基本的、具有共性的活动，包括衣食住行及个人生活等的基本动作和技巧。广义的ADL除了上述活动以外，还包括与他人的交往，以及在社区内甚至更高层次上的社会活动。我们通常把ADL分为基础性日常生活活动（BADL）和工具性日常生活活动（IADL）两大类。

1. 基础性日常生活活动　又称躯体性日常生活活动（PADL），是人类维持最基本的生存、生活需要所必须每日反复进行的活动，包括自理活动和功能性移动两类。自理活动包括进食、更衣、个人卫生等，功能性移动包括转移、行走、上下楼梯等。反映的是粗大的运动功能。

2. 工具性日常生活活动　是指人类维持独立生活所进行的一些活动，包括使用电话、购物、做饭、洗衣、服药、理财、使用交通工具、处理突发事件及社区内的休闲活动等。这些活动往往需要借助一定的工具来完成，活动地点除了家中还包括户外、社区、街道等，是较高级的日常活动，反映较精细的运动功能。

两者的评价对象并不完全相同，BADL更体现躯体运动功能，适用于情况较为严重的患者，而IADL体现的是包含躯体、言语及认知等多方面的功能，适用于情况较轻的患者或者行为能力较差的老年人。

（三）评定目的

1. 确定日常生活独立的情况　通过评定可以准确地了解患者各项日常活动能否独立完成及独立的程度。

2. 制订和修改康复治疗计划　根据评定结果发现患者存在的问题，并以此为依据制订符合实际情况的康复治疗目标和治疗计划。此外，经过一段时间的训练后，可再次进行评定，根据中期评定结果判断原治疗计划的有效性及是否需要修改。

3. 评价康复治疗效果　阶段性治疗结束后，通过再次评定，对疗效进行评价，并对预后进行判断，适时调整方案。

4. 安排患者回归家庭及社会　根据患者评定的结果，判断患者能否回归家庭及工作岗位，以及为患者回归家庭和社会后的环境改造、提高生活质量等提供有效依据。

（四）评定方法

1. 提问法　是通过提问、记录的方式来收集资料和评价的方法。提问分为口头提问和问卷提问。提问法实施起来比较灵活自由，可以在任何时间、地点，患者同意下进行，甚至不一定采用面对面的方式。提问内容应从宏观到微观、从概括到具体。如就患者的进食问题进行提问，第一个问题可问："你能自己独立吃饭吗？"是能不能的问题，之后可以将进食过程分解，对进食的各个步骤进行提问，以区分不同患者的功能障碍，找出具体问题所在及严重程度。其次，提问的问题设置应具有针对性，避免出现明显错误或重复。最后，在提问过程中需时刻观察患者状态，若患者有极度虚弱、认知障碍等情况而无法回答问题时，可以请患者家属代为回答。提问法在应用过程中易受问题设置的全面性、患者的主观意志、他人回答的偏差性等影响，准确性略差，但由于其高效便捷，仍是经常选择的方法。

2. 观察法　是指检查者通过直接观察对患者的ADL情况进行评定。观察法可以在患者的实际生活环境中进行，也可以在评定室中完成。但需要注意的是环境的不同对患者ADL的表现会产生很大的影响，所以在评定过程中应尽量选用真实环境，避免因环境不同造成对评价结果的影响，使观察结果更真实、准确。采用观察法的过程中，检查者可仔细观察患者活动的每一个细节，避免提问法中出现的主观意志的影响，是临床工作中比较常见的一种方法。

3. 量表法　是采用经过标准化设计，具有客观有效性，并具备统一内容和评价标准的检查表评定。量表经过严格的讨论和设计，对每一项ADL评价项目进行概括和分类，并将指标进行量化，以分数的方式呈现，其性度、效度、灵敏度均通过临床的大量检验，让不同的地区、人员有统一的评价标准。量表法是临床或科研工作中最准确，也是最常用的评价手段，其评定结果能够得到广泛的认同。

（五）注意事项

1. 首先要查看病例或了解病史及患者的基本情况。了解伤病的原因、病情发展情况及功能情况（如认知功能、运动功能、心理等），并了解患者的生活环境和在环境中的表现。

2. 评定前应做好解释说明工作，使患者了解评定的目的和方法，以取得患者的理解与配合。

3. 尽量在合适的时间和环境下进行评定。

4. 评定时以患者实际完成情况来确定ADL能力，而不是以可能或应具备该活动能力进行评分。

5. 评定时所提供的帮助应尽可能少，只有需要时才给予帮助或提供辅助器具。

6. 重复进行评定时应尽量在同一条件或环境中进行。

7. 在分析评定结果时应考虑有关的影响因素，如患者的生活习惯、文化素养、职业、社会环境、评定时的心理状态和合作程度等。

二、常用评定工具及应用

ADL评定的量表有很多，常用的BADL评定量表有Barthel指数评定量表、功能独立性测量（FIM）、Katz指数等，常用的IADL评定量表有社会功能活动问卷（FAQ）、快速残疾评定量表（RDRS）等。这里主要介绍应用最广的Barthel指数评定量表和最全面的FIM。

（一）Barthel指数评定量表

Barthel指数评定量表是1965年由Dorothy Barthel和Florence Mahoney制订的评定方法，操作简单，可信度和灵敏度高，是目前临床应用最广、研究最多的一种ADL评价方法。它可以用来评价患者治疗前后的功能状况，也可以预测治疗效果、住院时间及预后情况。

1. 评定内容　Barthel指数评定量表的评定内容包括进食、洗澡、梳洗修饰、穿衣、控制大便、控制小便、如厕、床椅转移、行走、上下楼梯共10项内容，根据自理程度分为0分、5分、10分、15分4个等级，总分100分。Barthel指数评定内容及评分标准见表15-1。

表15-1　Barthel指数评定量表

项目	评定标准	分值标准
1. 进食	较大和完全依赖	0
	需部分帮助（夹菜、盛饭）	5
	全面自理	10
2. 洗澡	依赖	0
	自理	5
3. 梳洗修饰	依赖	0
	自理（能独立完成洗脸、梳头、刷牙、剃须）	5
4. 穿衣	依赖	0
	需一半帮助	5
	自理（系开钮扣、开关拉链和穿鞋）	10
5. 控制大便	昏迷或失禁	0
	偶尔失禁（每周＜1次）	5
	能控制	10
6. 控制小便	失禁或昏迷或需他人导尿	0
	偶尔失禁（＜1次/24小时；＞1次/周）	5
	能控制	10
7. 如厕	依赖	0
	需部分帮助	5
	自理	10
8. 床椅转移	完全依赖别人	0
	需大量帮助（2人），能坐	5
	需少量帮助（1人），或监护	10
	自理	15
9. 行走	不能走	0
	在轮椅上独立行动	5
	需1人帮助（体力或语言督导）	10
	独自步行（可用辅助器具）	15
10. 上下楼梯	不能	0
	需帮助	5
	自理	10
合计		100

2.结果判断　根据总分，将自理能力分为无须依赖、轻度依赖、中度依赖、重度依赖和完全依赖五个等级，得分越高，独立性越强。得分100分，无须依赖，生活完全自理；＞60分，轻度依赖，生活基本自理，生活需要小部分帮助；60～40分，中度依赖，生活需要中等帮助；40～20分，重度依赖，生活需要大量帮助；＜20分，完全残疾，生活完全依赖。得分40分以上者，康复治疗效益最大。若达到100分，说明患者日常生活可以自理，但不一定能独立生活，因为本评价方法没有评定患者的家务劳动及交流等方面的能力，需结合其他综合评价结果。

3.评价记录　评价测试后将评价结果记录在表15-2中，应分别记录初期评定、中期评定、末期评定结果，并进行对比分析。

表15-2　Barthel指数评价记录表

姓名：　　　　性别：　　　　年龄：　　　　诊断：　　　　病案号：

序号	项目	评分				评价结果		
		独立完成	部分帮助	极大帮助	完全依赖	月　日	月　日	月　日
1	进食	10	5	0	—			
2	洗澡	5	0	0	—			
3	梳洗修饰	5	0	0	—			
4	穿衣	10	5	0	—			
5	控制大便	10	5	0	—			
6	控制小便	10	5	0	—			
7	如厕	10	5	0	—			
8	床椅转移	15	10	5	0			
9	行走	15	10	5	0			
10	上下楼梯	10	5	0	—			
总分								
检查者								

（二）功能独立性测量（FIM）量表

功能独立性测量（FIM）量表于1983年由美国物理医学与康复学会和美国康复医学会提出，并在美国开始使用，现已在世界各国广泛应用，FIM量表在评价内容上覆盖面更广，分类更详细，划分层次更多，它不仅能够评价躯体功能，还增加了言语、认知和社交能力的评定，更加有利于患者综合水平的评价，因此被认为是判断患者能否回归社会的一项较为客观的指标，广泛应用于各种疾病和损伤患者的日常生活能力的评定。

1.评定内容　FIM量表的内容有两大类，六个方面，每个方面又分为2～6项，总共18项（表15-3）。两大类是指躯体运动功能和认知功能。躯体运动功能包括自理能力、括约肌控制、转移、行走4个方面，13个项目；认知功能包括交流和社会认知2个方面，5个项目。

表15-3　FIM量表

项目		评定日期
躯体运动功能	一、自理能力	
	1. 进食	
	2. 梳洗修饰	
	3. 洗澡	
	4. 穿裤子	
	5. 穿上衣	
	6. 上厕所	
	二、括约肌控制	
	7. 膀胱管理	
	8. 直肠管理	
	三、转移	
	9. 床、椅、轮椅间	
	10. 入厕	
	11. 盆浴或淋浴	
	四、行走	
	12. 步行/轮椅	
	13. 上下楼梯	
	躯体运动功能评分	
认知功能	五、交流	
	14. 理解	
	15. 表达	
	六、社会认知	
	16. 社会交往	
	17. 解决问题	
	18. 记忆	
	认知功能评分	
FIM总分		
评定人		

2. 评分标准　FIM量表的评定计分方法（表15-4）采用7分制，每项根据完成的实际情况分为7个功能等级（1～7分）。

表15-4　FIM评分标准

功能水平		得分	评分标准
独立	完全独立	7	构成活动的所有作业均能规范、完全地完成，不需修改和辅助设备或用品，并在合理的时间内完成
	有条件的独立	6	具有下列一项或几项：活动中需要辅助设备；活动需要比正常长的时间；或需要安全方面的考虑
依赖	监护和准备	5	患者所需的帮助只限于备用、提示或劝告，帮助者和患者之间没有身体的接触或帮助者仅需要帮助准备必需用品；或帮助带上矫形器
	少量身体接触的帮助	4	患者所需的帮助只限于轻轻接触，自己能付出75%或以上的努力
	中度身体接触的帮助	3	患者需要中度的帮助，自己能付出50%～75%的努力
	大量身体接触的帮助	2	患者付出的努力小于50%，但大于25%
	完全依赖	1	患者付出的努力小于25%

3. 结果判断　FIM量表的18项评定分数相加得出总分，最高为126分（每项都是7分），最低为18

分（每项都是1分），总分高低的依据是患者的独立程度、他人帮助的程度、对辅助设备的需求程度，得分越高，表示独立性越好，依赖性越小。126分，完全独立；108～125分，基本独立；90～107分，极轻度依赖；72～89分，轻度依赖；54～71分，中度依赖；36～53分，重度依赖；19～35分，极重度依赖；18分，完全依赖。

第 2 节　生存质量评定

 案例 15-2

　　患者，女，18 岁，某舞蹈队主力队员，1 个月前因车祸引起脊髓损伤而导致双下肢功能丧失。

　　问题：1. 结合该案例分析该患者在生活中可能面临哪些方面的障碍？

　　　　　2. 如何对患者的生存质量进行评定？

一、概　　述

（一）概念

　　生存质量（quality of life，QOL）即生活质量，是指不同文化和价值体系中的个体对他们的目标、期望、标准及所关心的事情相关的生活状况的体验。生存质量主要是个体的主观体验指标，反映个体对身体、精神和社会适应的满意度，即对现实生活的满意程度，应由被测者自己评价。它是对人们生活好坏程度的一个衡量，也是康复医学学科有别于其他临床医学学科的特点之一。

　　1947年WHO提出著名的健康三维概念："健康乃是一种躯体上、心理上和社会上的完美状态，而不仅仅是没有疾病或虚弱。"医学模式由单纯的生物医学模式向生物-心理-社会医学模式转变，人们的健康观念发生了根本性的转变。生存质量以健康的概念为基础，但范围更广，包含生物医学、心理学、社会学等各方面的内容，能够全面地反映健康的状态。

（二）评定目的

　　1. 确定残疾人、慢性病及肿瘤患者的生存质量　随着康复医学的发展和人类对健康认识的提升，生存质量评定已被广泛地应用于各种疾病和损伤的康复评定中，以及作为康复干预的目标。但生存质量的研究始于肿瘤患者的康复评定，目前慢性病和肿瘤患者仍是医学领域生活质量研究的主流。

　　2. 评定人群健康状况　生存质量评价也可以用于评价人群的总和健康状况，一些量表还可以用于评价社会经济和医疗水平，以此来比较不同国家、不同地区、不同民族的生存质量和发展水平，以及对其影响因素进行研究。

　　3. 评价预防性干预和保健措施　利用生存质量评定可以对预防性干预和保健措施进行综合评价，根据评定结果了解不同的干预手段和保健措施的效果。

　　4. 选择临床治疗方案　通过生存质量评定，可以了解到患者的需求，并发现形成障碍的原因，收集与患者康复相关的资料，分析不同的治疗方法对患者恢复的影响，有助于选择合理的临床治疗方案。

　　5. 评定投资效益比　人们常用"质量调整生存年"（quality adjustment life years，QALY）来综合反映投资的效益。相同成本产生最大的QALY或同一QALY对应的最小成本就成为医疗卫生决策的原则，并用于卫生资源的分配和卫生立法。

（三）评定方法

　　1. 访谈法　通过面谈或电话访谈的方式，了解患者躯体、心理健康状态，以及行为生活方式。

　　2. 观察法　评定者按照一定的项目对患者的心理行为表现及活动进行观察，并根据观察结果对患者进行评价。

　　3. 自我报告法　被调查者自己报告对生存质量的评价，自己填写量表，回答相关问题，然后交给评定者。

4. 标准化量表评定法 采用具有良好信度、效度、灵敏度的标准化量表对患者的生存质量进行评定。

二、常用评定工具及应用

生存质量量表按使用对象主要分为普适性量表、疾病专用量表和领域专用量表三类。普适性量表用于测量一般人群的健康状况，可作为制作专用量表的基础，如 SF-36、WHOQOL-100、WHOQOL-BREF 等；疾病专用量表用于测量特殊对象或人群的健康状况，如用于癌症患者的 FLIE、FACT-G、CASRES、QLQ-C30 等，用于糖尿病患者的 DC-CT，用于中风患者的 SA-SIP30，用于关节炎患者的 AIMS2，用于吸毒人群的 QOLDA 等；领域专用量表用于测量一般人群和特殊人群生存质量的某个领域或特定内容，常用于特殊的临床研究，如 RCSL 侧重疾病症状和治疗副作用的评定，KPS 侧重于特殊人群行为表现功能的测定等。

（一）健康状况调查问卷（表15-5）

表15-5 健康状况调查问卷（SF-36）

以下问题是询问您对自己健康状况的看法，您自己觉得做日常活动的能力怎么样。如果您不知如何回答为好，就请您尽量给出最好的答案，并在本问卷最后的空白处写上您的注释与评论。

请√一个答案

1. 总体来讲，您的健康状况是：

非常好○　　　很好○　　　好○　　　一般○　　　差○

2. 跟一年前相比，您觉得您现在的健康状况是：

比一年前好多了○　　　比一年前好一些○　　　跟一年前差不多○

比一年前差一些○　　　比一年前差多了○

3. 以下这些问题都与日常活动有关。请您想一想，您的健康状况是否限制了这些活动？如果有限制，程度如何？请在每一行√一个答案

序号	日常活动	限制很大	有些限制	毫无限制
（1）	重体力活动，如跑步、举重物、参加剧烈运动等	○	○	○
（2）	适度的活动，如移动一张桌子、扫地、打太极拳、做简单体操等	○	○	○
（3）	手提日用品，如买菜、购物等	○	○	○
（4）	上几层楼梯	○	○	○
（5）	上一层楼梯	○	○	○
（6）	弯腰、屈膝、下蹲	○	○	○
（7）	步行 1600m 以上的路程	○	○	○
（8）	步行 800m 的路程	○	○	○
（9）	步行 100m 的路程	○	○	○
（10）	自己洗澡、穿衣	○	○	○

4. 在过去四个星期里，您的工作和日常活动有无因为身体健康的原因而出现以下这些问题？

对每条问题请回答"是"或"不是"

	是	不是
（1）减少了工作或活动的时间	○	○
（2）本来想要做的事情只能完成一部分	○	○
（3）想要干的工作和活动的种类受到限制	○	○
（4）完成工作或其他活动困难增多（比如需要额外的努力）	○	○

5. 在过去四个星期里，您的工作和日常活动有无因为情绪的原因（如压抑或者忧虑），而出现以下问题？

对每条问题请回答"是"或"不是"

	是	不是
（1）减少了工作或活动的时间	○	○
（2）本来想要做的事情只能完成一部分	○	○

续表

（3）干事情不如平时仔细　　　　　　　　　　　　　　　　　　　○　　　　　○

6. 在过去四个星期里，您的健康或情绪不好在多大程度上影响了您与家人、朋友、邻居或集体的正常社会交往？

请√一个答案：

安全没影响○　　　　有一点影响○　　　　中等影响○　　　　影响很大○　　　　影响非常大○

7. 过去四个星期里，您有身体疼痛吗？

完全没有疼痛○　　　　稍微有一点疼痛○　　　　有一点疼痛○

中等疼痛○　　　　严重疼痛○　　　　很严重疼痛○

8. 过去四个星期里，身体上的疼痛影响您的工作和家务事吗？

完全没有影响○　　　　有一点影响○　　　　中等影响○　　　　影响很大○　　　　影响非常大○

您的感觉

9. 以下这些问题有关过去一个月里您自己的感觉，对每一条问题所说的事情，您的情况是什么样的？请圈出最接近您的情况的那个答案。

请在每一条问题后√出一个答案

	持续时间	所有时间	大部分时间	比较多时间	一部分时间	小部分时间	没有这种感觉
（1）	您觉得生活充实	○	○	○	○	○	○
（2）	您是一个敏感的人	○	○	○	○	○	○
（3）	您情绪非常不好，什么事都不能使您高兴	○	○	○	○	○	○
（4）	您心里很平静	○	○	○	○	○	○
（5）	您做事精力充沛	○	○	○	○	○	○
（6）	您的情绪低落	○	○	○	○	○	○
（7）	您觉得精疲力尽	○	○	○	○	○	○
（8）	您是一个快乐的人	○	○	○	○	○	○
（9）	您感觉厌烦	○	○	○	○	○	○
（10）	不健康影响了您的社会活动（如走亲访友等）	○	○	○	○	○	○

总体健康情况

10. 请看下列每一条问题，哪一种答案最符合您的情况？

请在每一条问题后√一个答案

		绝对正确	大部分正确	不能肯定	大部分错误	绝对错误
（1）	我好像比别人容易生病	○	○	○	○	○
（2）	我跟周围人一样健康	○	○	○	○	○
（3）	我认为我的健康状况在变坏	○	○	○	○	○
（4）	我的健康状况非常好	○	○	○	○	○

如果您有注释或评论，请写在下面：

非常感谢您的合作！

请按要求将这份表填好后交还给我们。

评分原则如下。

（1）该量表为 MOS-SF36 生存质量量表中文版。

（2）分量表及各条目积分越高，则表示健康状况越佳。

（3）SF-36 量表包括 36 个条目，可归纳为 8 个分量表，详见正文。

（4）评分的标准化。①条目积分的正向化处理：有些条目的原始积分越高，反而健康状况越差，需做正向化，如条目1（SF1）：原始积分 1 分表示总体健康状况非常好，5 分表示总体健康状况非常差，则在评分时，转化后原始积分应为：6—转化前原始积分。②原始积分需转化成标准积分（百分制），转化公式为：标准积分=（原始积分—该条目最低分值）×100 /（该条目最高分值—该条目最低分值）。

（二）世界卫生组织生存质量评定量表（表15-6）

表15-6　世界卫生组织生存质量评定量表（WHOQOL-100）

填表说明：

这份问卷是要了解您对自己的生存质量、健康情况及日常活动的感觉如何，请您一定回答所有问题，如果某个问题您不能肯定如何回答，就选择最接近您自己真实感觉的那个答案。

所有问题都请您按照自己的标准、愿望，或者自己的感觉来回答。注意所有问题都只是您最近两星期内的情况。

例如：您对自己的健康状况担心吗？

根本不担心①　　　　　很少担心②　　　　　担心（一般）③　　　　　比较担心④　　　　　极担心⑤

请您根据您对健康状况担心的程度在最合适的数字处打一个√，如果您比较担心您的健康状况，就在比较担心后"④"处打一个√，如果根本不担心自己的健康，就在根本不担心后"①"处打一个√。

谢谢您的合作。

下列问题是问前两星期中的某些事情，诸如快乐或满足之类积极的感觉。如果您极大程度上经历过这些事情，就在对应于"极"的数字"⑤"处打一个√；如果您根本没有经历过这些，就在对应于"根本不"或"根本无"的数字"①"处打√；如果您的答案介于"根本不"或"根本无"与"极"之间，就在数字"②""③""④"中挑选一个最合适您的情况打√。问题均涉及前两个星期。

F1.1　您有疼痛吗？（您身体经常感到疼痛吗？）

没有疼痛①　　　　　偶尔有疼痛②　　　　　时有时无③　　　　　经常有疼痛④　　　　　总是有疼痛⑤

F1.2　您对自己的疼痛或不舒服担心吗？

根本不担心①　　　　　很少担心②　　　　　担心（一般）③　　　　　比较担心④　　　　　极担心⑤

F1.3　您在对付疼痛妨碍或不舒服时有困难吗？

根本没困难①　　　　　很少有困难②　　　　　有困难（一般）③　　　　　比较困难④　　　　　极困难⑤

F1.4　您觉得疼痛妨碍您去做自己需要做的事情吗？

根本不妨碍①　　　　　很少妨碍②　　　　　有妨碍③　　　　　比较妨碍④　　　　　极妨碍⑤

F2.2　您容易累吗？

根本不容易累①　　　　　很少容易累②　　　　　容易累③　　　　　比较容易累④　　　　　极容易累⑤

F2.4　疲乏使您烦恼吗？

根本不烦恼①　　　　　很少烦恼②　　　　　烦恼③　　　　　比较烦恼④　　　　　极烦恼⑤

F3.2　您睡眠有困难吗？

根本没困难①　　　　　很少有困难②　　　　　有困难（一般）③　　　　　比较困难④　　　　　极困难⑤

F3.4　睡眠问题使您担心吗？

根本不担心①　　　　　很少担心②　　　　　担心（一般）③　　　　　比较担心④　　　　　极担心⑤

F4.1　您觉得生活有乐趣吗？

根本没乐趣①　　　　　很少有乐趣②　　　　　有乐趣（一般）③　　　　　比较有乐趣④　　　　　极有乐趣⑤

F4.3　您觉得有未来会好吗？

根本不会好①　　　　　很少会好②　　　　　会好（一般）③　　　　　会比较好④　　　　　会极好⑤

F4.4　在您生活中有好的体验吗？

根本没有①　　　　　很少有②　　　　　有（一般）③　　　　　比较多④　　　　　极多⑤

F5.3　您能集中注意力吗？

根本不能①　　　　　很少能②　　　　　能（一般）③　　　　　比较④　　　　　极能⑤

F6.1　您怎样评价自己？

根本没价值①　　　　　很少有价值②　　　　　有价值（一般）③　　　　　比较有价值④　　　　　极有价值⑤

F6.2　您对自己有信心吗？

根本没信心①　　　　　很少有信心②　　　　　有信心（一般）③　　　　　比较有信心④　　　　　极有信心⑤

F7.2　您的外貌使您感到压抑吗？

根本没压抑①　　　　　很少有压抑②　　　　　有压抑（一般）③　　　　　比较压抑④　　　　　极压抑⑤

F7.3　您外貌上有无使您感到不自在的部分？

根本没有①　　　　　很少有②　　　　　有（一般）③　　　　　比较多④　　　　　极多⑤

F8.2 您感到忧虑吗？

根本没忧虑① 很少有忧虑② 有忧虑（一般）③ 比较忧虑④ 极忧虑⑤

F8.3 悲伤或忧郁等感觉对您每天的活动有妨碍吗？

根本没妨碍① 很少有妨碍② 有妨碍（一般）③ 比较妨碍④ 极妨碍⑤

F8.4 忧郁的感觉使您烦恼吗？

根本不烦恼① 很少烦恼② 有烦恼（一般）③ 比较烦恼④ 极烦恼⑤

F10.2 您从事日常活动时有困难吗？

根本不困难① 很少有困难② 有困难（一般）③ 比较困难④ 极困难⑤

F10.4 日常活动受限制使您烦恼吗？

根本不烦恼① 很少烦恼② 有烦恼（一般）③ 比较烦恼④ 极烦恼⑤

F11.2 您需要依靠药物的帮助进行日常生活吗？

根本不需要① 很少需要② 有需要（一般）③ 比较需要④ 极需要⑤

F11.3 您需要依靠医疗的帮助进行日常生活吗？

根本不需要① 很少需要② 有需要（一般）③ 比较需要④ 极需要⑤

F11.4 您的生存质量依赖于药物或医疗辅助吗？

根本不依赖① 很少依赖② 依赖（一般）③ 比较依赖④ 极依赖⑤

F13.1 生活中，您觉得孤独吗？

根本不孤独① 很少孤独② 孤独（一般）③ 比较孤独④ 极孤独⑤

F15.2 您在性方面的需求得到满足了吗？

根本不满足① 很少满足② 满足（一般）③ 比较满足④ 极满足⑤

F15.4 您有性生活困难的烦恼吗？

根本没烦恼① 很少有烦恼② 有烦恼（一般）③ 比较烦恼④ 极烦恼⑤

F16.1 日常生活中您感觉安全吗？

根本不安全① 很少有安全② 安全（一般）③ 比较安全④ 极安全⑤

F16.2 您觉得自己居住在一个安全和有保障的环境中吗？

根本没有安全保障① 很少有安全保障② 有安全保障（一般）③ 比较有安全保障④ 极有安全保障⑤

F16.3 您担心自己的安全和保障吗？

根本不担心① 很少担心② 担心（一般）③ 比较担心④ 极担心⑤

F17.1 您住的地方舒适吗？

根本不舒适① 很少舒适② 舒适（一般）③ 比较舒适④ 极舒适⑤

F17.4 您喜欢自己住的地方吗？

根本不喜欢① 很少喜欢② 喜欢（一般）③ 比较喜欢④ 极喜欢⑤

F18.2 您有经济困难吗？

根本不困难① 很少困难② 困难（一般）③ 比较困难④ 极困难⑤

F18.4 您为钱财担心吗？

根本不担心① 很少担心② 担心（一般）③ 比较担心④ 极担心⑤

F19.1 您容易得到好的医疗服务吗？

根本不容易得到① 很少容易得到② 容易得到（一般）③ 比较容易得到④ 极容易得到⑤

F21.3 您空闲时间享受得到乐趣吗？

根本没乐趣① 很少有乐趣② 有乐趣（一般）③ 比较有乐趣④ 极有乐趣⑤

F22.1 您的生活环境对健康好吗？

根本不好① 很少好② 好（一般）③ 比较好④ 极好⑤

F22.2 居住地的噪声使您担心吗？

根本不但心① 很少担心② 担心（一般）③ 比较担心④ 极担心⑤

F23.2 您有交通上的困难吗？

根本没困难① 很少有困难② 困难（一般）③ 比较困难④ 极困难⑤

F23.4 交通上的困难限制您的生活吗？

根本没限制① 很少有限制② 有限制（一般）③ 比较限制④ 极限制⑤

　　下列问题是问过去两星期内您做某些事情的能力是否完全，如洗衣服、穿衣服、吃饭等动作。如果您完全能够做到这些事情，则在"完全"对应的数字"⑤"处打√，如果您根本不能做到这些事情，就在与"根本不"对应的数字"①"处打√，如果您认为是介于"完全""根本不"之间，就在数字"②""③""④"处打√。问题均涉及前两个星期。

续表

F2.1　您有充沛的精力去应付日常生活吗?

　　根本没精力①　　　　　很少有精力②　　　　有精力(一般)③　　　　多数有精力④　　　　完全有精力⑤

F7.1　您认为自己的外形过得去吗?

　　根本过不去①　　　　　很少过不去②　　　　过不去(一般)③　　　　多数过不去④　　　　完全过不去⑤

F10.1　您能做自己日常生活的事情吗?

　　根本不能①　　　　　很少能②　　　　　能(一般)③　　　　　多数能④　　　　　完全能⑤

F11.1　您依赖药物吗?

　　根本不依赖①　　　　　很少信赖②　　　　信赖(一般)③　　　　多数信赖④　　　　完全信赖⑤

F14.1　您能从他人那里得到您所需要的支持吗?

　　根本不能①　　　　　很少能②　　　　　能(一般)③　　　　　多数能④　　　　　完全能⑤

F14.2　当需要时您的朋友能依靠吗?

　　根本不能依靠①　　　　很少依靠②　　　　能依靠(一般)③　　　　多数能依靠④　　　　完全能依靠⑤

F17.2　您住所的质量符合您的需要吗?

　　根本不符合①　　　　　很少符合②　　　　符合(一般)③　　　　多数符合④　　　　完全符合⑤

F18.1　您的钱够用吗?

　　根本不够用①　　　　　很少够用②　　　　够用(一般)③　　　　多数够用④　　　　完全够用⑤

F20.1　在日常生活中您需要的信息都齐备吗?

　　根本不齐备①　　　　　很少齐备②　　　　齐备(一般)③　　　　多数齐备④　　　　完全齐备⑤

F20.2　您有机会得到自己所需要的信息吗?

　　根本没机会①　　　　　很少有机会②　　　　有机会(一般)③　　　　多数有机会④　　　　完全有机会⑤

F21.1　您有机会进行休闲活动吗?

　　根本没机会①　　　　　很少②　　　　　有(一般)③　　　　　多数有④　　　　　完全有⑤

F21.2　您能自我放松和自找乐趣吗?

　　根本不能①　　　　　很少能②　　　　　能(一般)③　　　　　多数能④　　　　　完全能⑤

F23.1　您有充分的交通工具吗?

　　根本没有①　　　　　很少有②　　　　　有(一般)③　　　　　多数有④　　　　　完全有⑤

　　下列问题要求您对前两个星期生活的各个方面说说感觉是如何的"满意、高兴或好",例如,关于您的家庭生活或您的精力。想一想对您生活的各个方面是如何的满意或不满意,在符合您的感觉的很不满意① 不满意② 既非满意也非不满意③　满意④ 很满意⑤数字上打√。问题均涉及前两个星期。

G2　您对自己的生存质量满意吗?

　　很不满意①　　　　　不满意②　　　　既非满意也非不满意③　　　　满意④　　　　很满意⑤

G3　总的来讲,您对自己的生活满意吗?

　　很不满意①　　　　　不满意②　　　　既非满意也非不满意③　　　　满意④　　　　很满意⑤

G4　您对自己的健康状况满意吗?

　　很不满意①　　　　　不满意②　　　　既非满意也非不满意③　　　　满意④　　　　很满意⑤

F2.3　您对自己的精力满意吗?

　　很不满意①　　　　　不满意②　　　　既非满意也非不满意③　　　　满意④　　　　很满意⑤

F3.3　您对自己的睡眠情况满意吗?

　　很不满意①　　　　　不满意②　　　　既非满意也非不满意③　　　　满意④　　　　很满意⑤

F5.2　您对自己学习新事物的能力满意吗?

　　很不满意①　　　　　不满意②　　　　既非满意也非不满意③　　　　满意④　　　　很满意⑤

F5.4　您对自己作决定的能力满意吗?

　　很不满意①　　　　　不满意②　　　　既非满意也非不满意③　　　　满意④　　　　很满意⑤

F6.3　您对自己满意吗?

　　很不满意①　　　　　不满意②　　　　既非满意也非不满意③　　　　满意④　　　　很满意⑤

F6.4　您对自己的能力满意吗?

　　很不满意①　　　　　不满意②　　　　既非满意也非不满意③　　　　满意④　　　　很满意⑤

F7.4　您对自己的外形满意吗?

　　很不满意①　　　　　不满意②　　　　既非满意也非不满意③　　　　满意④　　　　很满意⑤

F10.3　您对自己做日常生活的能力满意吗?

　　很不满意①　　　　　不满意②　　　　既非满意也非不满意③　　　　满意④　　　　很满意⑤

F13.3　您对自己的人际关系满意吗?

很不满意①	不满意②	既非满意也非不满意③	满意④	很满意⑤

F15.3 您对自己的性生活满意吗？

很不满意①	不满意②	既非满意也非不满意③	满意④	很满意⑤

F14.3 您对自己从家庭得到的支持满意吗？

很不满意①	不满意②	既非满意也非不满意③	满意④	很满意⑤

F14.4 您对自己从朋友那里得到的支持满意吗？

很不满意①	不满意②	既非满意也非不满意③	满意④	很满意⑤

F13.4 您对自己供养或支持他人的能力满意吗？

很不满意①	不满意②	既非满意也非不满意③	满意④	很满意⑤

F16.4 您对自己的人身安全和保障满意吗？

很不满意①	不满意②	既非满意也非不满意③	满意④	很满意⑤

F17.3 您对自己居住地的条件满意吗？

很不满意①	不满意②	既非满意也非不满意③	满意④	很满意⑤

F18.3 您对自己的经济状况满意吗？

很不满意①	不满意②	既非满意也非不满意③	满意④	很满意⑤

F19.3 您对得到卫生保健服务的方便程度满意吗？

很不满意①	不满意②	既非满意也非不满意③	满意④	很满意⑤

F19.4 您对社会福利服务满意吗？

很不满意①	不满意②	既非满意也非不满意③	满意④	很满意⑤

F20.3 您对自己学习新技能的机会满意吗？

很不满意①	不满意②	既非满意也非不满意③	满意④	很满意⑤

F20.4 您对自己获得新信息的机会满意吗？

很不满意①	不满意②	既非满意也非不满意③	满意④	很满意⑤

F21.4 您对自己使用空闲时间的方式满意吗？

很不满意①	不满意②	既非满意也非不满意③	满意④	很满意⑤

F22.3 您对周围的自然环境（如污染、气候、噪声、景色）满意吗？

很不满意①	不满意②	既非满意也非不满意③	满意④	很满意⑤

F22.4 您对自己居住地的气候满意吗？

很不满意①	不满意②	既非满意也非不满意③	满意④	很满意⑤

F23.3 您对自己的交通情况满意吗？

很不满意①	不满意②	既非满意也非不满意③	满意④	很满意⑤

F13.2 您与家人的关系愉快吗？

您对自己与家人的关系感到满意吗？

很不满意①	不满意②	既非满意也非不满意③	满意④	很满意⑤

G1 您怎样评价您的生存质量？

很差①	差②	不好也不差③	好④	很好⑤

F15.1 您怎样评价您的性生活？

很差①	差②	不好也不差③	好④	很好⑤

F3.1 您睡眠好吗？

很差①	差②	不好也不差③	好④	很好⑤

F5.1 您怎样评价自己的记忆力？

很差①	差②	不好也不差③	好④	很好⑤

F19.2 您怎样评价自己可以得到的社会服务的质量？

很差①	差②	不好也不差③	好④	很好⑤

下列问题有关您感觉或经历某些事情的"频繁程度"。例如，关于您亲友支持或觉得不安全之类的消极感受。如果您在前两个星期里根本没有这些感受，就在"没有"的数字处打√；如果您经历过这些，想一想频繁的程度，在最接近您的情形的数字处打√。例如，如果您时刻都有疼痛的感觉，就在"总是有"后数字⑤处打√，问题涉及前两个星期。

F1.1 您有疼痛吗？

没有疼痛①	偶尔有疼痛②	时有时无③	经常有疼痛④	总是有疼痛⑤

F4.2 您通常有满足感吗？

没有满足感①	偶尔有满足感②	时有时无③	经常有满足感④	总是有满足感⑤

F8.1 您有消极感受吗?(如情绪低落、绝望、焦虑、忧郁)

　　没有消极感受① 　　　　偶尔有消极感受② 　　时有时无③ 　　　　　　经常有消极感受④ 　　总是有消极感受⑤

　　以下问题有关您的工作,这里工作是指您所进行的主要活动。包括志愿性工作、全日性学习、家务、照顾孩子、有收入的工作和无收入的工作等。所以,这里所说的工作,是指用去您大部分时间和精力的活动。问题涉及前两个星期。

F12.1 您能工作吗?

　　根本不能① 　　　　　　很少能② 　　　　　能（一般）③ 　　　　　　　多数能④ 　　　　　完全能⑤

F12.2 您觉得您能完成自己的职责吗?

　　根本不能① 　　　　　　很少能② 　　　　　能（一般）③ 　　　　　　　多数能④ 　　　　　完全能⑤

F12.4 您对自己的工作能力满意吗?

　　很不满意① 　　　　　　不满意② 　　　　既非满意也非不满意③ 　　满意④ 　　　　　　很满意⑤

F12.3 您如何评价自己的工作能力?

　　很差① 　　　　　　　　差② 　　　　　不好也不差③ 　　　　　　好④ 　　　　　　很好⑤

　　以下问题问的是您在前两个星期中"行动的能力"如何。这里指当您想做事情或需要做事情的时候移动身体的能力。

F9.1 您行动的能力如何?

　　很差① 　　　　　　　　差② 　　　　　不好也不差③ 　　　　　　好④ 　　　　　　很好⑤

F9.3 行动困难使您烦恼吗?

　　根本不烦恼① 　　　　　很少烦恼② 　　　烦恼（一般）③ 　　　　　比较烦恼④ 　　　极烦恼⑤

F9.4 行动困难影响您的生活方式吗?

　　根本不影响① 　　　　　很少影响② 　　　影响（一般）③ 　　　　　比较影响④ 　　　极影响⑤

F9.2 您对自己的行动能力满意吗?

　　很差① 　　　　　　　　差② 　　　　　不好也不差③ 　　　　　　好④ 　　　　　　很好⑤

　　以下问题有关您个人的信仰,以及这些如何影响您的生存质量。这些问题有关宗教、神灵和其他信仰。这些问题也涉及前两个星期。

F24.1 您的个人信仰增添您生活的意义吗?

　　根本没增添① 　　　　　很少有增添② 　　　有增添（一般）③ 　　　有比较大增添④ 　　有极大增添⑤

F24.2 您觉得自己的生活有意义吗?

　　根本没意义① 　　　　　很少有意义② 　　　有意义（一般）③ 　　　比较有意义④ 　　　极有意义⑤

F24.3 您的个人信仰给您力量去对待困难吗?

　　根本没力量① 　　　　　很少有力量② 　　　有力量（一般）③ 　　　有比较大力量④ 　　有极大的力量⑤

F24.4 您的个人信仰帮助您理解生活中的困难吗?

　　根本没帮助① 　　　　　很少有帮助② 　　　有帮助（一般）③ 　　　有比较大帮助④ 　　有极大帮助⑤

　　此外,还有三个问题:

101. 家庭摩擦影响您的生活吗?

　　根本不影响① 　　　　　很少影响② 　　　影响（一般）③ 　　　　　有比较大影响④ 　有极大影响⑤

102. 您的食欲怎么样?

　　很差① 　　　　　　　　差② 　　　　　不好也不差③ 　　　　　　好④ 　　　　　　很好⑤

103. 如果让您综合以上各方面（生理健康、心理健康、社会关系和周围环境等方面）给自己的生存质量打一个总分,您打多少分?（满分为100分）_____分

（三）世界卫生组织生存质量评定简表（表15-7）

表15-7　世界卫生组织生存质量评定简表（WHOQOL-BREF）

　　所有问题都请您按照自己的标准、愿望,或者自己的感觉来答。注意所有问题都只是您最近两星期内的情况。

　　例如,您能从他人那里得到您所需要的支持吗?

　　（1）根本不能 　　　　（2）很少能 　　　　（3）能（一般） 　　　（4）多数能 　　　　（5）完全能

　　请根据两周来您从他人处获得所需要的支持的程度,在最适合的数字处打一个√,如果您多数时候能得到所需要的支持,就在数字"（4）"处打一个√,如果根本得不到所需要的帮助,就在数字"（1）"处打一个√。

　　请阅读每一个问题,根据您的感觉,选择最适合您情况的答案。

1.（G1）您怎样评价您的生存质量?

　　（1）很差 　　　　　　（2）差 　　　　　　（3）不好也不差 　　　　（4）好 　　　　　（5）很好

2.（G2）您对自己的健康情况满意吗?

续表

（1）很不满意　　　　　（2）不满意　　　　（3）既非满意也不满意　　　（4）满意　　　　　（5）很满意

下面的问题是关于两周来您经历某些事情的感觉。

3.（F1.4）您觉得疼痛妨碍您去做自己需要做的事情吗？

（1）根本不妨碍　　　　（2）很少妨碍　　　（3）有妨碍（一般）　　　（4）比较妨碍　　　（5）极妨碍

4.（F11.3）您需要依靠医疗的帮助进行日常生活吗？

（1）根本不需要　　　　（2）很少需要　　　（3）需要（一般）　　　　（4）比较需要　　　（5）极需要

5.（F4.1）您觉得生活有乐趣吗？

（1）根本没乐趣　　　　（2）很少有乐趣　　（3）有乐趣（一般）　　　（4）比较有乐趣　　　（5）极有乐趣

6.（F24.2）您觉得自己的生活有意义吗？

（1）根本没意义　　　　（2）很少有意义　　（3）有意义（一般）　　　（4）比较有意义　　　（5）极有意义

7.（F5.3）您能集中注意力吗？

（1）根本不能　　（2）很少能　　（3）能（一般）　　　（4）比较能　　　（5）极能

8.（F16.1）日常生活中您感觉安全吗？

（1）根本不安全　　（2）很少安全　　（3）安全（一般）　　　（4）比较安全　　　（5）极安全

9.（F22.1）您的生活环境对健康好吗？

（1）根本不好　　（2）很少好　　（3）好（一般）　　　（4）比较好　　　（5）极好

下面的问题是关于两周来您做某些事的能力。

10.（F2.1）您有充沛的精力去应付日常生活吗？

（1）根本没精力　　（2）很少有精力　　（3）有精力（一般）　　　（4）多数有精力　　　（5）完全有精力

11.（7.1）您认为自己的外形过得去吗？

（1）根本过不去　　（2）很少过得去　　（3）过得去（一般）　　　（4）多数过得去　　　（5）完全过得去

12.（F18.1）您的钱够用吗？

（1）根本不够用　　（2）很少够用　　（3）够用（一般）　　　（4）多数够用　　　（5）完全够用

13.（F20.1）在日常生活中您需要的信息都齐备吗？

（1）根本不齐备　　（2）很少齐备　　（3）齐备（一般）　　　（4）多数齐备　　　（5）完全齐备

14.（F21.1）您有机会进行休闲活动吗？

（1）根本没机会　　（2）很少有机会　　（3）有机会（一般）　　　（4）多数有机会　　　（5）完全有机会

下面的问题是关于两周来您对自己日常生活各个方面的满意程度。

15.（F9.1）您行动的能力如何？

（1）很差　　（2）差　　（3）不好也不差　　　（4）好　　　（5）很好

16.（F3.3）您对自己的睡眠情况满意吗？

（1）很不满意　　（2）不满意　　（3）既非满意也非不满意　　　（4）满意　　　（5）很满意

17.（F10.3）您对自己做日常生活事情的能力满意吗？

（1）很不满意　　（2）不满意　　（3）既非满意也非不满意　　　（4）满意　　　（5）很满意

18.（F12.4）您对自己的工作能力满意吗？

（1）很不满意　　（2）不满意　　（3）既非满意也非不满意　　　（4）满意　　　（5）很满意

19.（F6.3）您对自己满意吗？

（1）很不满意　　（2）不满意　　（3）既非满意也非不满意　　　（4）满意　　　（5）很满意

20.（F13.3）您对自己的人际关系满意吗？

（1）很不满意　　（2）不满意　　（3）既非满意也非不满意　　　（4）满意　　　（5）很满意

21.（F15.3）您对自己的性生活满意吗？

（1）很不满意　　（2）不满意　　（3）既非满意也非不满意　　　（4）满意　　　（5）很满意

22.（F14.4）您对自己从朋友那里得到的支持满意吗？

（1）很不满意　　（2）不满意　　（3）既非满意也非不满意　　　（4）满意　　　（5）很满意

23.（F17.3）您对自己居住地的条件满意吗？

（1）很不满意　　（2）不满意　　（3）既非满意也非不满意　　　（4）满意　　　（5）很满意

24.（F19.3）您对得到卫生保健服务的方便程度满意吗？

（1）很不满意　　（2）不满意　　（3）既非满意也非不满意　　　（4）满意　　　（5）很满意

25.（F23.3）您对自己的交通情况满意吗？

（1）很不满意　　（2）不满意　　（3）既非满意也非不满意　　　（4）满意　　　（5）很满意

下面的问题是关于两周来您经历某些事情的频繁程度。

续表

26.（F8.1）您有消极感受吗？（如情绪低落、绝望、焦虑、忧郁）

（1）没有消极感受（2）偶尔有消极感受（3）时有时无   （4）经常有消极感受（5）总是有消极感受

此外，还有三个问题：

1.家庭摩擦影响您的生活吗？

（1）根本不影响   （2）很少影响   （3）影响（一般）   （4）有比较大影响   （5）有极大影响

2.您的食欲怎么样？

（1）很差   （2）差   （3）不好也不差   （4）好   （5）很好

3.如果让您综合以上各方面（生理健康、心理健康、社会关系和周围环境等方面）给自己的生存质量打一个总分，您打多少分？（满分为100分）_____分

（四）生活满意度量表

生活满意度量表（life satisfaction scales）包括三个独立的分量表，其一是他评量表，即生活满意度评定量表（life satisfaction rating soales，LSR），另两个分量表是自评量表，分别为生活满意度指数A和生活满意度指数B，简称LSIA和LSIB。LSR又包含有五个1～5分制的子量表。LSIA由与LSR相关程度最高的20项同意、不同意式条目组成，而LSIB则由12项与LSR高度相关的开放式、清单式条目组成。以下介绍生活满意度指数A量表（表15-8）。

表15-8 生活满意度指数A量表

	同意	不同意	其他
当我老了以后发现事情似乎要比原先想象得好。（A）			
与我所认识的多数人相比，我更好地把握住了生活中的机遇。（A）			
现在是我一生中最沉闷的时期。（D）			
我现在和年轻时一样幸福。（A）			
我的生活原本应该是更好的时光。（D）			
现在是我一生中最美好的时光。（A）			
我所做的事多半是令人厌烦和单调乏味的。（D）			
我估计最近能遇到一些有趣的令人愉快的事。（A）			
我现在做的事和以前做的事一样有趣。（A）			
我感到老了、有些累了。（D）			
我感到自己确实上了年纪，但我并不为此而烦恼。（A）			
回首往事，我相当满足。（A）			
即使能改变自己的过去，我也不愿有所改变。（A）			
与其他同龄人相比，我曾做出过较多的愚蠢的决定。（D）			
与其他同龄人相比，我的外表年轻。（A）			
我已经为一个月甚至一年后该做的事制订了计划。（A）			
回首往事，我有许多想得到的东西均未得到。（D）			
与其他人相比，我惨遭失败的次数太多了。（D）			
我在生活中得到了相当多我所期望的东西。（A）			
不管人们怎么说，许多普通人是越过越糟而不是越过越好了。（D）			

A为正序记分项目，同意计1分，不同意计0分；D为反序记分项目，同意计0分，不同意计1分。

第 3 节 环境评定

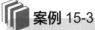

案例 15-3

　　李某，男，65 岁，脑梗死 1 月余，目前主要情况为左侧偏瘫，手功能下降，Brunnstrom 分级手Ⅱ级、肩臂Ⅲ级、下肢Ⅲ级，日常生活能力评定中 Barthel 指数 55 分，中度功能缺陷。与老伴生活在一起，家住 4 层，没有电梯，卫生间面积较小，厕所为蹲便，浴室为淋浴，卧室没有足够空间供轮椅通过。

　　问题： 1. 结合该案例分析该患者的生活环境可能存在哪些障碍？
　　　　　　 2. 如何对患者的环境进行评定？

一、概　　述

（一）概念

　　1. 环境　是指围绕着人群的空间及其中可以直接、间接影响人类生活和发展的各种自然要素和社会要素的总体。环境包括物质环境（自然环境和人造环境）、社会环境和态度环境。

　　（1）物质环境：是指客观存在的事物即客观世界。

　　（2）社会环境：是指人类的社会，为外在非物质环境，主要由社会制度、法律法规、语言文字等构成。

　　（3）态度环境：是指人们的相互关系、对事物的看法，为内在非物质环境。

　　2. 无障碍环境　最早见于 1993 年 12 月联合国大会第 48/96 号决议《残疾人机会均等标准规则》中附录第 5 条 Rule5. Accessibility 并被联合国公布的中文文件"联合国关注残疾人"译为"无障碍环境"。在 2006 年 12 月 13 日第 61 届联合国大会通过的《残疾人权利公约》中第 9 条 Article9. Accessibility 被联合国的中文文件译为"无障碍"。在联合国中文文件中的"无障碍"或"无障碍环境"对应的英文都是"accessibility"，意指能够进去、可以接近、可获得、易到达。为实现残疾人平等参与社会活动并构建和谐社会，就要使残疾人在任何环境中进行任何活动都没有障碍，才能称之为无障碍环境。无障碍环境指的是为实现残疾人平等参与社会活动，就要使残疾人在任何环境中进行任何活动都没有障碍。实际上，完全无阻碍环境只是理想环境，许多社会障碍对任何人都是不可避免的。

（二）环境的特性

　　1. 物质环境是一切生命的基础　物质环境的最大特征是客观存在。没有物质环境就没有社会环境和态度环境。根据形成方式不同，物质环境又可分为自然环境和制造环境两大类。

　　（1）自然环境：即自然界，如阳光、空气、山川、河流和海洋等，是地球形成时就存在的环境。

　　（2）制造环境：即某些动物为了生存而特意制造的物质，最大的制造环境是人造环境，即人类制造的产品和技术。

　　2. 社会环境和态度环境是群体动物繁衍和发展的需要　无论是初等动物的"蚂蚁""蜜蜂"等，还是高等动物的"狮群""象群""猴群"等，都有它们各自的社会环境和态度环境。

　　3. 人造环境的特性在于独有性和发展性　人造环境的特异性有两方面的含义，一方面指的是人造环境是人类适应自然、改造自然和利用自然的体现，另一方面"适者生存"是动物的生存法则。人造环境的发展性主要体现在人造环境的发展与人类的发展密切联系，可以说人类的发展史就是人造环境的发展史。

（三）人造环境的分类

　　人造环境一共 9 种，分类方式有两种。一是可分为两大类型，即涉及人类活动的环境和建筑环境；二是可分为三个层面，即满足人类生存需要的产品和技术的基本活动环境、满足人类发展需要的产品和技术的技能活动环境及满足人类提高生活质量需要的产品和技术的社会活动环境（表 15-9）。

表15-9　人造环境的分类

两大类型		三个层面		
人类活动的环境	建筑环境	人类基本活动环境	人类技能活动环境	人类社会活动环境
生活环境	居家环境	生活环境	教育环境	文体环境
行动环境	公共环境	行动环境	就业环境	宗教环境
交流环境		交流环境		居家环境
教育环境				公共环境
就业环境				
文体环境				
宗教环境				

（四）无障碍环境的必要性

创建无障碍环境的实质是：用辅助器具和辅助技术来帮助残疾人克服自身功能和环境障碍，以便能进行活动和参与。因此，无障碍环境的必要性也反映出辅助器具的重要性。

1. 功能障碍者（含残疾人）融入社会的需要。

2. 功能障碍者就学、就业及提高生活质量的需要。

3. 功能障碍者发挥潜能做贡献的需要。

4. 健全人正常生活的需要。

二、环 境 评 定

（一）概念

环境评定是指按照残疾人自身的功能水平对其即将回归的环境进行实地考察、分析，找出影响其ADL的因素，并提出修改方案，最大限度地提高残疾人独立性的评定方法。

（二）评定目的

根据2001年《国际功能、残疾和健康分类》（ICF）的观点，环境因素对身体功能、身体结构、活动和参与者三方面均有影响，显然有必要增加对残疾人环境因素的评定，明确环境的障碍所在，然后针对环境障碍提出解决方案，通过改造或重建无障碍环境来实现残疾人的全面康复。

1. 评定患者在家中、社区和工作岗位中的安全状况、功能水平及舒适程度。

2. 评价患者需要适当增加的设备。

3. 帮助准备出院的患者及其家属确定是否得到较好的服务，如院外门诊治疗、家庭健康服务等。

4. 为患者、患者家庭、就业单位和政府机构等提供适当的建议。

（三）评定原则

1. 在"标准环境"下评定功能障碍者的活动和参与。

2. 评定功能障碍者的真实环境。

3. 评定功能障碍者活动和参与时需要外界环境的辅助情况。

4. 评定的是必要的且能使用辅助器具的环境。

（四）评定分级

对残疾人的环境进行评定时，既要考虑残疾人的障碍类型，又要考虑环境类型。需要评定的环境共9种，但个案评定时可能只需几种。为尽量减少主观性，建议环境评定时，最好由协作组来进行，可通过问卷调查和观察及必要的实地考察来打分。评定人员对每项活动的环境做出判断，在无障碍、轻度障碍、中度障碍、重度障碍、完全障碍5项中进行选择打√，算出障碍平均值。然后对全体评定人员各自得出的障碍平均值再取总平均值作为个案的该项环境评定报告的总分值，并记录在环境评定汇总报告里。先初评，待环境改造或重建后再终评，每次随访都评定并记录。每次评定都由同一协作组进行，才能使环境评定的分值尽量有可比性（表15-10）。

表15-10 环境评定分级标准

级别	障碍		辅助		百分比
	障碍状况	障碍分值	辅助状况	辅助分值	
0级	无障碍（没有，可忽略）	0	无须辅助	0	0%～4%
1级	轻度障碍（一点点，低）	1	轻度辅助	1	5%～24%
2级	中度障碍（中度，一般）	2	中度辅助	2	25%～49%
3级	重度障碍（高，很高）	3	重度辅助	3	50%～95%
4级	完全障碍（全部……）	4	完全辅助	4	96%～100%

（五）评定方法

由于环境包括物质环境（包括自然环境和人造环境）、社会环境和态度环境，在环境评定中，仅界定为人造环境，而不对自然环境、社会环境和态度环境进行评定。其评定的内容，也仅评定环境因素对残疾人活动和参与的影响，而不评定对身体结构和功能的影响。在标准化的评定方法中，其中较为著名的是加拿大的"康复环境和功能安全检查表"（表15-11）。

表15-11 康复环境和功能安全检查表（SAFER HOME v.3-⊙ 2006）

	无障碍	轻度障碍	中度障碍	重度障碍	完全障碍
居住状况					
1. 保安/容许探访					
2. 居住条件/占有者					
3. 支持的可能性/可获得性					
总计					
行走交通					
4. 步行/助行器					
5. 轮椅/滑行车/转移					
6. 椅/床转移					
7. 体位/体位调整					
8. 门口的可进出性					
9. 室内楼梯/斜坡/扶手					
10. 室外楼梯/斜坡/扶手					
11. 室外的风险					
12. 公共/可获得的交通工具					
13. 汽车/驾驶/转移					
总计					
环境的风险					
14. 杂乱					
15. 电热毯/电热垫					
16. 电线/插座/电插板					
17. 消防出口					
18. 炉子/取暖器/壁炉					
19. 鼠虫患/不卫生的情况					

续表

	无障碍	轻度障碍	中度障碍	重度障碍	完全障碍
20. 光线/夜间照明					
21. 宠物					
22. 小块地毯/室内地面					
23. 烟/一氧化碳感应器					
24. 吸烟/点蜡烛/火烧的痕迹					
25. 危险物品的存放					
26. 悬垂的电线/绳					
总计					
厨房					
27. 开水壶 手动/电动/自动					
28. 烤面包炉/小用具					
29. 微波炉					
30. 煤气炉/电炉					
31. 橱柜 可及性/安全性					
32. 刀具/剪刀的存放/使用					
33. 食物供给/储存					
34. 垃圾存放/处置					
总计					
家务					
35. 准备热饮					
36. 做饭					
37. 端茶水/饭菜					
38. 整理床铺					
39. 清洁					
40. 洗衣/烫衣					
41. 室内/室外的维护					
42. 购物					
43. 钱财的管理					
总计					
饮食					
44. 进食/吞咽					
45. 营养					
总计					
自我照顾					
46. 穿衣/脱衣					
47. 选择适当的衣服					
48. 选择适当的鞋袜					
49. 头发护理					
50. 指甲护理					
51. 口腔卫生					
52. 剃须					
53. 女性卫生					

续表

	无障碍	轻度障碍	中度障碍	重度障碍	完全障碍
总计					
浴室与厕所					
54. 泡澡/淋浴的方法					
55. 泡澡/淋浴的转移					
56. 座椅设施					
57. 泡澡/淋浴的扶手					
58. 防滑的辅助器具					
59. 大/小便的控制					
60. 如厕的方法					
61. 厕所的转移					
62. 加高的坐厕					
63. 厕所的扶手/安全栏					
64. 锁门/开门					
总计					
服药、成瘾和滥用					
65. 处方药/非处方药					
66. 成瘾的行为					
67. 自我/他人滥用					
总计					
休闲					
68. 爱好 安全/工具/方法					
总计					
交流和作息					
69. 电话使用/紧急电话号码					
70. 能够知道时间					
71. 能安排作息时间					
总计					
游走徘徊					
72. 监护					
73. 环境					
74. 游走记录/回来的计划					
总计					

SAFER HOME 总结表

分类（项目的数量）	安全问题的数量				
	无障碍	轻度障碍	中度障碍	重度障碍	完全障碍
居住状况（3）					
行走交通（10）					
环境的风险（13）					
厨房（8）					
家务（9）					

续表

分类（项目的数量）	安全问题的数量				
	无障碍	轻度障碍	中度障碍	重度障碍	完全障碍
饮食（2）					
自我照顾（8）					
浴室与厕所（11）					
服药、成瘾和滥用（3）					
休闲（1）					
交流和作息（3）					
游走徘徊（3）					
总计					
加权分数					
SAFER HOME 得分					

自 测 题

单选题

1. ADL 是指（　　）
   A. 日常生活活动
   B. 徒手肌力检查
   C. 关节活动度
   D. 连续被动活动
   E. 功能独立性检查

2. 不属于日常生活活动评定量表的是（　　）
   A. Barthel 指数评定量表
   B. Berg 平衡量表
   C. PULSES 评定量表
   D. FIM 量表
   E. Katz 指数量表

3. 日常生活活动能力评定不包括（　　）
   A. 穿衣　　　　　　B. 吃饭
   C. 手工艺品制作　　D. 个人卫生
   E. 如厕

4. 脑卒中患者，女性，68岁，能用手杖独立步行50m，该患者用Barthel指数评定，行走项评分为（　　）
   A. 0分　　B. 5分　　C. 10分
   D. 15分　　E. 20分

5. FIM 指数是（　　）

A. 评价由于运动功能损伤而致的 ADL 障碍
B. 评价认知功能障碍
C. 不能对创伤者评价
D. 评价内容包括 A、B 两项
E. 不评价认知功能障碍

6. 常用的生存质量评定表应除外（　　）
   A. 健康生存质量表
   B. 疾病影响程度表
   C. 功能独立性测量表
   D. 生活满意度量表
   E. 医学结局研究-简明调查

7. 由评定者通过观察患者表现予以评分，这种评定方法称为（　　）
   A. 访谈法　　B. 观察法　　C. 评估法
   D. 询问法　　E. 自我报告法

8. 以下属于人类技能活动环境的是（　　）
   A. 生活环境　　　　B. 行动环境
   C. 交流环境　　　　D. 就业环境
   E. 文体环境

9. 环境评定共分为几个等级（　　）
   A. 1　　　B. 2　　　C. 3
   D. 4　　　E. 5

（吴肖洁）

参 考 文 献

陈立典，2018.认知功能障碍康复学.北京：科学出版社

郭启浩，洪震，2016. 神经心理评估.2版.上海：上海科学技术出版社

郭铁城，黄晓琳，尤春景，2013.康复医学临床指南.3版.北京：科学出版社

黄晓琳，燕铁斌，2018.康复医学.6版.北京：人民卫生出版社

钱菁华，2021.运动康复评定学.北京：北京体育大学出版社

王玉龙，2014.康复功能评定学.北京：人民卫生出版社

王玉龙，2018.康复功能评定学.3版.北京：人民卫生出版社

王玉龙，2019.康复功能评定学.北京：人民卫生出版社

王玉龙，张秀花，2019.康复评定技术.北京：人民卫生出版社

王玉龙，周菊芝，2019.康复评定技术.3版.北京：人民卫生出版社

王玉龙，周菊芝，2020.康复评定技术.北京：人民卫生出版社

尹宪明，井兰香，2020.运动学基础.3版.北京：人民卫生出版社

张玉梅，宋鲁平，2019.康复评定常用量表.2版.北京：科学技术文献出版社

自测题参考答案

第1章

1. A 2. E 3. E 4. D 5. C 6. C 7. B 8. E 9. C

第2章

1. B 2. A 3. A 4. D 5. B 6. A 7. E 8. C 9. A 10. E

第3章

1. B 2. E 3. C 4. B 5. B 6. A 7. D 8. C 9. D 10. A

第4章

1. C 2. D 3. D 4. D 5. A 6. D 7. C 8. D 9. A

第5章

1. A 2. B 3. D 4. A 5. A 6. C 7. D

第6章

1. C 2. B 3. D 4. D 5. A 6. E 7. B 8. E 9. D 10. B

第7章

1. E 2. D 3. A 4. A 5. C 6. B 7. E 8. D 9. B 10. B

第8章

1. A 2. E 3. C 4. C 5. B 6. B 7. A 8. C 9. D 10. E

第9章

1. E 2. B 3. A 4. E 5. D 6. A 7. C 8. C 9. E 10. A

第10章

1. D 2. B 3. A 4. E 5. D 6. C 7. E

第11章

1. B 2. B 3. D 4. A 5. A 6. D 7. E 8. E 9. B 10. C

第12章

1. C 2. B 3. E 4. B 5. C 6. B 7. D 8. D 9. D 10. A

第13章

1. C 2. A 3. E 4. E 5. D 6. A

第14章

1. A 2. E 3. B 4. B 5. A 6. A 7. B 8. D 9. B 10. B

第15章

1. A 2. B 3. C 4. D 5. D 6. C 7. B 8. D 9. E